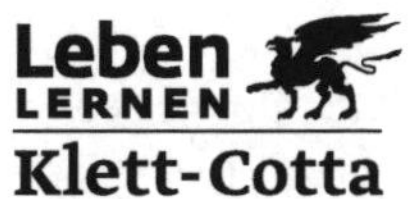
Leben
LERNEN
Klett-Cotta

Zu diesem Buch

Bindungstheorie, Säuglingsforschung und Entwicklungspsychologie haben seit den 90er Jahren weitreichende Erkenntnisse über die Reifungsprozesse des Selbst gewonnen, die mit Hilfe dieses Buches Eingang in die tägliche praktische Arbeit der Psychotherapeutinnen und Psychotherapeuten finden können.

Das Buch bleibt bei der zusammenfassenden Darstellung dieser Themen nicht stehen, sondern stellt dar, wie sie zu einem übergreifenden metapsychologischen Verständnismodell der tiefenpsychologischen Psychotherapie integriert werden können. Es vermittelt die Zusammenhänge zwischen Entwicklungspsychologie, Strukturtheorie und Konfliktpsychologie und enthält eine Anleitung für die Konzeption und Planung der psychotherapeutischen Behandlung. Tiefenpsychologisch ausgerichteten Therapeuten und Beratern im psychosozialen Bereich vermittelt das Buch gesichertes Wissen in kompakter und anwendungsbezogener Form.

Die Reihe »Leben Lernen« stellt auf wissenschaftlicher Grundlage Ansätze und Erfahrungen moderner Psychotherapien und Beratungsformen vor; sie wendet sich an die Fachleute aus den helfenden Berufen, an psychologisch Interessierte und an alle nach Lösung ihrer Probleme Suchenden.

Alle Bücher aus der Reihe »Leben Lernen« finden Sie unter:
www.klett-cotta.de/lebenlernen

Michael Klöpper

Reifung und Konflikt

Säuglingsforschung, Bindungstheorie und Mentalisierungskonzept in der tiefenpsychologischen Psychotherapie

Klett-Cotta

Leben Lernen 194

www.klett-cotta.de

Printed in Germany
Umschlag: Jutta Herden, Stuttgart
Fachberatung: Monika Amler
Satz: Kösel Media GmbH, Krugzell
Gedruckt und gebunden von Esser printSolutions GmbH, Bretten
ISBN 978-3-608-89238-3

Dritte Auflage, 2018

Bibliographische Information Der Deutschen Nationalbibliothek
Die Deutsche Bibliothek verzeichnet diese Publikation in der
Deutschen Nationalbibliographie; detaillierte bibliographische Daten
sind im Internet über <http://dnb.ddb.de> abrufbar.

Inhalt

Vorwort

Als ich mich gegen Ende der Siebzigerjahre in der Schlussphase meiner psychotherapeutischen Weiterbildung befand, begriff ich zunehmend, dass ich nicht zwischen Psychotherapie und Psychoanalyse unterscheiden kann. Damals absolvierte ich meine Ausbildung an einem psychoanalytischen Institut, und alle Seminare wurden für lernende Psychoanalytiker und Psychotherapeuten gemeinsam angeboten. Was mir zunächst als progressiv erschien, erwies sich zunehmend als irritierend: Der Unterschied zwischen den beiden Methoden wurde nicht nur nicht deutlich, sondern verlor sich. Diese in der Ausbildung verpasste Differenzierung holte mich gemeinsam mit einer Reihe von Kolleginnen und Kollegen wieder ein, als wir 1990 die »Arbeitsgemeinschaft für integrative Psychoanalyse, Psychotherapie und Psychosomatik Hamburg« (APH) gründeten und nun selbst damit begannen, Psychotherapeuten auszubilden. Damit standen wir nämlich vor der Herausforderung, zu differenzieren und definieren, was wir unter tiefenpsychologischer Psychotherapie verstehen. Es folgte eine Phase intensiver Auseinandersetzung mit diesem Thema, während wir gleichzeitig als Dozenten lehrten und als Supervisoren anleiteten. Und parallel dazu stellten wir uns der weiteren, selbst gestellten Anforderung, ein integratives Verständnis zu entwickeln, womit wir die Vorstellung verbanden, unseren Ausbildungsteilnehmerinnen und Teilnehmern eine möglichst große Schulenbreite psychoanalytischen Denkens zu vermitteln. Denn in unserer Gruppe hatten sich Analytiker und Therapeuten der unterschiedlichen Schulen (in der Nachfolge von Freud, Adler, Jung und später Kohut) zusammengefunden, welche die gemeinsame Überzeugung verband, dass analytisches Denken die Grundlage psychotherapeutischen Handelns bilden müsste. Ferner waren die zentralen Theoriegebäude unseres Verstehens und Handelns betroffen von dem allgemeinen wissenschaftlichen Fortschritt in unserem Fach, der im Auftauchen neuer Theorien bestand, wie etwa den Ergebnissen der Säuglings- und Bindungsforschung sowie der Affekt- und Mentalisierungstheorie.

Persönlich erlebte ich die hier nur kurz skizzierte Entwicklung als eine Herausforderung besonderer Art. Denn vor dem Hintergrund meiner einstigen Erfahrung als Ausbildungskandidat empfand ich es jetzt als Ausbildungsleiter zunehmend als unverzichtbar, die komplexen Zusammenhänge, wie sie spezifisch sind für das Verstehen in der tiefenpsychologischen Psychotherapie, unter dem Aspekt der Integration schriftlich zu formulieren. Das Ergebnis dieser Bemühungen lege ich hiermit vor.

Ich möchte dieses Buch den Kandidatinnen und Kandidaten der APH widmen, die sich mit enormem Engagement und Interesse ihrem psychotherapeutischen und psychoanalytischen Studium widmen und die mit hohem persönlichen Einsatz die Entwicklung ihrer Therapeutenpersönlichkeit vorantreiben. Ich betrachte ihre Arbeit mit größtem Respekt, und es ist mir eine Freude, sie dabei begleiten zu können. Dieses Buch lege ich in der Hoffnung vor, einen kleinen Beitrag dazu leisten zu können, dass ihnen das Erlernen der tiefenpsychologischen Psychotherapie damit etwas leichter fällt.

Darüber hinaus verbinde ich mit dem Buch natürlich die Hoffnung, dass es sich für möglichst viele Kolleginnen und Kollegen als hilfreich erweist in ihrem Bemühen, die so wichtigen Ergebnisse der neuen Theorien in die tiefenpsychologische Arbeit integrieren zu können. Denn das ist mein zentrales Anliegen: die Integration des Neuen in das bestehende und bewährte Alte. Und: Ich würde mich über Ihre Rückmeldung freuen, die mich – durchaus kritisch – darüber informiert, worin Sie die Stärken und Schwächen des Buches sehen und wie es verbessert werden kann.

Mit der Herausgabe meines Buches möchte ich einigen Menschen danken, die so wesentlich zu seinem Entstehen beigetragen haben. Allen voran ist Dr. Theo Piegler (Hamburg) zu nennen, der mich nicht nur stets ermuntert hat, sondern der mir im entscheidenden Moment, als ich zum Aufgeben neigte, den Anstoß und die Ermutigung gab, mein Projekt auf jeden Fall weiter zu verfolgen. Daneben haben mir einige meiner Supervisanden sehr wesentliche Anregungen gegeben, wenn wir entlang an ihren Fällen das Verständnis der Psychodynamik und die dazu hilfreichen Theorien erörterten; sie haben manche Irrläufer meiner Gedanken und Ideen gebremst und anderes beflügelt. Unter ihnen möchte ich Frau Dipl.-Psych. M. Baymak-Schuldt, Frau S. Fiala, Frau Dipl.-Psych. U. Niemann und Frau Dr. E. Reinken (alle Hamburg) besonders danken. Daneben hat Frau Dipl.-Psych. K. Siemens (Uelzen) den Text des Buches kontinuierlich kritisch begleitet und mir eine Vielzahl von Anregungen gegeben, wie es gerade auch auf die Bedürfnisse der niedergelassenen psychologischen Psychotherapeuten abzustimmen ist. Das war mir eine außerordentlich wertvolle Hilfe.

Ein besonderer Dank geht auch an Herrn Prof. Rudolf (Heidelberg). Er hat das Manuskript aus der Perspektive seiner vielfältigen Erfahrung als Kliniker, Autor und Gutachter durchgesehen und mir zahlreiche Anregungen gegeben, durch die ich mich sehr unterstützt fühlen konnte.

In der Schlussphase der Erstellung des Manuskriptes war es mir eine große Hilfe, im regelmäßigen Kontakt mit Frau Dr. M. Amler (München) zu stehen. Sie hat mich als Fachberaterin der Reihe *Leben Lernen*, Klett-Cotta, nicht nur frühzeitig ermutigt, mein Projekt fortzuführen, sondern sie hat so lustvoll, engagiert und kritisch anregend daran mitgearbeitet, dass es eine Freude war, die Arbeit am Manuskript zu Ende zu führen. Ferner danke ich dem Verlag Klett-Cotta und besonders Frau Dr. Treml für ihre engagierte und kompetente Lektoratsarbeit während der Vorbereitung der Herausgabe; ich hatte nicht zu hoffen gewagt, dass die Zusammenarbeit mit dem Verlag in dieser Phase so angenehm und leicht sein kann.

Dieses Buch wäre sicher nicht zustande gekommen, wenn meine Frau es nicht stets verständnisvoll und kollegial anregend gefördert hätte. In manchem Urlaub hat sie die »Triangulierung« mit dem Notebook akzeptiert, bevor wir es schließlich zum Betrachten einer DVD und somit doch noch zur Erholung genutzt haben. Für diesen und manch anderen Verzicht, vor allem aber für ihre unverbrüchliche Unterstützung während der Arbeit am Manuskript bin ich ihr von Herzen dankbar.

Hamburg, den 14. 5. 2006

Einleitung

Mit diesem Buch verfolge ich das Ziel, tiefenpsychologischen Psychotherapeuten ein Konzept der Themenzentrierung der psychotherapeutischen Arbeit vorzustellen, das auf neuen Theorien der jüngeren Vergangenheit basiert. Dieses Konzept gestattet dem Therapeuten, die unbewusste Thematik seines Patienten zu erfassen und ihn in einem Prozess der Nachreifung des Selbst zu begleiten, um ihm so zu ermöglichen, dass er neue Lösungswege für seinen unbewussten Grundkonflikt oder seine strukturelle Störung findet. Darauf wird die therapeutische Arbeit zentriert.

In den vergangenen 15 Jahren ist aus verschiedenen Wissenschaftszweigen eine Reihe neuer Erkenntnisse über die Entwicklung des Kindes veröffentlicht worden, die einerseits ein differenzierteres Verständnis der Reifungsprozesse des Selbst ermöglicht und die andererseits erlaubt, die Diagnostik und Behandlung der tiefenpsychologischen Psychotherapie sicherer zu handhaben. Es ist mir ein Anliegen, den Leser an dem Verständnis teilhaben zu lassen, wie das neue Wissen in die Theorie und Praxis der Psychotherapie integriert werden kann. Während meiner Darstellung folge ich stets der Frage, welche Theorien der Therapeut in seinen Reflektionen benötigt, wenn er versucht, die unbewussten Hintergründe für das Erleben seines Patienten metapsychologisch zu verstehen. Ich möchte zeigen, welch große Bedeutung die neuen Befunde gerade auch für die tiefenpsychologische Psychotherapie haben.

Wir befinden uns in einer Zeit des Wandels der Theorie in der Psychotherapie und Psychoanalyse. Wenn Psychotherapeuten in solchen Zeiten neue Konzepte in ihre Arbeit integrieren, ergeben sich Kontroversen, die ab und zu bis zum Streit gehen können. Im vergangenen Jahrzehnt geschah dies häufiger, denn seit Anfang der 90er-Jahre des letzten Jahrhunderts sind wir mit Entdeckungen der Entwicklungspsychologie konfrontiert, die manch Altes infrage stellen. Das macht neugierig und fordert heraus, sich mit dem Wandel zu befassen. Deshalb wende ich mich mit diesem Buch vor allem an Psychotherapeuten und

Psychoanalytiker, die Interesse daran haben, sich mit dem Einfluss des Neuen auf die niederfrequente Psychotherapie zu befassen. Aber auch Seelsorger, Berater im psychosozialen Bereich und interessierte Laien, die sich mit dem aktuellen Stand der Diskussion in den zeitgenössischen Publikationen der Psychoanalyse und Psychotherapie vertraut machen wollen, dürften das Buch mit Gewinn lesen. Ich möchte meine Leser in die Grundgedanken neuer Erkenntnisse und Forschungsergebnisse der Säuglingsforschung, der Bindungstheorie, der Entwicklungspsychologie und der strukturbezogenen Psychotherapie einführen und aufzeigen, wie davon in der *tiefenpsychologischen Psychotherapie* gewinnbringend Gebrauch gemacht werden kann. Die hier dargestellten Befunde haben bislang noch recht wenig Eingang in die Alltagspraxis der Psychotherapie gefunden. Hier soll der Schwerpunkt dieses Buches liegen, in der täglichen klinischen Praxis. Dazu skizziere ich die neuen Befunde in Kürze und zeige an Fallbeispielen, wie sie für die praktische Arbeit in Klinik und Praxis relevant sind. Diese Darstellung erhebt nicht den Anspruch auf Vollständigkeit, sondern soll nur die Grundlagen schaffen, wie sie zum Verständnis des Patienten und der Modifikation der klinischen Praxis notwendig sind.

Der Leser wird zunächst mitgenommen in die Grundgedanken, denen er im Verlauf der Lektüre immer wieder begegnen wird. Dabei wird sozusagen der rote Faden gesponnen, welcher ihm zur Orientierung dienen soll, wenn er im Gestrüpp der Details, der Theorien und verschiedenen Denkansätze den Zusammenhang verlieren sollte. Diese Gefahr ist bei dem vorliegenden Thema durchaus gegeben. Denn der Leser wird in ein Gefüge von miteinander verknüpften Theorien und Konzepten geführt, die untereinander ähnlich zusammenhängen wie verschiedene Subsysteme in einem komplexen System. Dies sollte aber weder verwundern noch verwirren, denn es ist hier ja die Rede von der menschlichen Psyche, ihrer Reifung, ihrer Entgleisung in Pathologien und deren Behandlung. Und von ihr, der Psyche, sowie von dem ihr innewohnenden Geschehen wissen wir mittlerweile, wenn auch nur in ersten Anfängen, dass sie am ehesten als ein komplexes System zu begreifen ist, zu dem eine Vielzahl von Subsystemen gehört. Dieses System nennen wir das Selbst.

Anschließend werden die neuen Theoriegrundlagen zum Selbst und der Reifung seiner Struktur mit der klinisch-praktischen Situation in

Verbindung gebracht. Hier wird ein neues Konzept der Zentrierung der tiefenpsychologischen Psychotherapie auf den zentralen unbewussten Konflikt vorgestellt und in Verbindung gebracht mit Störungen der Struktur des Selbst. Abschließend werden im Kapitel »Was wirkt in der tiefenpsychologischen Psychotherapie« die behandlungstechnischen Implikationen der neuen Theorien dargestellt. Darin finden sich wesentliche Konzepte der psychoanalytischen Selbstpsychologie wieder.

Der Leser sollte **zur Konzeption und zum Gebrauch dieses Buches** vorab wissen, dass es die verschiedenen Ebenen der Reflektion (z.B. Entwicklungspsychologie, verschiedene Theorien zur Genese von psychischer Krankheit, die Metatheorie des individuellen Falles, Theorien der Behandlungstechnik und vor allem seine Gegenübertragung), die der Psychotherapeut bei seiner Arbeit im Kopf behalten muss, als rote Gedankenfäden Kapitel für Kapitel verdeutlichen soll, sie vor allem aber *vernetzen* will. Um dem Leser diese gedankliche Vernetzungsarbeit zu erleichtern, sind alle Absätze mit Zahlen versehen. Sie sollen es Ihnen, verehrte Leser, ermöglichen, die Zusammenhänge zwischen den verschiedenen Reflektionsebenen zu erfassen. Wenn Sie während der Lektüre den in den Text eingefügten Hinweisen folgen, so können Sie rasch die miteinander vernetzten Themen im Buch aufsuchen. In Klammern geschriebene Zahlen zeigen Ihnen an, in welchem Kapitel und in welchem Absatz Sie Textstellen finden können, die in den jeweiligen Zusammenhang einführen oder ihn vertiefen; hin und wieder wird auch auf die jeweils vertiefenden Kapitel oder Unterkapitel verwiesen. Der Sinn dieser Vorgehensweise wird sich Ihnen zunehmend erschließen, wenn Sie bei fortgeschrittener Lektüre die Komplexität der hier skizzierten Vernetzung entdecken und das Bedürfnis verspüren, das eine oder andere Detail noch einmal nachzulesen. Was dabei miteinander vernetzt wird, sind die Sichtweisen verschiedener Theorieansätze, die einander nach meiner Auffassung ergänzen und zu einem Gesamtverständnis integriert werden können.

Im Glossar am Ende des Buches wird dem Leser eine weitere Hilfe zum Verständnis des Textes zur Verfügung gestellt. Darin sind die wesentlichen in diesem Buch verwendeten Begriffe in knapper Form erklärt und durch Hinweise mit anderen Begriffen so vernetzt, dass hier rasch Sinnzusammenhänge geknüpft werden können. Diese Vorgehensweise wurde gewählt, um gerade auch dem lernenden Psychotherapeuten, der beginnt, sich in die Materie einzuarbeiten, eine Orientierung in der komplexen Theorienvielfalt, auf die hier Bezug genommen wird, zu ermöglichen.

Autor und Verlag verknüpfen mit der Einführung der Absatznummerierung, des beschriebenen Verweissystems, des Glossars und mit der Darstellung zahlreicher Übersichtstabellen die Hoffnung, dass das Buch Psychotherapeuten als Handbuch und Nachschlagewerk dienen kann. Und sie hoffen, dass die synthetisierende Perspektive darin es ermöglicht, die komplexen und vielfältigen Ebenen der Reflektion, die bei der psychotherapeutischen Arbeit zu beachten sind, zu einem kohärenten Zusammenhang zu integrieren. Inhaltliches Ziel der Integrationsarbeit dieses Buches ist es, deutlich werden zu lassen, wie die neuen Theorien der jüngeren Vergangenheit sinnvoll und hilfreich in die *klinische Arbeit* des Therapeuten einbezogen werden können.

Psychotherapie ist in den gesellschaftspolitischen und wissenschaftlichen Rahmen eingebunden, in dem sie stattfindet. Wenn ich mich in diesem Buch vor allem auf die Arbeit in der tiefenpsychologischen Psychotherapie als einer Form der zeitlich begrenzten psychoanalytischen Behandlung konzentriere, so geschieht das vor dem Hintergund des aktuellen politischen Wandels der sozialen Systeme. Die weltweite Krise der Ökonomie hat in den meisten westlichen Industrienationen zu einer qualitativen und quantitativen Änderung der Angebotspalette der sozialen Versorgung geführt. Diese Entwicklung macht auch vor der Psychotherapie nicht halt. Beispielsweise werden gegenwärtig in Deutschland diagnosenbezogene Therapiekonzepte entwickelt, die Psychotherapeuten und Patienten enge Rahmenbedingungen für ihre gemeinsame Arbeit auferlegen. Diese Entwicklung muss kritisch beobachtet werden, besonders wenn sie dazu führt, dass künftige Psychotherapiekonzepte vorwiegend symptomatische Änderungen zum Ziel haben und psychodynamische Gesichtspunkte für den therapeutischen Prozess eine nachgeordnete Rolle spielen. Solche Veränderungen der Rahmenbedingungen erfordern eine Diskussion über zeitlich begrenzte Psychotherapien, ihre theoretischen Grundlagen, ihre verändernd wirksamen Faktoren, Fragen der Behandlungsdauer u.v.a.m. Für diese Diskussion sind hier vielfältige Argumente zu finden.

In Deutschland gibt es bereits seit langem Erfahrung mit zeitlich begrenzter Psychotherapie, die den sozialökonomischen Bedingungen

Rechnung trägt. Sie ist im Regelwerk der gesetzlichen Krankenkassen als »*tiefenpsychologische Psychotherapie*« konzipiert und wird als Sonderform der psychoanalytischen Behandlung verstanden. Diese Therapieform ist durch formale Regularien (Rüger, Dahm, Kalinke, 2005: Kommentar Psychotherapie-Richtlinien) strikt definiert. Aber sowohl die Theorie als auch die Behandlungstechnik der tiefenpsychologischen Psychotherapie ist bislang recht wenig im Detail beschrieben worden, obwohl die Methode seit 1967 eingeführt ist. In den vergangenen 10 Jahren wurde sie wissenschaftlich umfassender dargestellt (z.B. Ahrens u. Schneider, 1997; Heigl-Evers et al., 1997; Hohage, 1997; Reimer u. Rüger, 2003; Wöller und Kruse, 2001) und weiter entwickelt (z. B. Rudolf, 2004). Ich bin der Meinung, dass Psychotherapeuten eine hohe Verantwortung tragen, daran mitzuwirken, dass ihre Arbeit so effektiv wie eben möglich erfolgt, aber auch dafür zu sorgen, dass Psychotherapie im Rahmen des Regelwerks der Sozialversicherungen bestehen bleibt. Sie darf nicht zu einer inflationistisch angewandten Massenbehandlung für alle möglichen psychischen Probleme werden, sondern muss eine Maßnahme zur Behandlung von Krankheit bleiben, gerade um ihre Existenz in diesem Versorgungssystem zu sichern. Andernfalls würden vor allem die Schwachen unter den Betroffenen, unseren Patienten, die Leidtragenden sein.

Viele Psychotherapeuten sind mit der Konzeption der tiefenpsychologischen Psychotherapie bislang unzufrieden. Zu diesem Behandlungskonzept gehört eine zeitliche Begrenzung auf maximal 100 Sitzungen, in der Regel einmal pro Woche; ihm liegt als zentrale theoretische Annahme die Vorstellung zugrunde, dass psychogene Erkrankungen durch einen umschriebenen unbewussten Konflikt oder eine strukturelle Störung des Selbst verursacht werden. Aus dieser Annahme wird gefolgert, dass eine tief greifende Bearbeitung dieses unbewussten Konfliktes oder der strukturellen Störung eine Besserung oder Heilung der Erkrankung bewirke. Tatsächlich lässt sich dies durch geeignete Studien belegen (Leuzinger-Bohleber et al., 2001; Ermann u.a., 2001). Niedergelassene Psychotherapeuten klagen aber häufig über einen Mangel an Literatur, die ihnen ein Verständnismodell dafür an die Hand gibt, wie sie die durch die Psychotherapie-Richtlinien geforderte Beschränkung der Behandlung auf »Teilziele« (Rüger, Dahm, Kalinke, 2005, S. 38) erreichen können. Diesem Bedürfnis versuche ich im zweiten Teil des Buches Rechnung zu tragen.

Ich wende mich zwei Themen des tiefenpsychologischen Behandlungskonzeptes zu: (1) Ob und wie sich die neuen Theorien in das bestehende Gebäude psychoanalytischer Behandlungskonzepte einfügen lassen sowie (2) ob und wie unsere Patienten mit Hilfe dieser neuen Theorien metapsychologisch zu verstehen sind, anders oder gar besser als mit den bisherigen Verständnismodellen. Bei diesen Themen folge ich der Vorstellung, dass jeder Therapeut während der konkreten psychotherapeutischen Arbeit im Hintergrund dessen, wie der Patient *emotional* zu »**begreifen**« ist, ein *metapsychologisches* »**Verstehen**« benötigt, das auf wissenschaftlich anerkannten Theorien gründet. Mit seinem ständigen Ringen um *Begreifen* und *Verstehen* steht der Therapeut gleichzeitig immer in konfliktreicher Spannung mit den Realitäten des gesundheitspolitischen Versorgungssystems; zwischen diesen Polen emotionalen Begreifens, metapsychologischen Verstehens und sozialpolitischer Realität begrenzter Behandlungskontingente muss er einen Kompromiss finden, der ihm eine hohe kreative Leistung abverlangt. Die banale Realität, welche ihm diese Leistung abverlangt, besteht darin, dass er die tiefenpsychologische Behandlung in maximal 100 Behandlungsstunden erledigen muss.

Die bislang veröffentlichten Grundlagentheorien und behandlungstechnischen Vorschläge zur tiefenpsychologischen Psychotherapie basieren weitgehend auf den Annahmen der Psychoanalyse, besonders denen der psychoanalytischen Objektbeziehungstheorie. Allerdings stellt heute weder die Psychoanalyse noch die Objektbeziehungstheorie ein einheitliches Theoriegebäude dar. Vielmehr sind wir hier mit einer Theorienvielfalt (Ermann, 1999; Thomä, 1999) konfrontiert, die den Therapeuten neben der sozialpolitischen Realität vor eine zweite Herausforderung stellt, nämlich die, in dieser Vielfalt wissenschaftlicher Theorien und psychotherapeutischer Methoden seine eigene Position zu bestimmen. Allerdings gibt es einen weitgehenden Konsens für Grundannahmen des psychoanalytischen Verstehens und der Arbeit damit. Das erleichtert dem Therapeuten die Orientierung.

Zu diesem Konsens gehören die Konzepte des psychodynamisch wirksamen Unbewussten, der unbewussten Fantasien, der Wirksamkeit von Abwehr als einer Funktion innerhalb der Struktur der Psyche und das Konzept der Wirksamkeit von Repräsentanzen, die Beziehungserfahrung als unbewusste innere Abbilder organisieren. Weiter besteht

Übereinkunft darin, dass der psychoanalytisch denkende Therapeut der Arbeit mit der Beziehung in der therapeutischen Begegnung besondere Bedeutung zumisst und dass Übertragung als ein sich unbewusst wiederholendes Beziehungserleben im therapeutischen Prozess eine herausragende Rolle spielt. Schließlich sind sich analytisch orientierte Therapeuten darin einig, dass die therapeutische Arbeit im verbalen Dialog stattfindet, wodurch alles Erleben im Verlauf der Psychotherapie bzw. Psychoanalyse erst Bedeutung erlangt. Sicher besteht mittlerweile auch darin Einigkeit, dass im Prozess der analytischen Psychotherapie Veränderung nur entstehen kann, wenn es gelingt, während der therapeutischen Sitzungen das emotionale Erleben des Patienten zu mobilisieren und in den Mittelpunkt der Arbeit zu stellen. Diesem Konsens wird mit diesem Buch uneingeschränkt zugestimmt, aber es soll Wesentliches hinzugefügt werden.

In diesem Sinne stelle ich Grundlagentheorien und behandlungstechnische Ansätze vor, die bislang noch nicht zum *common sense* der Psychoanalyse und tiefenpsychologischen Psychotherapie gehören, wohl aber die Fachdiskussion inzwischen zunehmend bestimmen. Um Missverständnissen vorzubeugen, sei nochmal betont, dass die im Folgenden vorgestellten Konzepte in den oben skizzierten Konsens der psychoanalytisch-therapeutischen Denk- und Arbeitsweise integriert werden sollen.

1. Kapitel

Zum Verständnis der Theorie des Selbst und seiner Reifungsprozesse

Im Zentrum der klassischen psychoanalytischen Theorie und ihrer Be- 1
handlungstechnik steht die Triebtheorie Sigmund Freuds und mit ihr eine Konzeption der dreigeteilten Struktur der Psyche, die geprägt ist von der Annahme, dass Triebe die primäre unbewusste Antriebsquelle des Menschen seien. Damit verbunden ist eine Theorie des Unbewussten mit dem Es als zentraler Quelle für Erleben und Antrieb. Nach dieser Theorie sichert die überwiegend unbewusste Abwehr das Ich vor einer Überflutung durch die triebhaften Inhalte aus dem Es. Heute gehören die Konzepte der primären, dualen Triebhaftigkeit und der dreigeteilten psychischen Struktur (Ich – Es – Überich) zu den umstrittenen Diskussionsthemen der Psychoanalyse (z.B. Denecke, 1999; Emde, 1991; Fonagy, 2003; Gedo, 1996; Lichtenberg et al., 2000). Ferner wird heute kritisiert, dass Freuds Vorstellungen von der Entstehung der Psychoneurosen und der narzisstischen Neurose die Konzeption einer vorwiegend monadisch gedachten psychischen Entwicklung innewohnt. Darin wird, so die Kritik, die Entwicklung der intrapsychischen Struktur des Kindes als weitgehend unabhängig von der Begleitung durch Pflegepersonen gedacht. Michael Balint nannte diese »orthodoxe Sichtweise eine ›one-body-psychology‹« (Mertens, 2000, S. 92).

Im Laufe der Wissenschaftsgeschichte der Psychoanalyse hat es aller- 2
dings schon früh andere als diese »one-body«-Sichtweisen gegeben: So gilt Sándor Ferenci heute als Vorläufer der Objektbeziehungstheoretiker, die sich in der zweiten Hälfte des vergangenen Jahrhunderts zunehmend mit dem Einfluss der Pflegepersonen auf die Entwicklung des Kleinkindes befassten. Später ging sein Schüler Michael Balint »im Gegensatz zu Freud … nicht von einem primären Narzissmus des Säuglings aus, sondern er postulierte, beeinflusst von Ferenci, … eine primäre Liebe, bei der nicht nur das Kind geliebt werden will, sondern auch auf seine kindliche Weise lieben will. … Kommt diese primäre Liebe

nicht zustande, so entsteht … eine Grundstörung, die bei jeder schweren psychischen und psychosomatischen Erkrankung anzutreffen sei« (*Mertens*, 2000, S. 83). Heute stellt das Konzept der Objektbeziehungen »einen geradezu paradigmatischen Bestandteil der Theorie« (ebd., S. 92) der Psychoanalyse und Psychotherapie dar[1].

3 Die zunehmende Beschäftigung der Psychoanalytiker und Psychotherapeuten mit der Bedeutung der Beziehung zwischen aufwachsenden Kindern und ihren Pflegepersonen führte zu einer Schwerpunktverlagerung der Aufmerksamkeit. Mehr und mehr geriet nun ins Blickfeld, wie die subjektive interpersonelle Erfahrung der frühen Kindheit die Entwicklung der psychischen Struktur und die Funktionsfähigkeit des Individuums beeinflusst. Der Begriff »Selbst« wurde vermehrt reflektiert und damit angedeutet, dass die intrapsychische Struktur vorstellungsmäßig anders denn als dreiteilig gedacht werden muss (Jacobson, 1973). Auch die systematische Beobachtung von Säuglingen und ihrer Entwicklung begann bereits in der Mitte des 20. Jahrhunderts, etwa mit den Arbeiten von Renè Spitz (1967, 2000) oder M. Mahler (1979). Damit eröffnete sich die Möglichkeit, die so genannten frühen Störungen[2] besser, d.h. differenzierter, zu verstehen. Mittlerweile hat sich die Auffassung durchgesetzt, dass Borderline-Persönlichkeiten, Psychosomatosen, Essstörungen und alle Arten von narzisstischen Störungen mit erfahrungsnah beschreibenden und entwicklungspsychologisch geprägten Theorien zu begreifen sind, die das Geschehen in der Mutter-Kind-Dyade vom ersten Lebenstag an genau und differenziert erfassen

[1] Eine umfassende Darstellung der hier nur skizzierten Entwicklung der psychoanalytischen Theorieentwicklung findet sich bei *Mertens* (2000) zusammen mit einer kritischen Würdigung der teilweise divergenten Auffassungen verschiedener psychoanalytischer Schulrichtungen.

[2] Der Begriff »frühe Störungen« entstammt dem klinischen Alltagsjargon und ist als Sammelbegriff zu verstehen, der zwei Dimensionen der Diagnostik zusammenfasst: die entwicklungspsychologische und die nosologische. In nosologischer Hinsicht werden mit diesem Begriff die Persönlichkeitsstörungen erfasst. Nach der ICD-10-Klassifikation werden mit dem Begriff Persönlichkeitsstörungen Krankheitsbilder zusammengefasst, die folgende Kriterien erfüllen: deutliche Unausgeglichenheit (im Bereich Affektivität, Antrieb, Impulskontrolle, Wahrnehmen, Denken und Beziehung), andauernde und tief greifende abnorme Verhaltensmuster, Beginn der Störung in der Kindheit, deutliches subjektives Leiden, Einschränkungen der beruflichen und sozialen Leistungsfähigkeit (Herpertz & Sass, 2002, S. 215). Psychodynamisch betrachtet handelt es sich bei diesen Krankheitsbildern um Störungen, deren früheste Ursachen in der Zeit vor dem Erwerb der Sprachfähigkeit angesiedelt sind.

und beschreiben, wie sich die Erfahrungen in den primären Beziehungen in intrapsychische Struktur umwandeln. Ich werde eine zeitgenössische Sicht der Theorien über die Entwicklung der psychischen Struktur im frühen Lebensalter darstellen und aufzeigen, dass die Reifungsentwicklung des kindlichen Selbst auf den kontinuierlichen Austausch mit der Mutter angewiesen ist und welche große Bedeutung dabei die sichere Bindung zwischen beiden hat.

Die Entwicklung des Säuglings (Kap. 4) ist geprägt durch die non- 4
verbale Kommunikation mit seinen Pflegepersonen. Solange Sprache im Leben des Kleinkindes noch keinen sinnvollen Informationsgehalt transportieren kann, verständigen sich Mutter und Kind handlungsdialogisch. Ihre Kommunikation verläuft dabei multimodal, d. h. über verschiedene Ausdrucks- und Wahrnehmungswege. Bei der Wahrnehmung spielen die Qualitäten des Sehens, Riechens, Hörens und propriozeptive Qualitäten (Tasten und Körperwahrnehmung) die entscheidende Rolle. Aktive Ausdrucksmittel bilden die Mimik, die Körperhaltung und -bewegung und dabei vor allem die Kontaktaufnahme mit den Augen sowie die Kopfzu- oder -abwendung. Jede Form von vokaler Zuwendung (Lautstärke, Sprachmelodie, Rhythmus) stellt von Anfang an Vorläufer auf dem Weg zum Spracherwerb dar; aber auch vokale Kommunikation ist so lange Handlungsdialog, wie noch kein verbaler Dialog erfolgt. Von entscheidender Bedeutung für das Gelingen des Handlungsdialogs ist die Gestaltung des Wechselspiels beider Beteiligter, vor allem das Gelingen des Wechsels zwischen »Hören« und »Sprechen«, wozu spezifische »Schaltpausen« gehören.

Die Kommunikation zwischen dem Kind und seinen wichtigen 5
Pflegepersonen transportiert vor allem Affekte, deren Ausmaß an Erregung sowie intentionale Inhalte, die als erster Ausdruck von unbewusstem Erleben und motivationalem Wollen des Kindes gesehen werden können. Vom Gelingen der Kommunikation dieser Inhalte ist abhängig, *ob* sich das Kind verstanden fühlt. Wichtiger aber ist zunächst, *dass* das Kind diese kommunikative Erfahrung macht, denn diese Erfahrung wird durch ihre stete Wiederholung zu einem *Muster.* Die Vielzahl von Erfahrungsmustern während des Säuglingslebens summieren sich. All diesen Erfahrungen ist gemeinsam, dass sie *in Beziehung* mit den frühen Beziehungspersonen (in der Regel sind dies Vater und Mutter) gemacht werden. Der Erfahrungsschatz, den Säuglinge auf diese Weise im ersten

Lebensjahr ansammeln, wird als *implizites Beziehungswissen* (Lyons-Ruth, 1998) bezeichnet (Kap. 6) und bildet in Übereinstimmung mit den Ergebnissen der Neuropsychologie einen Teil des Inhalts vom *implizit-prozeduralen Gedächtnis* (Schüßler, 2002). Dies stellt eine zentrale Basis unbewussten Wissens dar.

6 Indem Unbewusstheit in dieser Weise verstanden werden kann, wird jedoch zugleich deutlich, dass Unbewusstes von nun an theoretisch in neuer Weise konzipiert werden muss. Das Unbewusste Sigmund Freuds besteht aus angeborenen Inhalten des Es und dem Verdrängungsunbewussten, welches aufgrund von Abwehrvorgängen sekundär entsteht. Bei den Inhalten des implizit-prozeduralen Gedächtnisses haben wir es dagegen mit einer Konzeption zu tun, derzufolge Unbewusstheit unmittelbar aufgrund von interpersonaler Erfahrung entsteht. Aus dieser Konzeption des impliziten Beziehungswissens lassen sich Modifikationen der Behandlungstechnik ableiten, welche es erlauben, den Prozess der Psychotherapie spezifischer an die Art der Störung des Patienten anzupassen.

7 Die Wechselseitigkeit der Mutter-Kind-Begegnungen lässt Muster der Bindung entstehen, die in der Literatur der Bindungsforschung ausführlich dargestellt werden (Kap. 3). Die Erfahrung des Kindes mit der Mutter schlägt sich bereits im ersten Lebensjahr in Form präverbaler Repräsentanzen nieder. Im gelingenden Fall entwickelt das Kind eine sichere Bindung an die Mutter. Das ist der Fall, wenn die Mutter in einer feinfühligen Weise auf das Kind eingestellt ist und es ihr in überwiegendem Ausmaß gelingt, das Kind empathisch zutreffend zu erfassen. Wenn jedoch im bewussten Vordergrund von Erleben und Verhalten eine andere Emotionalität empfunden wird als im unbewussten Hintergrund, so kann die Pflegeperson auch als Quelle von Gefahr erlebt werden. Aufgrund solcher Erfahrungen bilden sich Bindungsmuster (ambivalent-vermeidend, unsicher-vermeidend, desorganisiert) heraus, die später am Patienten klinisch erkennbar sind. Die Bindungstheorie (z. B. Brisch, 1999; Fonagy, 2003) hebt das Bedürfnis nach sicherer Bindung als eigenständige Motivation von herausragender Intensität hervor. Nach Fonagy (Fonagy et al., 2004) reifen die kognitiven Fähigkeiten des Kindes *in Abhängigkeit von der Qualität der primären Bindung* schrittweise. Sie durchlaufen verschiedene Stufen der ›Mentalisierung‹ (Kap. 5); ein Scheitern dieser Entwicklung führt zu Pathologien des Selbst wie bei-

spielsweise der Borderline-Störung. Andere Forscher (z. B. Beebe und Lachmann, 2002; Jaffe, Beebe et al., 2001) bestätigen diese Zusammenhänge. Insgesamt wird in bislang ungewöhnlicher Klarheit deutlich, welch eindeutige Verbindung besteht zwischen sicherer Bindung im Säuglingsalter und gelingender Reifungsentwicklung des Selbst. Diese Entdeckung hat Einfluss auf die Gestaltung der therapeutischen Beziehung (Kap. 12).

Zu den ersten kommunikativen Erfahrungen des Kindes gehört, ob 8
und wie die Mutter auf seine Affekte und seine aktiven Bedürfnisse, mit der Umwelt in Kontakt zu treten, reagiert. Dazu muss das Kind neben den angeborenen Affekten über ein motivationales Bedürfnissystem verfügen, welches seine Aktivität in Gang setzt. Joseph Lichtenberg (1991b; Lichtenberg, Lachmann, Fosshage, 2000) geht in seiner Theorie der funktional-motivationalen Systeme (Kap. 7) im Unterschied zu Freud in seiner dualen Triebtheorie davon aus, dass sich die unbewusste Motivation des Selbst aus fünf Systemen herleitet: (1) dem Bedürfnis[3] nach physiologischer Regulation, (2) dem Bedürfnis, aversiv oder mit Rückzug zu reagieren, (3) dem Bedürfnis nach Selbstbehauptung und Exploration, (4) dem Bedürfnis nach Bindung sowie (5) dem Bedürfnis nach sinnlicher, erotischer und sexueller Erregung und deren Befriedigung. Die Integration dieser motivationalen Systeme in das Selbst bedarf eines mehrjährigen Prozesses der Reifung.

Die Literatur der psychoanalytischen Säuglingsforschung (Beebe 9
und Lachmann, 1988, 2002; Dornes, 1993a, 2000; Lichtenberg, 1991a; Stern, 1979, 1992) beschreibt detailliert Vorstellungen über den Reifungsprozess, d. h. die Entwicklung, Entfaltung und Integration der Gefühle, Affekte und motivationalen Absichten des Kindes in sein entstehendes »Selbst«, d. h. in die psychische Struktur des Kindes (Kap. 4). Die Säuglingsforschung hebt die Bedeutung der Pflegeperson (in der Regel der Mutter) als Vermittlerin wesentlicher Entwicklungsleistungen des Kindes besonders hervor. Dabei sind Prozesse von Wechselseitigkeit und Kommunikation in der Mutter-Kind-Dyade von herausragender Wichtigkeit. Sie lassen das Paar als ein *System* verständlich werden. Der durch Affekt und Handlung geprägten *primärprozesshaften* Kommuni-

[3] In der Theorie der motivationalen Systeme wird der Begriff »Bedürfnis« immer mit dem Adjektiv »motivational« gedacht.

kation dieses Paares im ersten Lebensjahr folgt die von Emotionen und Worten geleitete, *symbolisierte* Kommunikation, die am Ausgang des ersten zum zweiten Lebensjahr ihren Anfang nimmt. Ge- und Misslingen der präverbalen Kommunikationsweisen wirken bei der Entwicklung und Ausformung der Kommunikation durch Symbolbildung (verbale Sprache) entscheidend mit. Die jüngsten Ergebnisse der Entwicklungsforschung zeigen die Prozesshaftigkeit der psychischen Reifung des Selbst auf und stellen das »Wie« des interaktionellen Geschehens besonders heraus, nämlich *wie* sich die Beziehung zwischen Kind und Pflegeperson vollzieht, im gelingenden ebenso wie im misslingenden Fall. Diese Zusammenhänge finden ihren Niederschlag in den *Repräsentanzen* des Kindes, die in ihrer Gesamtheit zum zentralen strukturellen Inhalt des Selbst gehören. Präverbale Repräsentanzen stellen bereits im ersten Lebensjahr die mentale Speicherung der interaktionellen Erfahrungen des Selbst mit dem Anderen in einer *generalisierten* Form dar (Stern, 1992). Nach diesem Verständnis enthält die präverbale Repräsentanz stets den Kontext von Erfahrung im dyadischen System. Mit Erfahrungskontext wird sowohl beschrieben, *was* die Inhalte prägt, z. B. Handlungs- und Gefühlserfahrung, als auch *wie* die Erfahrung beider miteinander erfolgte. Damit kann man in letzter Konsequenz formulieren, dass es ein *isoliertes Selbst* nicht gibt. Denn die Erfahrungsdimension mit dem Anderen, also das Beziehungssystem, innerhalb dessen die Repräsentation der Erfahrung entstand, ist stets im Unbewussten präsent. Das Selbst ist somit eine komplexe, von Anfang an dyadisch entstehende Struktur. Dieser Zusammenhang erfordert es, dass die Diagnostik des Selbst und seiner Struktur stets im Kontext seiner Reifung *in Beziehung* mit den Pflegepersonen zu untersuchen und zu reflektieren ist.

10 Die kognitive Entwicklungspsychologie hat in der jüngsten Vergangenheit detailliert beschrieben, wie das Kind die Fähigkeit erwirbt, sich seines emotionalen Erlebens bewusst zu werden. Es sind vor allem die Arbeiten des englischen Psychoanalytikers Peter Fonagy und seiner Mitarbeiter (2002, 2003, 2004) sowie die des ungarischen Entwicklungspsychologen György Gergely (2002, 2004), in denen beschrieben wird, dass das Kind in der Art eines psychosozialen Biofeedbacks durch mütterliche Affektspiegelung in einem langjährigen Prozess die Fähigkeit entwickelt, die eigenen Affekte wahrzunehmen, zu symbolisieren und zu regulieren (Kap. 4.2). Dabei erwirbt das Kind weit mehr, als zunächst erwartet werden darf. Denn es begreift durch diesen Prozess der Affektspiegelung nicht nur seine Gefühlswelt und deren Differenzierung, sondern es bringt darüber hinaus auch in Erfahrung, wie die Mutter Gefühle intrapsychisch verarbeitet. Gerade dieser Erwerb der mütterlichen Funktionen, die ihr beispielsweise ermöglichen, von ihren Gefühlen nicht überflutet zu werden oder sie nicht augenblicklich in einen Handlungsimpuls einmünden zu lassen, trägt ganz zentral dazu bei, dass das Kind Affektkompetenz entwickelt.

Den genannten Autoren, Fonagy, Gergely und Mitarbeitern, verdan- **11**
ken wir ferner die ausführliche Beschreibung eines weiteren Konzeptes der Entwicklungspsychologie. Sie haben (1998, 2001, 2004) beschrieben, wie das Kind die Fähigkeit zur »*Mentalisierung*« entwickelt. Mentalisierung (Kap. 5) ist mehr als Denkvermögen und etwas anderes als Symbolisierung, denn damit ist die komplexe mentale Leistung gemeint, die darin besteht, in sich eine differenzierte Vorstellung davon zu entwickeln, dass der Mensch in sich eine gänzlich individuelle, subjektive »*psychische Realität*« trägt, das Kind ebenso wie die Eltern, dass keine individuelle innere Welt wie die Andere ist und dass sie an Gefühlserleben gebunden ist. Die Autoren beschreiben, dass die Fähigkeit reifer Mentalisierung aus Vorstufen hervorgeht, für deren Überwindung das Kind die Begleitung feinfühlig eingestimmter Eltern braucht, die in der Lage sind, die anfangs noch unreife Mentalisierung des Kindes ähnlich spiegelnd zu beantworten, wie dies auch für das Gelingen der Affektentwicklung notwendig ist. Das Scheitern dieses Reifungsprozesses hat gravierende Folgen für das kindliche Selbst (Kap. 10).

Die Fähigkeit des Individuums, zum eigenen Selbst (d.h. zur ›Welt **12**
der inneren Erfahrungsbilder‹, den Repräsentanzen) in eine innere Beziehung treten zu können, sowie die Fähigkeit zur Reflektion der Vorgänge im eigenen Selbst (Gedanken, Gefühle, Fantasien und Handlungsimpulse) werden heute mit dem Begriff »Narzissmus« (Altmeyer, 2000) verknüpft (Kap. 9.2). Versteht man Narzissmus als die Fähigkeit der reflektiven Beziehung zum eigenen Selbst, so beinhaltet ein auf diese Weise konzipierter Narzissmus auch die Bedingungen, unter denen das Selbst entstand, nämlich die Qualität der prägenden Beziehungen mit den Pflegepersonen, mit denen das kindliche Selbst reifte. Oder anders ausgedrückt: Die Fähigkeit der reflektiven Beziehung zum Selbst ent-

wickelt sich in Abhängigkeit davon, wie gut es den Pflegepersonen gelingt, dem Kind ein ›metabolisierender‹ Spiegel seines Selbst zu sein. Die Spiegel-Metapher wird leicht missverstanden. Mit ihr ist gemeint, dass es die Aufgabe der Pflegeperson ist, dem Kind seine Innenwelt zu spiegeln, allerdings nicht einfach eins-zu-eins, sondern die Spiegelung gemeinsam mit einer eigenen emotionalen Reaktion zur Verfügung zu stellen. Dies tut eine Mutter beispielsweise, wenn sie ihrem heftig weinenden Kind nicht nur Empathie und Trost anbietet, sondern zusätzlich Überraschung zum Ausdruck bringt, weil sie vielleicht die Heftigkeit des kindlichen Weinens für unangemessen hält. Die Überraschung stellt in diesem Beispiel die Metabolisierung der Mutter dar und signalisiert dem Kind mehr als empathisches Verständnis. Vorausgesetzt, die Mutter stellt regelmäßig eine metabolisierte Reaktion zur Verfügung, so ist es diese Beifügung, die es dem Kind schrittweise ermöglicht, seinen Zustand zu reflektieren, infrage zu stellen und ggf. zu korrigieren.

13 Die skizzierten Themen und Inhalte der Säuglingsforschung, Bindungstheorie, Motivationslehre und Entwicklungspsychologie lassen einige **zentrale theoretische Konzepte** erkennen, die für das Verständnis der psychischen Reifungsentwicklung des Selbst wichtig sind. Sie können das bisherige Denkgebäude der Psychoanalyse und der von ihr abgeleiteten tiefenpsychologischen Psychotherapie sinnvoll ergänzen:

1. Das **Selbst** bildet die zentrale Struktur der Psyche, welche Freud den ›psychischen Apparat‹ nannte. Es ist das differenziert strukturierte Funktionszentrum des Subjekts und hat die Binnenstruktur eines komplexen Systems.
2. **Bindung** stellt ein zentrales motivationales Bedürfnis des Selbst dar. Sicherheit in der Bindung an die bedeutenden Pflegepersonen der Kindheit ist die entscheidende Voraussetzung für die gelingende Reifungsentwicklung des kindlichen Selbst.
3. Die Fähigkeit zur Wahrnehmung und zum Erleben von **Affekten** und von **motivationalem Antrieb** entwickelt sich in Abhängigkeit von der emotionalen Verfügbarkeit der Pflegepersonen und deren Vermögen, kommunikativ resonant zu reagieren.
4. Das Kind ist darauf angewiesen, dass die Mutter ihm bei der **Regulation der Erregung** seiner Affekte und Handlungsimpulse Orientierung gibt. Dasselbe gilt für alle körperlichen Bedürfnisse.

5. Das Kind sammelt bereits im ersten Lebensjahr in rasantem Tempo eine enorme Menge von Beziehungserfahrung, welche ihren Niederschlag in den präsymbolischen **Repräsentanzen** des Selbst findet. Der Inhalt dieser Repräsentanzen stellt als **implizites Beziehungswissen** einen zentralen Inhalt des Unbewussten dar.
6. Die Fähigkeit des Kindes zur differenzierten Kommunikation schreitet vom anfänglichen Handlungsdialog zur **Fähigkeit der Symbolisierung und Mentalisierung** voran. Dabei entsteht die Fähigkeit, bildhafte Fantasien, kognitive Abstraktionen und schließlich eine Vorstellung von psychischer Realität zu entwickeln.
7. Vom Ausmaß des Gelingens der symbolisierten Kommunikation mit den Pflegepersonen und deren spiegelndem Umgang mit den Fantasien des Kindes hängt es ab, ob **reflektive Fähigkeit** und speziell die Fähigkeit zur Selbstreflektion entstehen können.

In diesen sieben Punkten fasse ich die Themen zusammen, welche die **14**
neuen Forschungsrichtungen als Theorien oder Konzepte an die Psychoanalyse und tiefenpsychologischen Psychotherapie herantragen. Sie beschreiben die Struktur des Selbst mit seinen motivationalen Bedürfnissen und psychischen Funktionen (wie beispielsweise Affektwahrnehmung, Regulation, Symbolisierung, Mentalisierung, Reflektion) sowie den Erwerb unbewussten Wissens (implizites Beziehungswissen) als Ergebnisse der psychischen Entwicklung des Kindes, das auf den permanenten Austausch in der Mutter-Kind-Dyade angewiesen ist, damit der Reifungsprozess gelingt. Diese Struktur des Selbst entsteht in ihren Grundzügen bereits im ersten Lebensjahr. Die Forschungsergebnisse sowie die Konsequenzen für das Verständnis des Selbst lassen sich recht gut in das bestehende Gedankengebäude der Psychoanalyse integrieren und bereichern das Verständnis des Patienten im Behandlungsverlauf ganz wesentlich.

Die neuen Theorien verändern auch das Verständnis der Entwick- **15**
lung von unbewussten Konflikten. Konflikte treten auf, wenn einzelne Strukturelemente des Selbst Bedürfnisse entstehen lassen, aufgrund derer das Individuum in unterschiedliche Richtungen strebt. Das Konzept vom unbewussten Konflikt wurde in der psychoanalytischen Ära der dreiteiligen Struktur der Psyche (Ich – Es – Überich) entwickelt. Gibt z. B. das Es dem Ich ein triebhaftes Bedürfnis zu fühlen, dem das

Überich als Instanz des Gewissens nicht zustimmen kann, so befindet sich das Ich in einem Konflikt. Die Inhalte des Überich sind in objektpsychologischer Sicht an den Inhalt der Objektrepräsentanzen gebunden und stellen damit zu einem wesentlichen Teil das Ergebnis von Beziehungserfahrung dar. Seitdem wir aber davon ausgehen müssen, dass bereits der Säugling präverbale Repräsentanzen bildet, in denen Wesenszüge der Pflegeperson gespeichert sind, müssen wir annehmen, dass Konflikte in ihren tiefsten Wurzeln dyadisch geprägte Abbilder frühester Beziehungserfahrung sind, die als *»implizites Beziehungswissen«* (Lyons-Ruth, 1998) repräsentiert werden (Kap. 8.2). Die Auseinandersetzung mit der Reifung der Mentalisierungsfunktion legt ferner nahe, auch das weitere Schicksal solcherart gebildeter konflikthafter Interaktionsrepräsentanzen neu zu überdenken (Kap. 8.3 und 8.4). Die Reflektion des Konfliktkonzeptes ergibt, dass der Konflikt tief in der Struktur des Selbst in Gestalt unbewusster, präverbal-interaktioneller und symbolischer Repräsentanzen verankert ist.

16 Die Überlegungen zum Verständnis der Theorie des Selbst und seiner Reifungsprozesse mündet schließlich in ein Modell der Struktur des Selbst ein, worin es als zweigeteilt verstanden wird. Die vielfältigen Funktionen des Selbst stehen dem Inhalt des Selbst zur Seite. Mit der Bezeichnung *Inhalt* wird die innere Welt der (Selbst- und Objekt-)Repräsentanzen erfasst, die wiederum sowohl die konstitutionellen Anlagen des Kindes als auch seine gesamte Beziehungserfahrung umfasst.

2. Kapitel

Das Selbst

»Wie jeder Analytiker weiß, sind unsere Schlussfolgerungen ... nicht das Ergebnis unserer intellektuellen Fähigkeit, mittels geschickter Manipulation der zahllosen Einzeldaten ... kohärente und sinnvolle Konfigurationen zu schaffen; sie sind vielmehr das Resultat unserer Fähigkeit, Schlussfolgerungen aufzuschieben, Schlussfolgerungen versuchsweise anzuwenden, die Reaktionen des Analysanden auf unsere (tastenden) Deutungen zu beobachten und eine möglichst große Vielzahl von Erklärungen zu erwägen. Wenn wir uns ... an diese Regeln halten, beginnt die allgemeine Richtung des gesamten lebendigen analytischen Prozesses, beeinflusst durch unser ... Verständnis ... des Analysanden und unser Eingestimmtsein auf die entscheidenden Erfahrungen seines Lebens schließlich, uns eine verständliche Geschichte zu erzählen. ... Der Fortschritt in der Wissenschaft (wird) mehr von unserer Bindung an altes Wissen behindert als von unserer Unfähigkeit, neues Wissen zu erwerben« (Kohut, 1987, S. 184f.).

Kohut ermutigt dazu, dass wir uns ständig mit den widersprüchlichen 1
Theoriemodellen der Psychoanalyse auseinander setzen, vor allem aber ermutigt er uns, dass wir uns in der klinischen Situation nie rasch mit nur *einer* denkbaren Hypothese des Verständnisses vom Patienten zufrieden geben.

Gelingt es, sich dieser Aufforderung zu erinnern, so wird es auch 2
leichter glücken, die subjektive Innenwelt der Patienten, d.h. ihr Selbsterleben, zu ergründen und vor dem Hintergrund unterschiedlicher, wenn nicht gegensätzlicher Theorien zu verstehen. Mit Kohuts Ermutigung im Hinterkopf wird es uns leichter fallen, unseren Patienten die *vielfältigen und unbewussten* Dimensionen ihres Erlebens verfügbar werden zu lassen. Ich betone die Vielfältigkeit des Erlebens, weil die klinische Erfahrung lehrt, dass Lebenserfahrung und subjektives Erleben nicht eindimensional verstanden werden können, sondern dass deren Ursachen und Kontexte meist mehrfach determiniert sind.

Wenn ich mich den Reifungsprozessen und Konflikten des Selbst in 3
der Kindheit zuwende, so werde ich in meiner theoretischen Bezugnahme immer wieder zwischen den Konzepten der Selbstpsychologie

und denen der Objektbeziehungspsychologie wechseln. Das hat seinen Grund darin, dass ich im Sinne der Kohut'schen Ermutigung eine Integration der Inhalte dieser beiden Theorien als hilfreich erachte, wenn ich den Versuch unternehme, meine Patienten in der klinischen Situation zu *begreifen* und zu *verstehen* (siehe Einleitung). In Verbindung mit den im Folgenden dargestellten Theorien und Konzepten gelangt man zu einer Psychologie des Selbst, das im Zuge eines Reifungsprozesses, der vom Kind und seinen Pflegepersonen kontinuierlich gemeinsam *ko-konstruiert* (Beebe und Lachmann, 2002) wird, entsteht. Auf diese Weise entsteht ein psychologisches Verständnis des Menschen, das man im Grunde als eine *Psychologie der Funktionen des Selbst und seiner inneren Objekte* bezeichnen müsste. Fonagy et al. (2004) verstehen diesen Wandel im psychoanalytischen Verständnis der Entwicklung des Selbst als eine Verschiebung im Fokus der Aufmerksamkeit »von der Internalisierung des containenden Objekts auf die Internalisierung des denkenden Selbst, das im Inneren des containenden Objekts wahrgenommen wird« (S. 293).

4 Ich folge mit diesem Buch also Kohuts Anregung und setze mich mit dem *»Fortschritt der Wissenschaft«* auseinander. Dazu führt dieses Kapitel in die Entwicklungspsychologie des Erlebens und der Organisation des Selbst unter dem speziellen Aspekt neuer Theorien ein und beschreibt deren Relevanz für die psychotherapeutische und psychoanalytische Arbeit. Die Erkenntnisse der Säuglingsforschung, der Bindungstheorie, der Entwicklungspsychologie und der Neurowissenschaften stellen den in psychoanalytischen Zusammenhängen denkenden Psychotherapeuten vor die Herausforderung zu prüfen, ob und wie das neue, auf reliablen Forschungsergebnissen basierende Wissen über die frühkindliche Entwicklung die Theorie- und Behandlungskonzepte beeinflussen kann, mit denen er arbeitet. Ziel des folgenden Abschnittes ist es aufzuzeigen, welche Ergebnisse der neuen Wissenschaften sich mit den bestehenden und bewährten Konzepten der psychoanalytischen Objektbeziehungstheorie und der Selbstpsychologie zu einem kohärenten Verständnis der *Entwicklung des Selbst* integrieren lassen. Dabei lasse ich mich von der Vorstellung leiten, dass erst eine detaillierte und genaue Kenntnis von der Entwicklung des Selbst den Therapeuten dazu befähigt, seinem Patienten in der klinischen Situation gerecht zu werden.

Der Schwerpunkt meiner Darstellung bezieht sich auf die ersten 5
Lebensjahre, weil der Fortschritt der Forschungsergebnisse, die ich darstellen möchte, besonders diesen Zeitraum betrifft. Es geht mir um die Integration der neuen Befunde in die bestehende Theorie der Selbst- und Objektbeziehungspsychologie. In der Darstellung dessen, was ich in diesem Sinne synthetisieren möchte, verwende ich häufig und bewusst den Stil des Zitats, um dem Leser unzweifelhaft erkennbar werden zu lassen, welche Inhalte aus welchen Quellen und damit aus welchen wissenschaftlichen Schulrichtungen kommen. Diese Art der Darstellung soll es ermöglichen, besser nachvollziehen zu können, wie ich zur Integration meiner Position gelange. Der Text führt in mehreren Kapiteln durch die verschiedenen Themen der Entwicklung des Selbst und mündet in einer abschließenden Synthese meiner Hauptgedanken über das Selbst, die unbewussten Hintergründe des Erlebens und dessen Pathologie.

2.1 Selbst: Ein Begriff mit wechselnder Bedeutung

Der abstrakte Begriff »Selbst« wird in verschiedenen Bedeutungszu- 6
sammenhängen verwendet. Er beschreibt einerseits das »Selbsterleben« als eine Dimension psychischer Erfahrung, d.h. eines Erlebens, die jeder Mensch nur subjektiv für sich allein haben kann. Andererseits bezeichnet der Begriff eine gedachte psychische Struktur. Sprechen wir in unserer Theoriesprache also vom Selbst oder vom Selbsterleben unserer Patienten, so versuchen wir eine Innenwelt in Worte zu bringen, die wir per abstrahierender Hypothesenbildung oder mittels Empathie erschließen. Ein solches Selbst und Selbsterleben gibt es allerdings weder als materielle Struktur der Psyche noch als einen statischen mentalen Zustand. Zwar sind wir Menschen aufgrund unserer Selbstbeobachtung geneigt anzunehmen, dass es in uns ein ›Ich‹ oder ein ›Selbst‹ geben muss. »Diese Selbstwahrnehmung täuscht aber gründlich« (Denecke, 1999, S. 29). »Es ist nicht ein ›Ich‹ oder ein ›Selbst‹ … (welches) … wir … für den Prozess der Strukturbildung heranziehen möchten. ›Ich‹[4] oder

[4] Wenn wir in diesem Verständnisrahmen den Begriffen ›Selbst‹ und ›Selbsterleben‹ den Begriff ›Ich‹ zur Seite stellen wollten, so sollte ihm die »Identität« zugeschrieben werden. So stünde der Begriff ›Selbst‹ für die Struktur der Psyche, der Begriff ›Selbsterle-

›Selbst‹ sind Konstrukte« (ebd., S. 35), die im Gehirn gebildet werden. Die spezifische Informationsverarbeitung im Gehirn durch Parallelverarbeitung von Reizen und Vernetzung von Subsystemen führt dazu, dass die Gesamtleistung des Gehirns psychische Phänomene entstehen lässt, die mit dem Konzept von ›Emergenz‹ verstanden werden können« (ebd., S. 119; auch Schüßler, 2002, S. 196). Eine zentrale Annahme der Emergenztheorie ist, dass »psychische Zustände, … Vorgänge und Prozesse … gegenüber solchen der zellulären Komponenten des Gehirns als emergent zu betrachten« sind (ebd., S. 119). In diesem Sinne sind Selbst und Selbsterleben als vorübergehende emergente, mentale Phänomene der neurophysiologischen und zellulären Hirnleistung anzusehen.

7 Somit ist die Entwicklung des psychischen Phänomens ›Selbst‹, gleich unter welchem Theorieaspekt es beobachtet und verstanden wird, stets auch in diesem Zusammenhang zu sehen, nämlich als Phänomen der Hirnreifung und -wandlung mit ständig neu entstehenden neuronalen Verknüpfungen, die ständig neue Emergenzen entstehen lassen. Sprechen wir in diesem Verständnis von ›Selbst‹ und ›Selbstempfinden‹, so sollten wir uns stets dessen bewusst sein, dass wir damit ein komplexes gedankliches Konstrukt meinen, das vom Individuum erlebt und auch als relativ gleichbleibend erfahren werden kann, welches jedoch nur immateriell und inkonstant besteht, indem es immer von neuem mental aufgerufen, d.h. durch Bahnung von neuronalen Vernetzungen gebildet wird. Dies geschieht im Verlauf der Entwicklung und lebenslang, dabei zunehmend komplexer und differenzierter werdend. Psychotherapie führt in diesem Verständnis lediglich den Prozess der Entwicklung des Selbst fort, indem sie die Komplexität und Differenziertheit der mentalen Prozesse fördert.

8 Ich verwende die Begriffe ›*Selbst*‹ und ›*Selbsterleben*‹ hier zur Benennung von zwei unterschiedlichen Phänomenen. Mit dem Begriff ›*Selbst*‹ erfasse ich das Gesamt der Binnenstruktur der psychischen Phänomenologie auf einer überindividuellen Ebene; Binnenstruktur (= Struktur des Selbst) verstehe ich als ein theoretisches Konstrukt, das nur immate-

---

ben‹ für das »Sich-seiner-selbst-emotional-gewahr-Werden«, der Begriff ›Ich‹ hingegen für das »Sich-seiner-selbst-kognitiv-bewusst-Sein«. Damit brächte der Begriff ›Ich‹ einen Selbstzustand des Individuums zum Ausdruck, der den Zeitraum des Moments überdauert, seine Fähigkeit zur Erinnerung einschließt und eine Kohärenz des »Ich-Seins« (= Identität) über die Zeit beschreibt.

riell besteht und als emergentes Phänomen ständig von neuem gebildet wird. Somit beschreibt der Begriff ›*Selbst*‹ einen Inhalt, wie er nur als theoretische und generalisierende Abstraktion der psychischen Phänomenologie existiert, welche subjektiv allerdings tatsächlich erlebbar ist. Dem ›*Selbst*‹ steht damit das ›*Selbsterleben*‹ gegenüber, welches als Begriff das subjektive und individuelle Erleben des psychischen Innenraumes einer Person beschreibt.

2.2 Zentrale Theoriekonzepte der Reifung des Selbst

Die Selbstpsychologie, Säuglingsforschung, Bindungstheorie, Entwick- 9
lungspsychologie und die Motivationslehre stellen einige theoretische Konzepte für das Verständnis der psychischen Reifungsentwicklung, der Entwicklung des Selbst und des Selbsterlebens zur Verfügung, die so zentral sind, dass ich sie zunächst in knapper Form einführe.

Das Selbst stellt das zentrale theoretische Konstrukt der Psyche dar, 10
welches Freud (1900) als den ›psychischen Apparat‹ bezeichnete. Es enthält als qualitativen Inhalt innere Bilder von Beziehungserfahrungen, *Repräsentanzen,* die dem Selbst *Struktur* verleihen, indem sie in differenzierter Weise deren Affekte, Emotionen, Motivationen und Kognitionen enthalten. Das Selbst existiert nicht von Anfang an, sondern es entwickelt sich. Es entsteht ab dem ersten Lebenstag des Kindes (in ersten Spuren bereits intrauterin) unter den Bedingungen der Beziehung mit den wichtigsten Pflegepersonen. Diese Beziehung ist am besten mit dem Konzept eines Systems zu verstehen. Das Selbst kann als strukturiertes, komplexes Repräsentations- und Funktionszentrum des Subjektes gedacht werden, das sich lebenslang in Entwicklung befindet; es hat seinerseits die Binnenstruktur eines komplexen Systems.

Bindung (Kap. 3) stellt das zentrale motivationale Bedürfnis des 11
Selbst dar. Weil die Reifung des Selbst von der Erfahrung einer gelingenden Beziehung mit wichtigen anderen, in der Regel den Eltern, abhängig ist, ist die Sicherheit der Bindung an sie essenziell. In dem Umfang, wie die förderlichen Pflegepersonen in der Lage sind, emotional-intime, d.h. stimmig eingefühlte, Beziehungen zum Kind aufzunehmen, wird das Kind zunehmend befähigt, auch mit dem eigenen Selbst

Intimität (Lichtenberg, 2002) zu entwickeln, d.h. mit seinen Emotionen, Affekten, Intentionen (Handlungsabsichten), Fantasien und Gedanken vertraut zu werden. Sicherheit der Bindung an die primären Pflegepersonen stellt die zentrale Voraussetzung dafür dar, dass die Reifungsentwicklung des kindlichen Selbst gelingen kann.

12 Die Fähigkeit zur Wahrnehmung von Affekten (Kap. 4) und von motivationalem Antrieb (Kap. 7) entwickelt sich in Abhängigkeit von der emotionalen Verfügbarkeit der Pflegepersonen und ihrem Vermögen, kommunikativ resonant zu reagieren. Die differenzierte Integration der Vielfältigkeit von Affekten und Motivationen ins Selbst ist auf das Gelingen des wechselseitigen Austausches mit den Pflegepersonen über eben diese Affekte und Motivationen angewiesen. Emotionen und Affekte stehen häufig in einem unmittelbaren Zusammenhang mit Motivationen, indem Affekte Motivationen (zielgerichtete Absichten) bahnen. Dabei entstehen sekundäre Affekte, Emotionen und Motivationen, z.T. mit triebhafter Qualität.

13 Während des kommunikativen Austausches über Affekte und motivationale Impulse verständigen sich Kind und Pflegeperson in aller Regel auch über deren Intensität. Das Kind ist darauf angewiesen, dass die Mutter ihm bei der Regulation der Erregung (Intensität) seiner Affekte und motivationalen Impulse hilfreich Orientierung gibt. Dasselbe gilt für die Befriedigung körperlicher Bedürfnisse.

14 Das Kind sammelt im ersten Lebensjahr in rasantem Tempo eine enorme Menge von Beziehungserfahrung, welche ihren Niederschlag findet in den präsymbolischen Repräsentanzen des Selbst. Der Inhalt dieser Repräsentanzen (innere Bilder) stammt aus handlungssprachlichen Kontexten, ist also nicht verbal kodiert, bleibt *unbewusst* und stellt als implizites Beziehungswissen (Kap. 6) einen zentralen Inhalt des implizit-prozeduralen Gedächtnisses dar. Das Kind entwickelt dabei individuelle Muster des Seins in Beziehung, welche je nach Theorie unterschiedlich benannt werden, z.B. Abwehr (Psychoanalyse), innere Arbeitsmodelle (Bindungstheorie) bzw. Modi der Mentalisierung (Entwicklungspsychologie).

15 Im Zuge der Entwicklung schreitet die Fähigkeit zur differenzierten Kommunikation in Abhängigkeit vom Angebot der Beziehungspersonen voran. Dabei entsteht die Fähigkeit zur Symbolisierung, d.h., mit ihr vollzieht sich der Erwerb der Wortsprache und die Fähigkeit zur

bildhaften Vorstellung. Mit der Entwicklung des Sprachvermögens entsteht also zugleich die Fähigkeit, bildliche Fantasien und kognitive Abstraktionen zu entwickeln, d.h. die innere sowie die äußere Welt zu denken. Die Entwicklung dieser Fähigkeit zur »Mentalisierung« wird in Kap. 5 beschrieben.

Vom Ausmaß des Gelingens der präsymbolischen (= präverbalen) 16
und der symbolischen Kommunikation mit den Pflegepersonen sowie des Überganges von der einen zur anderen Kommunikationsform hängt die Entwicklung der Fähigkeit zur Reflektion ab, speziell die der Fähigkeit zur Selbstreflektion. Mit ihr im Zusammenhang steht die Entwicklung der Fähigkeiten zur Selbst(be)achtung, der Selbstsicherheit und des Empfindens von Selbstwert (Kap. 5 und 9). Die Reflektionsfähigkeit ermöglicht dem Kind ferner, schrittweise kognitive Repräsentanzen vom Selbst und den Anderen (= Objekte) zu entwickeln und damit eine innere »Landkarte« der psychischen Wirklichkeit seines Selbst und der Objekte zu entwerfen: Das Kind lernt sich und die Anderen in den psychischen Zusammenhängen zu denken, in denen gelebt und erlebt wird. So kann das Kind beispielsweise denken: Mama ist beunruhigt, weil Oma krank ist; Papa ist wütend, weil ihm jemand eine Beule in sein Auto gemacht hat. Der Gewinn, den das Kind von solchen Denkvorgängen hat, ist, dass es die Gefühlszustände der Eltern nicht länger als auf sich selbst bezogen fantasieren muss. Das Kind vermag die »psychische Realität« (Fonagy et al., 2004) in angemessenen Zusammenhängen zu erfassen.

Mit diesen Themen (Selbst und System, Bindung, Wahrnehmung 17
von Affekt und dessen Regulation, Integration von motivationalem Antrieb, Fähigkeit zur Mentalisierung, Symbolisierung und Selbstreflektion, Entwicklung von implizitem Beziehungswissen) fasse ich die Inhalte zusammen, welche die neuen Forschungsrichtungen als Theorien oder Konzepte an die Psychoanalyse und die analytisch orientierten Psychotherapien herantragen. Sie sind zu einem Teil neu und ergänzen zum anderen Teil bereits bestehende Konzepte der Psychotherapie und Psychoanalyse. Diese Themen beschreiben einerseits unbewusste Entwicklungsaufgaben des Kindes, andererseits Strukturen bzw. Strukturelemente des reifenden infantilen Selbst: (1) Das Selbst ist die übergreifende Gesamtstruktur, welche die Binnenstruktur eines Systems mit Repräsentanzen als Substrukturen besitzt; (2) Bindung stellt das zentrale motivationale Bedürfnis des Selbst dar, neben anderen (3) Motiva-

tionen als unbewusstem Antrieb; funktionale Fähigkeiten sichern dem Selbst seine Beziehung nach innen wie nach außen, so (4) die Affektwahrnehmung und -regulation sowie (5) die Fähigkeit zur Symbolisierung, Mentalisierung und Reflektion; (6) innere Arbeitsmodelle bzw. Abwehr stellen innere Grenzen des Selbst her gegenüber den Inhalten des Unbewussten wie (7) dem impliziten Beziehungswissen über Erfahrungen in der präverbalen Entwicklungszeit; Letzteres wird verstanden als eine Erweiterung des bisherigen Verständnisses der symbolischen Repräsentanzen.

18 Das Selbst entsteht erst im Verlauf der psychischen Reifung, die als kontinuierliche Entwicklung in fortlaufenden Beziehungen zu Bedeutung gebenden Anderen, in der Regel den Eltern, verstanden werden kann. Entwicklung lässt nur im gelingenden Fall Reifung entstehen. Sie vollzieht sich als prozesshaftes Geschehen lebenslang. Misslingt der Entwicklungsprozess, so entstehen Störungen der Struktur des Selbst und unbewusste Konflikte (Kap. 8), die das Selbst lebenslang beeinträchtigen können. Ich beschäftige mich in diesem Buch nicht mit der Beschreibung von Krankheit (Nosologie), sondern lediglich mit der Entwicklung des Selbst und deren Störung.

2.3 Die Entwicklung des Selbstempfindens

19 *Stern* (1992) hat für die Entwicklung des Kindes vier Formen des Selbstempfindens beschrieben, die – gleichsam als emergente Phänomene der Aktivität des Gehirns – im Kind als Zeichen von Reifungsschritten entstehen:

- Das **auftauchende Selbst** in den ersten Lebensmonaten ist geprägt durch die erkennbare und vor allem gezielte Aktivität des Säuglings (S. 63 f.);
- zum Empfinden des **Kernselbst**, das ab dem siebten bis neunten Monat auftaucht, gehört vor allem die Entdeckung des Kindes, selbst Urheber seiner Handlungen zu sein (S. 106);
- mit dem Auftauchen des **subjektiven Selbst** ab dem 15. Monat entsteht u. a. »die Fähigkeit, … anderen Personen Absichten und Motive zuzuschreiben und diese richtig zu erkennen oder ihnen Gefühls-

zustände zuzuschreiben und zu spüren, ob diese mit dem eigenen Gefühlszustand übereinstimmen oder nicht« (S. 48 f.)[5].

Im zweiten Lebensjahr taucht das **verbale Selbst** auf: »Dies ist ein qualitativ neuer Bereich mit wachsenden fast grenzenlosen Möglichkeiten interpersonalen Geschehens. Auch diese neue Selbstempfindung beruht auf einem Komplex neuer Fähigkeiten: das Selbst zu objektivieren, selbstreflexiv zu sein, Sprache zu verstehen und zu benutzen« (S. 49). 20

Ein klinisches Beispiel für eine missglückte Entwicklung seines verbalen Selbst ist Herr R.: Ein wenig amüsiert über sich selbst berichtet er, er sei tags zuvor in der Nähe eines seiner Mitarbeiter gewesen, der eine Wohnung von ihm gemietet habe. Spontan habe er gedacht, die schau ich mir mal an, mal sehen, wie die Wohnung aussieht. Als der Mieter auf zweimaliges Klingeln nicht reagiert habe, sei er rein ins Haus und sei dem Mann auf dem Treppenabsatz vor der Wohnungstür begegnet, mit bloßem Oberkörper. Er habe dem Mann gesagt, »Ich will mir mal deine Bude ansehen, mal sehen, wie die aussieht« und sei ohne weiteres Nachfragen reingegangen. Hinter ihm sagte der Mann noch, »pass auf, da läuft meine Maus rum«. Er habe auf den Boden geschaut, dass er nicht auf die Maus trete, und gedacht ›komisch, dass der seine Maus frei rumlaufen lässt. »Die ist nackt«, hörte er den anderen noch hinter sich sagen. Dabei habe er gedacht, dass er noch nie eine nackte Maus gesehen habe. Dann sei ihm irgendetwas komisch vorgekommen, und er sei wieder rausgegangen aus der Wohnung. Später im Auto habe er plötzlich begriffen, was der Mieter mit seiner »Maus« gemeint habe, und sich über sich selbst gewundert.

Diese Sequenz zeigt zweierlei: Im ersten Teil schildert Herr R. sein Umgehen mit Einfällen und Impulsen, im zweiten Teil erfahren wir etwas über sein Defizit in der Fähigkeit zur Symbolisierung. Herr R. kann nicht sicher genug Impulse aufschieben und sie selbstkritisch reflektieren. – In der Szene mit der Maus wird darüber hinaus deutlich, dass er den symbolisch benutzten Begriff »Maus« im Moment nicht deuten kann, sondern ihn wörtlich hört und bis zum Schluss bei dieser Fehlleistung bleibt. Die Situation selbst meistert er nicht kognitiv, sondern mit einer Art von implizitem Gewahrwerden der Inszenierung selbst (s. u.: Implizites Beziehungswissen), indem er diffus spürt, dass etwas nicht stimmt.

---

[5] Fonagy & Target (2002) sowie Gergely (2002) beschreiben diese Phänomene ähnlich und stellen dabei den Modus des interaktiven Beziehungsgeschehens detailliert dar, aus dem heraus sich die kindliche Fähigkeit zur Selbst- und Fremdwahrnehmung entwickelt.

Fazit: Herr R. hat den Bereich des verbalen Selbst nur mit erkennbaren Defiziten erreicht; bildhaft symbolisierende (und abstrakte) Sprache bleibt häufig unverständlich für ihn. Dies wird besonders im Bereich der Beziehung erkennbar und taucht nicht nur in dieser Szene auf, sondern auch innerhalb unserer Beziehung, in der es häufig Situationen gibt, in denen er Schwierigkeiten damit hat, meine bildhafte Sprache zu verstehen.

21 Stern (1992) weist darauf hin, dass den oben dargestellten vier Formen des Selbstempfindens vier »Bereiche der Bezogenheit« (S. 50) zugeordnet sind. Mit Bezogenheit meint Stern das Erleben in Beziehung. »Alle Bereiche der Bezogenheit bleiben während der Entwicklung aktiv. Der Säugling wächst aus keinem Bereich heraus; keiner von ihnen verkümmert; ... Wenn ein Bereich einmal ausgebildet ist, bleibt er für immer als gesonderte Form sozialen Erlebens und Selbsterlebens erhalten. Keiner geht im Erleben des Erwachsenen verloren. Es findet nur eine Weiterentwicklung statt« (S. 54). Damit ist gemeint, dass die beschriebenen vier Formen des Selbsterlebens einander nicht nacheinander ablösen, dass also das eine nicht durch das Auftauchen des anderen verschwindet. Vielmehr bleiben alle vier Formen des Selbsterlebens zeitlebens im unbewussten Hintergrund bestehen und können durch geeignete Anregung in den Vordergrund treten. Dieses Konzept stellt eine neue Vorstellung der Regression auf entwicklungsgeschichtlich jüngere Zustände des Selbst zur Verfügung.

22 In diesen Zusammenhängen ist für den Psychotherapeuten ein wichtiger Hinweis versteckt: Wenn alle vier Formen der Selbstempfindungen und mit ihnen die Formen der Bezogenheit bestehen bleiben *als potenziell ständig reifungs- und wachstumsfähig*, so kann darin ein Ansatz für psychotherapeutische Maßnahmen gesehen werden, nämlich die Chance, durch Miteinander-in-Beziehung-Treten dem Patienten Erfahrungsmöglichkeiten zu eröffnen, die er ohne Psychotherapie nicht machen würde. D.h., der Patient kann im Zuge der Psychotherapie die Erfahrung machen,

- dass er über ein vielfältiges, vielleicht bislang noch ungenutztes Vermögen an Handlungsaktivität verfügt (Wiederbelebung des auftauchenden Selbst);
- dass er selbst Urheber sein kann, d.h. die Verantwortung dafür hat oder übernehmen kann, dass in seinem Leben Dinge geschehen

sind oder noch geschehen können (Wiederbelebung des Kernselbst);

- dass es Individualität und Subjektivität und damit Unterschiedlichkeit zwischen Menschen gibt, in jeder Beziehung, auch im Hier und Jetzt der Psychotherapie (Wiederbelebung des subjektiven Selbst);
- dass es Worte für Gefühle, Gedanken für Zusammenhänge, Bilder für Erfahrungen gibt, die bislang noch nie wahrgenommen wurden, die aber – einmal erfasst – befreiend wirken können (Wiederbelebung des verbalen Selbst).

Die Regression auf diese Selbstzustände ist keine innere Bewegung aus Gründen der Abwehr und des Widerstandes, sondern sie eröffnet dem Patienten Möglichkeiten zu progressiven Reifungsschritten.

Miteinander in Beziehung zu treten bedeutet in diesem Verständnis 23
für jeden der beiden Teilnehmer am therapeutischen Prozess, sich gegenseitig der Weite und Fülle des psychischen Innenraumes zu öffnen, so wie es Mutter und Kind miteinander in gelingenden Momenten von geteilter Intimität vermögen, *um so den eigenen Innenraum um die Perspektive vom Anderen zu erweitern.* Das ist eine Erweiterung der bisherigen Interventionsmöglichkeiten im Rahmen von Übertragungsbeziehungen um eine Dimension, die Stern et al. (Process of Change Study Group, 1998) die »reale Beziehung« nennen. Ich werde darauf im Kapitel 12 näher eingehen. Hier kann aber vielleicht schon deutlich werden, dass es im therapeutischen Geschehen sehr darauf ankommt, dass sich der Therapeut nicht nur kognitiv erreichen lässt. Vielmehr ist es wichtig, dass er emotional mitschwingt, mit seinen Gefühlen arbeitet und diese in die Formulierung seiner Interventionen einfließen lässt.

Die vier Formen des Selbstempfindens (auftauchendes Selbst, Kern- 24
selbst, subjektives Selbst, verbales Selbst) skizzieren eine Reifungsfolge, die Stufen der Reifung beschreibt, aber noch nicht darstellt, welche Aufgaben das Kind dabei zu bewältigen hat. Die **zentralen Aufgaben der Reifung** des Selbst bestehen in (1) der Entwicklung der Fähigkeit zur Wahrnehmung der Affekte, (2) der Entwicklung der Fähigkeit zur lebendigen Gestaltung der Motivation und (3) der Entwicklung der Fähigkeit zur Kognition und Reflektion einschließlich deren verbaler Symbolisierung. Während der Bewältigung dieser Aufgaben entwickelt das Kind ein unbewusstes (implizites) Wissen über die Beziehungen samt deren

Kommunikationsstrukturen, mit deren Hilfe es erst in der Lage ist, die genannten Entwicklungsaufgaben zu meistern. Mit diesen Themen beschäftige ich mich in den folgenden Kapiteln im Einzelnen.

Weiterführende Literatur:

Denecke, F.-W. (1999). Psychische Struktur und Gehirn. Die Gestaltung subjektiver Wirklichkeiten. Stuttgart, New York: Schattauer.

Milch, W. (2001). Lehrbuch der Selbstpsychologie. Stuttgart: Kohlhammer.

Stern, D. N. (1992). Die Lebenserfahrung des Säuglings. Stuttgart: Klett-Cotta.

3. Kapitel

Einführung in die Bindungstheorie

Sicherheit der Bindung an die Mutter und an jede weitere bedeutsame 1
Pflegeperson stellt die Voraussetzung schlechthin dafür dar, dass die Reifungsentwicklung des Kindes gelingen kann. Ohne sichere Bindung können die oben (2/24) beschriebenen Aufgaben der Entwicklung des Kindes nicht oder nur unvollständig gelingen. Daher steht die Einführung in einige zentrale Themen der Bindungstheorie am Anfang meiner Darstellung über die Reifung des Selbst.

John Bowlby gilt als der Begründer der Bindungstheorie. Seine zent- 2
ralen Veröffentlichungen zur Bindungstheorie entstanden zwischen 1969 und 1980. Die britische psychoanalytische Gesellschaft reagierte auf seine ersten Publikationen sehr skeptisch, zum Teil sogar ablehnend. Der Hauptvorwurf war, er habe mit seinen Vorstellungen den Boden der Triebtheorie verlassen. »Mit seinen Ideen stellte er ein neues Konzept neben die traditionelle Theorie der Trieblehre, nach der in erster Linie die orale Befriedigung durch Stillen an der Mutterbrust für die Entwicklung der Bindung zwischen Mutter und Kind verantwortlich ist« (Brisch, 1999, S. 32). Zu seinen Mitarbeitern gehörte die Kanadierin Mary Ainsworth. Sie entwickelte eine standardisierte Untersuchungssituation, die so genannte ›Fremde Situation‹, um Bindungs- und Trennungsverhalten von Kindern im Beobachtungslabor studieren zu können.

Nach Auffassung der Bindungstheorie ist die Bindungsqualität, die 3
der Säugling in den ersten Lebensmonaten entwickelte, nicht feststehend, sondern vermag sich im Laufe des Lebens in verschiedene Richtungen zu ändern. Bindung wird als ein emotionales Band verstanden, das sich zwar bereits im ersten Lebensjahr etabliert und bis in spätere Lebensphasen hinein erhalten bleibt, das sich aber auf alle Lebensabschnitte erstreckt und wandeln kann. Somit stellt Bindung während des ganzen Lebens die emotionale Basis von Beziehung dar. Die Bindungstheorie gehört heute zu den wissenschaftlich am besten fundierten Theorien über die psychische Entwicklung des Menschen.

3.1 Grundannahmen der Bindungstheorie

4 »Bowlby betrachtet Mutter und Säugling als Teilnehmer in einem sich wechselseitig bedingenden und selbstregulierenden System. Die Bindung zwischen Mutter und Kind innerhalb dieses Systems unterscheidet sich von ›Beziehung‹ dadurch, dass Bindung lediglich als ein Teil des komplexen Systems der Beziehung verstanden wird« (S. 35). Die Beziehung zwischen den Eltern und ihrem Kind wird nach Emde (1989) noch durch eine Vielzahl von anderen Aspekten bestimmt, wie z. B. durch das Mitteilen und Regulieren von Affekten oder durch die Regulation von physiologischen Bedürfnissen (ebd., S. 287).

5 Das Bindungssystem stellt ein primäres, genetisch verankertes motivationales System dar, das zwischen der primären Bezugsperson und dem Kind nach der Geburt aktiviert wird und überlebenssichernde Funktion hat (Brisch, 1999, S. 36). Das Kind entwickelt nach der Geburt mit den verschiedenen Pflegepersonen jeweils eigene Bindungsqualitäten aus. Dabei entsteht eine Hierarchie der Bindungsqualität mit den verschiedenen Bezugspersonen, »die entsprechend ihrer Verfügbarkeit und dem Ausmaß der erlebten Trennungsangst in einer bestimmten Rangfolge vom Kind aufgesucht werden« (ebd.).

6 »Aus vielen Interaktionserlebnissen … bildet der Säugling im Laufe des ersten Lebensjahres innere Modelle des **Verhaltens** (Hervorhebung M. K.) und der damit verbundenen Affekte von sich und der Mutter aus, so genannte ›innere Arbeitsmodelle‹. (…) Für jede einzelne Bezugspersonen, etwa für Mutter und Vater getrennt, werden eigenständige unterschiedliche Arbeitsmodelle entwickelt. Ein solches Arbeitsmodell ist anfangs noch flexibel, im weiteren Verlauf der Entwicklung wird es zunehmend stabiler und entwickelt sich zu einer psychischen Repräsentanz, der so genannten ›Bindungsrepräsentation‹« (ebd., S. 37).

7 Das Kind bildet im Laufe seines Lebens Bindungsrepräsentanzen aus, die über die gesamte Lebensspanne relativ konstant bleiben, die sich aber »noch durch entsprechende bedeutungsvolle Bindungserfahrungen mit anderen Bezugspersonen oder durch einschneidende Erlebnisse wie Verlust und andere traumatische Erfahrungen in eine unsichere oder sicherere Richtung der Bindung modifizieren« (ebd., S. 37) können. Psychotherapie stellt eine solche Möglichkeit dar, in der eine positiv korrigierende Bindungserfahrung erfolgen kann. Dieser Zu-

sammenhang bildet zugleich auch eine Brücke zwischen der Bindungstheorie und der Theorie der Selbstobjekt-Erfahrung, wie sie in der Selbstpsychologie als ein zentral wirksames Agens der Psychotherapie beschrieben wird (Kap. 12). Andererseits wird die Störbarkeit der Bindungsqualität durch gravierende Erfahrungen im späteren Leben deutlich, wenn etwa ein schweres Einzeltrauma eine Person aus ihrer bisherigen Sicherheit in der Welt reißt und schwere psychische Störungen zur Folge haben kann.

Dem Bindungsbedürfnis des Säuglings stellte Bowlby das Explora- 8
tionsbedürfnis gegenüber. Beide Bedürfnissysteme betrachtet er ähnlich wie Lichtenberg als stark wirksame motivationale Systeme (Kap. 7). Die Etablierung einer sicheren Bindung stellt die Voraussetzung dafür dar, dass das Kind seinem Explorationsbedürfnis folgen und die Umwelt erforschen kann: »Wenn die Bindungsbedürfnisse des Kindes befriedigt werden und es bei den Bezugspersonen eine emotionale Sicherheit erleben kann, wird das Bindungssystem beruhigt und der Säugling kann seiner Neugier in Form von explorativem Verhalten nachgehen« (ebd., S. 37) »... Die Selbststeuerung des Säuglings in Bezug auf Nähe und Distanz zur Mutter wird von einer feinfühligen Bindungsperson akzeptiert. (...) Initiative und Steuerung für Bindungs- und Explorationsverhalten gehen jeweils vom Kind aus. Wenn die Mutter ihren Säugling übermäßig bindet, stellt sie zwar mit ihrem Kind eine nahe Bindung her, gleichzeitig gewährt sie aber keinen ausreichenden Spielraum für dessen Bedürfnisse nach Exploration und frustriert auf diese Weise ihr Kind« (ebd., S. 38). Dieser Zusammenhang ist für das klinische Verständnis gehemmter Patienten bedeutsam, denn er bietet die Möglichkeit, metapsychologisch zu verstehen, welche Bindungserfahrung das Expansionsstreben ursprünglich eingeengt hat.

»Die wechselseitige Beziehung zwischen Bindung und Explora- 9
tion ... hat Bowlby ... als einen beständigen Vorgang im Laufe des gesamten Lebens betrachtet. (...) Bindung und Exploration (stehen) wie These und Antithese zueinander in Beziehung« (ebd., S. 39). Auch nach Auffassung von Lichtenberg, Lachmann & Fosshage (2000) gehören die Bedürfnisse der widerstreitenden motivationalen Systeme in Anlehnung an einen von Hartmann (1939) geprägten Begriff zum so genannten konfliktfreien Teil des Selbst, indem deren Regulation zu den reifen Aufgaben des Selbstsystems gehört. D.h., widerstreitende Bedürfnisse

sind nicht eo ipso konflikthaft i.S. eines unbewussten und unlösbaren Konfliktes, wie dies im neurotischen Konflikt der Fall ist, sondern sind eher ambivalent mit einer entsprechend intrapsychischen Spannung und gehören somit zur gesunden Konfliktfähigkeit des Menschen.

10 Es gibt deutliche Hinweise darauf, dass die Bindungsmuster zwischen den Generationen weitergegeben werden (ebd., S. 40).

3.2 Konzept der Feinfühligkeit

11 In der Bindungstheorie wird davon ausgegangen, dass die Feinfühligkeit der Pflegeperson des Kindes dafür verantwortlich ist, welche Qualität von Bindung in der Beziehung entsteht. Das Konzept der Feinfühligkeit wurde von Mary Ainsworth entwickelt. Mit dem Begriff wird die Treffsicherheit der Empathie beschrieben, mit der die Pflegeperson der emotionalen Welt des Kindes begegnet. Mary Ainsworth entwickelte die standardisierte Untersuchungsmethode der so genannten ›Fremden Situation‹, mit der das Verhalten von Kindern in Momenten der Trennung von der Mutter erforscht wird. Ihre Arbeit mit der ›Fremden Situation‹ ergaben, dass Kinder von Müttern mit feinfühligem Pflegeverhalten besonders häufig ein sicheres Bindungsverhalten zeigen.

12 Mary Ainsworth charakterisiert das feinfühlige Pflegeverhalten der Mutter mit folgenden Eigenschaften:

1. sie »muss in der Lage sein, die kindlichen Signale mit größter Aufmerksamkeit wahrzunehmen. (…)
2. sie muss die Signale aus der Perspektive des Säuglings richtig deuten. (…)
3. sie muss angemessen auf die Signale reagieren … ohne durch Über- oder Unterstimulation die Mutter-Kind-Interaktion zu erschweren.
4. die Reaktion muss prompt … erfolgen. (…)« (Brisch, 1999, S. 41; siehe auch Köhler, 1992).

13 Feinfühligkeit ist von Verwöhnung oder gar Überbehütung dadurch zu unterscheiden, dass das Kind weder in seiner zunehmenden Selbstständigkeit noch in seiner wachsenden Kommunikationsfähigkeit eingeengt wird.

Wie Feinfühligkeit zum Entstehen von Bindung beizutragen vermag, 14
soll folgender Ausschnitt aus der Autobiographie »Mein Leben« von Marcel Reich-Ranicki (2000) illustrieren: Im November 1939 hatten deutsche Soldaten Reich-Ranicki und seinen Bruder ebenso wie etwa 40 andere Juden aus der Wohnung deportiert.

»Wir mussten nun losmarschieren, ohne zu wissen, wohin und wozu. Unsere Bewacher und Antreiber, meist meine Generationsgenossen, also 20, höchstens 25 Jahre alt, machten sich einen Spaß daraus, uns zu schikanieren und bald auch zu quälen. Sie befahlen uns zu tun, was ihnen gerade einfiel. (...) Schließlich befahlen sie uns ... im Chor zu brüllen: ›Wir sind jüdische Schweine. Wir sind dreckige Juden. Wir sind Untermenschen‹ und dergleichen. Ein etwas älterer Jude stellte sich taub. Jedenfalls hat er nicht mitgebrüllt – vielleicht weil er zu schwach war oder weil er den Mut hatte, gegen diese Demütigung zu protestieren. Der Soldat schrie ›Lauf‹, der Alte lief einige Schritte, der Soldat schoss in seine Richtung, der Jude fiel hin und blieb auf dem Straßendamm liegen. Verletzt? Getötet? Oder nur vor Schreck hingefallen? Ich weiß es nicht, niemand von uns durfte sich um ihn kümmern.

(...) Nach 20 oder 30 Minuten waren wir am Ziel angelangt, einem kurz vor dem Krieg erbauten, großzügigen Studentenheim am Narutowic-Platz. ... Unsere Aufgabe war es, das ganze Untergeschoss, in dem sich zu unserem Leidwesen auch ein Schwimmbad befand, gründlich zu reinigen. Unsere Bewacher teilten uns mit, sie würden uns allesamt, sollten wir nicht gut und schnell genug arbeiten, mit einem kräftigen Tritt in das Schwimmbad befördern. Ich hielt das für durchaus möglich.

Aus irgendeinem Grund wollte einer dieser lustigen, dieser brutalen Soldaten etwas von mir wissen. Er war, das spürte ich sofort, aus Berlin. Ein Gespräch mit ihm hätte vielleicht nützlich sein können. So wagte ich ein vorlautes Wort: Ich sei ebenfalls aus Berlin. Schüchtern fragte ich ihn, wo er denn wohne. ›Gesundbrunnen‹, antwortete er unwillig. Dort hätte ich, erlaubte ich mir zu bemerken, schöne Fußballspiele gesehen. In der Tat habe ich mich in meiner frühen Schulzeit für Fußball interessiert, nur vorübergehend, aber noch wusste ich über die wichtigeren Berliner Mannschaften gut Bescheid. Sein Verein, rühmte sich der Soldat, sei Hertha BSC. Rasch nannte ich die Namen der damals berühmten Spieler – und das hat mich gerettet.

Er war erfreut, in Warschau, in dieser ihm fremden Welt, jemanden gefunden zu haben, mit dem er sich über Hertha BSC und die Konkurrenz-

mannschaften unterhalten konnte. Derselbe junge Mann, der uns vor kaum einer halben Stunde sadistisch geschunden und uns gezwungen hatte zu brüllen, wir seien dreckige Judenschweine, er, der uns noch vor wenigen Minuten mit der Pistole in der Hand gedroht hatte, er würde uns gleich ins eiskalte Wasser des Schwimmbads jagen – dieser Kerl benahm sich jetzt ganz normal, ja nahezu freundlich. Ich brauchte überhaupt nicht mehr zu arbeiten, auch mein Bruder wurde besser behandelt, er profitierte von meinen verblüffenden Informationen. Nachdem dieser Fußball-Enthusiast aus Berlins Norden beinahe eine Stunde mit mir geplaudert hatte, durften wir, mein Bruder und ich, nach Hause gehen« (S. 184 ff.).

15 Dieser Ausschnitt mag ein Beispiel dafür sein, welche Verbindung stiftende Macht feinfühliges Eingefühlt-Sein in der Beziehung zwischen Menschen hat. Das gemeinsame Teilen von Gefühlen, also das zeitgleiche Erleben von Gefühlen, hier in Verbindung mit gemeinsamen Inhalten, lässt mit unwiderstehlicher Macht spontan Bindung zwischen Menschen entstehen.

3.3 Untersuchungsmethode und Klassifikation der kindlichen Bindungsqualität

16 Die Qualität der Bindung des Kindes an seine primären Pflegepersonen wird durch die Untersuchungsmethode der ›Fremden Situation‹ geprüft. Daran sind drei Personen beteiligt, die Mutter, ihr Kind und eine fremde Person. In einer festgelegten Abfolge von Episoden trennt sich die Mutter zweimal von ihrem Kind und kehrt nach jeweils einigen Minuten zurück; in der Zeit dieser Trennung wird das Kind von einer fremden Person besucht. Diese Untersuchungsanordnung soll es ermöglichen, das Verhalten des Kindes während der Trennung von der Mutter zu beobachten. Da die Untersuchung in einer für das Kind und die Mutter fremden Umgebung und mit einer fremden Person stattfindet, erhält die Methode die Bezeichnung ›Fremde Situation‹.

17 Verlauf der Untersuchung:

- »*Erste und zweite Episode:* Mutter und Kind betreten das fremde Spielzimmer. (...) in der Regel sitzt die Mutter auf einem Stuhl und kann das Spiel des Kindes beobachten.

- *Dritte Episode:* eine fremde Person betritt den Raum … nach zwei Minuten spricht sie die Mutter an … (später) versucht die fremde Person mit dem spielenden Kind in Kontakt zu kommen.
- *Vierte Episode:* auf ein Klopfzeichen verlässt die Mutter den Raum und verabschiedet sich mit wenigen Worten von ihrem Kind. Diese erste Trennung dient dazu, das Bindungssystem des Kindes zu aktivieren. In der Regel beobachtet man, wie das Kind der Mutter nachschaut, nach der Mutter ruft oder auch schon zu weinen anfängt … die fremde Person versucht, das Kind zu trösten oder auch durch das Spiel abzulenken.
- *Fünfte Episode:* nach einer dreiminütigen Trennungszeit kehrt die Mutter wieder zurück, spricht das Kind mit seinem Namen an, nimmt es für kurze Zeit auf den Arm und versucht, es bei Bedarf zu trösten. … während der Begrüßung hat die fremde Person den Raum verlassen (S. 46).
- *Sechste Episode:* nach drei Minuten erfolgt … eine zweite Trennung. … das Kind ist jetzt ganz allein. In der Regel sieht man nun eine stärkere Trennungsreaktion des Kindes mit deutlichem Bindungsverhalten, indem das Kind der Mutter nachfolgt, sie beim Namen ruft und mit deutlichen Zeichen von emotionalem Stress zu weinen beginnt.
- *Siebte Episode:* statt der erwarteten Mutter kommt nach einer dreiminütigen Trennung – eventuell auch schon früher, wenn das Kind sehr aufgeregt ist – zunächst die fremde Person in den Raum und versucht erneut, das Kind zu trösten oder abzulenken.
- *Achte Episode:* die Mutter kehrt … zurück. Sie beruhigt das Kind, indem sie es für kurze Zeit auf den Arm nimmt« (Brisch, 1999, S. 46).

Die Beobachtung der Kinder in der ›Fremden Situation‹ erlauben es, **18**
ihre Reaktions- und Verhaltensweisen zuverlässig vier verschiedenen Klassifikationen der Bindungsqualität zuzuordnen:

Sicher gebundene Kinder (sog. B-Typus): »Diese Kinder zeigen ein **19**
deutliches Bindungsverhalten nach der ersten wie auch nach der zweiten Trennung von der Mutter. Sie rufen nach ihr, folgen ihr nach, suchen sie – auch längere Zeit –, weinen schließlich und sind deutlich gestresst. Auf die Wiederkehr der Mutter reagieren sie mit Freude, strecken die

Arme aus, wollen getröstet werden, suchen Körperkontakt, können sich aber nach kurzer Zeit wieder beruhigen und dem Spiel erneut zuwenden.«

20 *Unsicher-vermeidend gebundene Kinder (sog. A-Typus):* »Diese Kinder reagieren auf die Trennung nur mit wenig Protest und zeigen auch kein deutliches Bindungsverhalten. Sie bleiben in der Regel an ihrem Platz, spielen weiter, wenn auch mit weniger Neugier oder Ausdauer. Manchmal kann man erkennen, dass sie der Mutter mit den Augen nachfolgen, wenn diese den Raum verlässt, also das Verschwinden der Mutter tatsächlich auch registrieren. Auf die Rückkehr der Mutter reagieren sie eher mit Ablehnung und wollen nicht auf den Arm genommen und getröstet werden. In der Regel kommt es auch zu keinem intensiven Körperkontakt.«

21 *Unsicher-ambivalent gebundene Kinder (sog. C-Typus):* »Diese Kinder zeigen nach den Trennungen den größten Stress und weinen heftig. Nach der Rückkehr der Mutter können sie von dieser kaum beruhigt werden. In der Regel braucht es längere Zeit, bis diese Kinder wieder einen emotional stabilen Zustand erreicht haben. Manchmal können sie auch nach mehreren Minuten nicht wieder zum Spiel zurückfinden. Wenn sie von ihren Müttern auf den Arm genommen werden, drücken sie einerseits den Wunsch nach Körperkontakt und Nähe aus, während sie sich andererseits gleichzeitig aggressiv gegenüber der Mutter verhalten (Strampeln mit den Beinen, Schlagen, Stoßen oder Sichabwenden).«

22 *Kinder mit desorganisiertem Verhaltensmuster (sog. D-Typus):* »Mehrere Kinder konnten keiner der oben genannten Kategorien zugeordnet werden. Bei diesen Kindern konnten später typische Besonderheiten des Verhaltens identifiziert werden, die als »unsicher-desorganisiert/desorientiert« beschrieben wurden. … Selbst sicher gebundene Kinder können in kurzen Frequenzen desorganisierte Verhaltensweisen zeigen. Diese sind dadurch charakterisiert, dass die Kinder etwa zur Mutter hinlaufen, auf der Hälfte des Weges stehen bleiben, sich umdrehen, von der Mutter weglaufen und den Abstand zu ihr vergrößern. Ihre Bewegungen können mitten im Bewegungsablauf erstarren und scheinbar einfrieren. Außerdem beobachtet man stereotype Verhaltens- und Bewegungsmuster. (…) Das Desorganisationsmuster wurde überzufällig häufig bei Kindern aus klinischen Risikogruppen wie auch bei Kindern

von Eltern gefunden, die ihrerseits traumatische Erfahrungen wie Verlust- und Trennungserlebnisse, Misshandlung und Missbrauch mit in die Beziehung zum Kind einbrachten« (ebd., S. 46 ff.).

Bereits im Alter von einem Lebensjahr lassen sich die beschriebenen 23
Bindungsmuster am Säugling erkennen. Die Bindungstheorie zeigt, dass etwa 50 bis 60 Prozent aller Kinder sicher gebunden sind. Bei ca. 30–40 Prozent findet sich ein unsicher-vermeidendes Bindungsverhalten. Unsicher-ambivalentes Bindungsverhalten tritt bei etwa 10–20 Prozent der Kinder auf.

3.4 Zur praktischen und klinischen Bedeutung der Bindungstheorie

»Kinder brauchen keine Sicherheit« (Patricia Crittenden, persönliche 24
Mitteilung[6]). Vielmehr zwinge Gefahr das Selbst, Strukturen zu entwickeln. Dies stimmt mit der Auffassung von Lotte Köhler (1997, S. 95) überein, wonach eine *mittlere* Bandbreite der Feinabstimmung eine sichere Bindung bewirkt. Eine nicht hundertprozentige Einstimmung der Mutter in jedem Moment der Begegnung fördert Coping-Mechanismen des Kindes und erschafft so die Möglichkeit der Erfahrung, dass der Bruch einer Beziehung wieder repariert werden kann. Dies beides ermöglicht die Entwicklung eines sicheren Bindungsverhaltens. Allerdings muss das Kind aus der Erfahrung mit der Mutter die Gewissheit haben, dass sie auf Unterbrechungen in der Beziehung mit dem Kind mit einem Verhalten reagiert, das auf eine Wiederherstellung der unterbrochenen Beziehung abzielt. Ich werde weiter unten aufzeigen, dass Vertreter der Selbstpsychologie ein ähnliches Konzept bei der Gestaltung des therapeutischen Prozesses verwenden. Für die Sicherheit der Bindung ist somit neben der Feinfühligkeit insbesondere auch die Beständigkeit des Verhaltens der Mutter von Bedeutung.

Im Bindungsverhalten zeigt sich das Bindungsbedürfnis des Kindes 25
gegenüber der Mutter. Es tritt in seinen unterschiedlichen Formen auf, wenn Gefahr für das Sicherheitsgefühl droht. Das heißt, das Kind sucht

---

[6] 22. 9. 2000: Seminartag *Das dynamisch-reifungsorientierte Bindungsmodell* am Universitätsklinikum Hamburg-Eppendorf.

im Bindungsverhalten Schutz vor drohender Gefahr, wie sie beispielsweise in der ›Fremden Situation‹ auftritt. Die angemessene Reaktion der Mutter ist Schutz des Kindes vor der Gefahr. Damit wird deutlich, dass das im Bindungsverhalten ausgedrückte Bindungsbedürfnis nicht identisch ist mit einem generellen »*Abhängigkeitsbedürfnis*« und auch nicht identisch ist mit Beziehung.

26 Dem Bindungsverhalten des Kindes steht das Pflegeverhalten des Erwachsenen gegenüber. Es ist ebenso biologisch präformiert, wie das Verlangen, sich an eine Pflegeperson zu binden, phylogenetisch angelegt ist. Die Ausgestaltung des individuellen Bindungsverhaltens findet bereits in den ersten sechs Lebensmonaten statt und ist maßgeblich davon abhängig, wie sich die Bindungspersonen auf das Kind einstellen. Mit Vater und Mutter entwickeln sich je eigene Bindungsverhalten aus.

27 Die Bindungsbeziehung hat Ähnlichkeiten mit der Selbstobjekt-Beziehung, wie sie von der psychoanalytischen Selbstpsychologie beschrieben wird (Kap. 12). Aus Sicht der Selbstpsychologie wendet sich das erregte, verängstigte Kind an die Mutter mit dem Ziel, Beruhigung zu erhalten. Dabei wirken die Erregung und Beunruhigung wie eine innere Gefahr. Indem das Kind die beruhigende Wirkung der Mutter als Selbstobjekt-Erfahrung erlebt, kann es diese per Repräsentanzbildung verinnerlichen. Dabei wird die gesamte beruhigende Interaktion repräsentiert, gemeinsam mit dem Schutzbedürfnis des Selbst und der beruhigenden Objektantwort. Jedoch gerät das Kind immer dann in eine problematische Situation, wenn vom Objekt entweder keine angemessen schützende Reaktion erfolgt oder das Objekt selbst zur drohenden Gefahr für das Kind wird. In einem solchen Fall entwickelt das Kind eine »*Umkehrstrategie*« (Crittenden, 2000).

28 Umkehrstrategie bedeutet, dass ein Kind, das die Bindungsperson *nicht* als sichere Basis für Schutz erlebt, eine Strategie entwickelt, wodurch das Elternteil in ein Gefühl der Sicherheit gerät, das es in die Lage versetzt, dem Kind seinerseits schützend oder hilfreich zur Verfügung zu stehen (siehe Fallbeispiel bei 11/22, Diskussion bei 11/27). Dieses Verhalten des Kindes ist dem Modus der Parentifizierung ähnlich, in dem das Kind den Eltern Elternfunktionen zur Verfügung stellt. Es hat aber den unbewussten Sinn der Beruhigung der Eltern mit dem Ziel, dass die Eltern dem Kind beruhigend zur Verfügung stehen können. Anders ausgedrückt: Bindungsverhalten wird hier zu einer Strategie zur Identifizierung von Gefahr in den Eltern und zum Schutz des Selbst davor. Erfährt das Kind die Bindungsperson mit überregelmäßiger Häufigkeit als nicht schützend oder sogar selbst als Gefahr, so wird diese Erfahrung repräsentiert. Die Repräsentation dieser Erfahrung führt dazu, dass diese Bindungskonstellation künftig in allen bedeutsamen Beziehungen erwartet wird. Die auf diese Weise entstehenden Bindungsrepräsentanzen sowie das zugehörige Bindungsverhalten der Kinder ist mit dem Abschluss des ersten Lebensjahres bereits relativ fest etabliert.

In der klinischen Situation begegnen wir der Umkehrstrategie häu- **29**
fig bei Patienten mit depressiven oder ängstlichen Müttern. Diese Kinder müssen mit ihren Müttern häufig die Erfahrung machen, dass deren innere Aufmerksamkeit durch ihre psychische Beeinträchtigung ausschließlich auf sich selbst gerichtet ist und sie daher dem Kind nicht zur Verfügung stehen können. Ähnliche Situationen ergeben sich für Kinder mit Müttern in schwer gestörten Partnerschaften oder in Trauersituationen nach dem Tod naher Angehöriger, besonders eigener Kinder. Ebenso wirken auch Traumatisierungen der Eltern, welche immer wieder die Aufmerksamkeit binden und deren Feinfühligkeit gegenüber den Kindern beeinträchtigen (siehe Fallskizze 5/28).

Der englische Psychoanalytiker H. Guntrip (1975, dt. 1997) schildert **30**
sein lebenslanges Ringen um die Bewältigung einer spezifischen Dimension der Erfahrung mit seiner Mutter, nämlich deren ausgeprägtem Mangel an Einfühlungsfähigkeit. So berichtet er über den Tod seines Bruders, dass seine Mutter ihm später davon erzählt habe: Er sei »im Alter von dreieinhalb Jahren ins Zimmer gekommen [...] und [habe] Percy nackt und tot auf ihrem Schoß liegen gesehen [...]. Ich sei zu ihr gerannt, habe ihn gepackt und gesagt: ›Lass ihn nicht gehen. Du bekommst ihn nie zurück!‹ Sie habe mich aus dem Zimmer geschickt und ich sei in beängstigender Weise krank geworden und schien zu sterben. Ihr Arzt habe gesagt: ›Er stirbt aus Trauer um seinen Bruder. Wenn Ihre Mütterlichkeit ihn nicht retten kann, ich kann es nicht.‹ Deshalb habe sie mich zu einer Tante mütterlicherseits gebracht, die eine Familie hatte, und dort habe ich mich erholt. Sowohl Fairbairn als auch Winnicott meinten, dass ich gestorben wäre, wenn sie mich nicht von sich weggeschickt hätte« (S. 685 ff.). Und weiter: »Ich kann hier kaum dar-

stellen, welch gewaltigen Eindruck es auf mich machte, wie Winnicott auf die Leere[7] der ›Objektbeziehungssituation‹ zusteuerte, die ich in meiner frühen Kindheit mit meiner versagenden Mutter erlebt hatte.… Endlich hatte ich hier eine Mutter, die ihr Kind zu schätzen vermag, und so konnte ich mit dem umgehen, was kam« (S. 692 ff.). Rückblickend urteilt er: »Jetzt war Winnicott in eine lebendige Beziehung mit genau dem früheren verlorenen Teil meines Selbst getreten, der krank geworden war, weil meine Mutter versagt hatte. Er hatte ihren Platz eingenommen und machte es möglich und sicher, sie in einem nochmaligen Durchleben ihrer lähmenden schizoiden Ferne zu erinnern« (S. 696).

31 Die Bindungsforschung konnte zeigen, dass die Qualität der Bindung nicht vom Kind, sondern von der Persönlichkeit bzw. den Bindungsrepräsentanzen der Pflegepersonen im ersten Lebensjahr des Kindes bestimmt wird. Die Mutter-Großeltern-Beziehung wiederholt sich in der Mutter-Kind-Beziehung mit einer Wahrscheinlichkeit von 75 Prozent. Die Vater-Großeltern-Beziehung wiederholt sich in der Beziehung des Kindes zum Vater mit etwa 65 Prozent (Köhler, 1997). Bindungsstile werden also mit einer hohen Wahrscheinlichkeit von der Eltern- auf die Kindebene weitergegeben. Dies bedeutet allerdings auch, dass das Kind, wenn es in einer krisenhaften Situation in eine therapeutische Beziehung eintritt, sein Bindungsverhalten gegenüber dem Therapeuten aktualisiert. Dies kann von großer Wichtigkeit für das Verständnis der Übertragung sein.

32 Dem Bindungsverhalten steht das Pflegeverhalten gegenüber. Die Bindungstheorie beschreibt für beide Arten des Verhaltens vier verschiedene Typen. Das Bindungsverhalten wird nicht eins zu eins weitergegeben, sondern das Kind entwickelt ein dem Pflegeverhalten der Mutter kongruentes Bindungsverhalten. In diesem Konzept der Bindungstheorie wird ein ähnliches Phänomen beschrieben, wie es auch die Säuglingsforschung mit dem Konzept des wechselseitigen Einflusses in der Mutter-Kind-Beziehung beschreibt.

33 Crittenden (2000) stellt Ergebnisse neuropsychologischer Forschung vor, wonach Gefahr nicht aufgrund bestimmter kognitiver Inhalte wahr-

---

[7] »Ein Selbst, dessen Wesen nicht anerkannt worden ist, ist ein leeres Selbst. Die Leere spiegelt die Aktivierung sekundärer Repräsentationen, denen die entsprechende Verbindung zur affektiven Aktivierung innerhalb des Selbst abgehen« (Fonagy & Target, 2002, S. 857 f.).

genommen wird sondern auf Grund diskreter Zeit- oder Intensitätsmuster. Die nichtsymbolisierende Wahrnehmung des Menschen, also die unmittelbare Sinneswahrnehmung, reagiert auf die zeitliche Organisation oder die Heftigkeit der Reize, die zur Gefahr gehören. Die neuronale Verarbeitung erfolgt transmodal, und die Sinneswahrnehmungen sind für die Verarbeitung wichtiger als der Inhalt des Wahrgenommenen (z. B. Dunkelangst der Kinder). Konkret bedeutet dies, dass das Kind auf mimische und gestische Seheindrücke, auf Hell-Dunkel-Eindrücke, auf Lautstärke, Rhythmus und Melodie reagiert und mit Hilfe der transmodalen Verarbeitung von Wahrnehmung unterscheidet, ob die Reaktionen der Bindungsperson einen Schutz oder eine Gefahr darstellen. Diese Formen der präsymbolischen Erfahrung gehen in die interaktionellen Beziehungsrepräsentanzen ein und können das Verhalten lebenslang prägen. Auch diese Zusammenhänge sind für das Verständnis von Übertragung wichtig. In Kapitel 6 wird dargestellt, dass das Kleinkind im ersten Lebensjahr ›implizites Bindungswissen‹ erwirbt; die hier dargestellten Zusammenhänge für die Wahrnehmung von Gefahr und ihre Repräsentation werden im implizit-prozeduralen Gedächtnis abgespeichert.

Das Bindungsmuster von Erwachsenen wird im Erwachsenen-Bin- 34
dungs-Interview festgestellt. Den vier Kategorien des kindlichen Bindungsverhaltens stehen vier Bindungsmuster bei Erwachsenen gegenüber: *autonom, bindungsabweisend, in Bindung verstrickt, unbewältigtes Trauma oder unbewältigte Trauerarbeit.*

Mütter von sicher gebundenen Kindern, autonom gebundene Müt- 35
ter, können mit großer Selbstverständlichkeit eine ganze Spanne von Gefühlen und Motivationen ihrer Kinder wahrnehmen und akzeptieren. Hinsichtlich ihrer eigenen Elternbeziehung sind sie in der Lage, positive wie negative Affekte zuzulassen, sie können sich umfassend erinnern und die eigene Kindheitsgeschichte lebendig und kohärent berichten. Mütter sicher gebundener Kinder hatten entweder ihrerseits eine sicher gebundene Kindheit oder sie waren in der Lage, ihre Bindungsrepräsentanz während des Lebens zu ändern: Ehe- oder Beziehungspartner sowie Therapeuten können zu einer Änderung des Bindungsmusters beitragen.

Mütter mit einem bindungsabweisenden Bindungsmuster neigen 36
dazu, die Eltern der eigenen Kindheit und deren Erziehungsmethoden zu idealisieren, ohne dies im Bericht durch erinnerte Episoden belegen

zu können. Der Bericht darüber enthält eher eine abstrakte Idealisierung ohne konkrete Erinnerungen. Daneben stehen häufig wie unverbunden negative Erfahrungen, deren affektive Bedeutung verleugnet wird. Die fehlende Hilfe von Eltern wird nicht vermisst, macht aber auch nicht verletzt oder wütend. Vielmehr verlassen sich diese Menschen in besonderer Weise auf ihre persönliche Stärke. Eltern dieses Typus bringen überdurchschnittlich häufig Kinder mit dem unsicher-vermeidenden Bindungsmuster hervor. Auf überschäumend-affektive Ausdrucksweisen des Kindes können sich Mütter dieses Typus eher gut einstellen. Sie greifen allerdings gern manipulierend in die Handlungen des Kindes ein, selbst wenn dieses ruhig spielt. Sie wertschätzen die Selbstständigkeit des Kindes besonders und unterstützen seine Leistungsfähigkeit. Für Anlehnungsbedürfnisse, Hilfsbedürftigkeit oder Unruhe sind diese Mütter wenig verfügbar. Ihre Abweisung kann sich bis zur sadistischen Qualität steigern.

37 Kinder von bindungsabweisenden Müttern haben eine durchgängige Zurückweisung ihrer passiven Bedürfnisse erfahren. Infolge der ausbleibenden Erfüllung dieser Bedürfnisse steigert sich im Kind die Aktivierung des Bindungssystems. Enttäuschung und Wut sind die Folge, aber auch die Erfahrung, dass die Wut nichts bewirkt. Diese Kinder wählen den Ausweg einer Abwendung der Aufmerksamkeit von der Bindungsperson und sie vermeiden alles, wodurch das Bindungssystem aktiviert werden könnte. In der Zeit nach dem Erwerb der Symbolisierungsfähigkeit erfahren diese Kinder häufig eine Uminterpretation ihrer Bedürfnis- und Gefühlswelt durch die Eltern, womit diese die von ihnen ausgehende Zurückweisung begründen. Dies legt den Grundstock zur Ausbildung der Abwehr durch Affektisolation und Rationalisierung, indem sich die Kinder mit der Argumentation der Eltern identifizieren[8]. In der Folge verfügt das Kind über zwei nicht kompatible Bindungsrepräsentanzen, einer präverbalen, zu der noch das ursprüngliche Bedürfnis nach Schutz gehört, und dem verbal von den Eltern vermittelten, bewussten Bindungsverhalten.

38 Beziehungsüberbewertende Mütter sind in ihre problematische Kindheitsgeschichte verstrickt. Idealisierung, Wut und Abhängigkeit be-

---

[8] Crittenden weist darauf hin, dass bei Personen mit diesem Bindungsmuster insgesamt intellektualisierende und affektiv flache Verhaltensweisen auffallen.

stehen weiterhin gegenüber ihren eigenen Eltern. Sie hatten meist ängstliche, schwache und inkompetente Mütter, die keinen Schutz bieten konnten. Vielmehr brauchten die Mütter der Mütter ihrerseits Schutz und die Bemutterung des Kindes zur Aufrechterhaltung des eigenen narzisstischen Gleichgewichts. Das Verhalten dieser Mütter ist mehr am eigenen Gefühlszustand orientiert als an dem des Kindes. Ihre einfühlsamsten Momente haben diese Mütter, wenn das Kind von Angst erfüllt ist. Das führt aber auch dazu, dass die Kinder dieser Mütter solche Gefühlszustände bevorzugen, da sie sich darin mit den Müttern besonders verbunden fühlen können. Kinder solcher Mütter werden oft zur Rollenumkehr gezwungen und parentifiziert. Sie werden in ihrem Erkundungsverhalten und in der Eigeninitiative entmutigt. Bravheit, Anpassung und Einstellung auf die Eltern wird belohnt, während das umgekehrte Verhalten mit Schuldgefühlen assoziiert ist. Diese Kinder sind zu einem großen Prozentsatz unsicher-ambivalent gebunden.

Diese Erfahrungen haben Einfluss auf die Repräsentanzen des un- 39
sicher-ambivalent gebundenen Kindes. Das widersprüchliche Verhalten und die wechselhaften Signale der Mutter lassen eine große Vielzahl von Ereignisrepräsentanzen für Gefahrensituationen (innere wie äußere Gefahr) entstehen.

Diese Vielzahl von Repräsentanzen kann nicht auf einer abstrakteren Ebene und hierarchisch strukturiert und organisiert werden. Die Folge davon ist eine wechselhafte Gestalt von Verhaltensmustern des Kindes, weil keine gut organisierten Arbeitsmodelle von zwischenmenschlichen Beziehungen entstehen konnten[9]. Im therapeutischen Prozess kann dies dazu führen, dass das Durcharbeiten der Reaktionsmuster von Patienten mit diesem Bindungsmuster besonders langwierig wird, weil die verschiedenen Repräsentanzen (Arbeitsmodelle für ähnliche Konfliktsituationen) unverbunden und unorganisiert nebeneinander im Selbst existieren und daher alle einzeln durchgearbeitet werden müssen (Köhler, 1997).

Ungelöste Trauer oder ein ungelöstes Trauma findet sich häufig bei 40
Eltern von Kindern mit desorganisiert/desorientiertem Bindungsver-

---

9 Crittenden zeigt, dass das Verhalten von Personen dieses Bindungsmusters eher affektgesteuert ist und dadurch seine rasch wechselnde und vielgestaltige Phänomenologie erhält.

halten. Häufig zeigen sich Hinweise auf diese Lebenserfahrungen der Eltern nur in »minimalen Einsprengseln« (Köhler, 1997) im Erwachsenen-Bindungs-Interview. Einige Bindungsforscher weisen darauf hin, dass weniger der Verlust bedeutsamer Bindungspersonen die eigene Bindungsfähigkeit beeinträchtigt als vielmehr fehlende oder misslungene Trauerarbeit.

41 Köhler (1997) beschäftigt sich eingehend mit der Frage, warum ungelöste Trauer oder ein ungelöstes Trauma zu desorganisiertem Verhalten beim Kind führt. Sie weist darauf hin, dass Bindung ein unverzichtbares Bedürfnis ist, dass das Kind also auf jeden Fall eine Bindung eingehen muss, auch an ein höchst pathologisches Objekt. Das Kind gerät jedoch in eine paradoxe Lage, wenn diejenige Person, an die es sich mit seinem Schutzbedürfnis wendet, sich selbst zur drohenden Gefahr verwandelt: »Angenommen, die Mutter ist traumatisiert. Angenommen, sie ist eine Holocaust-Überlebende. Sie ist in einer freundlichen Interaktion mit dem Kind. Irgendeine Assoziation lässt plötzlich eine Erinnerung aus dem KZ bei ihr auftauchen, auf ihrem Gesicht erscheint ein Schrecken. Dieser Schrecken ist für das Kind ein Gefahrensignal, das sein Bindungsverhalten aktiviert. Aber die Mutter, die ein Hort der Sicherheit sein sollte, ist mit ihren Gedanken ganz woanders. Möglicherweise ist sie gar im Trance …« (ebd., S. 104 f.). Diese Situation stellt das Kind vor eine unlösbare Schwierigkeit. Die Gefahr, welche sie *in* der Mutter ausmacht, ist in keiner Weise inhaltlich erkennbar. Das Kind kann daher keine Strategie entwickeln, mit der es sich auf die bedrohliche Situation einstellen kann.

Fonagy und Target (2002) beschreiben, dass ein Kind, welches mit einer derart traumatisierten Mutter groß wird, sich mit dem Affektzustand der Mutter gleichsam identifiziert und als »sekundäre Repräsentation« in sich aufnimmt; das Selbst des Kindes wird auf diese Weise sozusagen ›kolonisiert‹ (4/32).

42 »Bei D-Verhalten liegt ein Zusammenbruch der Verhaltensorganisation vor, während A-, B- und C-Kinder Strategien [siehe 3/19 f.; Anm. M. K.] für ihren Verkehr mit den Eltern haben. D-Verhalten ist zu erwarten, wenn das Kind nicht etwa durch die Umgebung, sondern durch seine Bindungsperson selbst in Angst versetzt wird. … Das Verhalten des Kindes scheint Folge von elterlicher Traumatisierung in der zweiten Generation zu sein und nicht die direkte Folge von selbst erlebter Miss-

handlung oder sexuellem Missbrauch«[10] (Köhler, 1997, S. 104 f.). Auf diese Weise können Kinder und vor allem später Patienten, die in unsere Praxen kommen – so Köhler weiter –, »Träger eines Grauens sein, das nicht sie selbst, sondern ihre Eltern erlebt haben«. Solche Patienten können während der Therapiestunden in abruptes Schweigen verfallen oder in dissoziierte Zustände oder auch Trance geraten.

Weiterführende Literatur:

Brisch, K. H. (1999). Bindungsstörungen. Von der Bindungstheorie zur Therapie. Stuttgart: Klett-Cotta.

Fonagy, P. (2003). Bindungstheorie und Psychoanalyse. Stuttgart: Klett-Cotta.

Köhler, L. (1992). Formen und Folgen früher Bindungserfahrung. Forum der Psychoanalyse, 8, 263–280.

[10] Traumatisierende oder missbräuchliche Gefahren, die von den Eltern selbst als handelnden Personen ausgehen, können im Modus des unsicher-vermeidenden oder unsicher-ambivalenten Bindungsverhaltens eine Bewältigung finden.

4. Kapitel

Entwicklung des Affekterlebens

1 Das Affekterleben des Erwachsenen ist das Ergebnis einer langjährigen Entwicklung, deren Wurzeln im ersten Lebensjahr zu erkennen sind. Dieser Reifungsprozess stellt eine der drei zentralen Entwicklungsaufgaben des Kindes (2/24) dar. Dabei sind die ersten Lebensjahre so besonders prägend für das ganze spätere Leben, weil in dieser Zeit eine Dimension von Unbewusstheit entsteht, das ›implizite Beziehungswissen‹ (Lyons-Ruth, 1998; siehe Kap. 6) aus der dyadischen Erfahrung mit der Mutter, welches eine entscheidende Grundlage bildet für den emotional-affektiven Austausch. Bindungstheorie, Neuropsychologie und Säuglingsforschung liefern beeindruckende Belege für diesen Zusammenhang. Darum sollen hier einige ihrer Befunde und Erkenntnisse skizziert werden, soweit deren Kenntnis für das Verständnis von Psychodynamik und für die Anwendung neuer behandlungstechnischer Methoden in der Psychotherapie und Psychoanalyse wichtig ist.

4.1 Einige Ergebnisse der Kleinkindforschung

2 »Der Säugling für sich allein ist nicht lebensfähig. Daher ist … es tunlich, sich Mutter und Kind als ein in Wachstum begriffenes System vorzustellen« (Köhler, 1990). Die ersten Lebenswochen dienen dazu, dass Mutter und Kind sich aneinander anpassen. Das Kind befindet sich vom ersten Lebenstag an in fünf spezifischen Erregungszuständen: Non-REM-Schlaf, REM-Schlaf, wache Inaktivität, wache Aktivität und Disstress-Schreien. Solche Erregungszustände sind nicht zu verwechseln mit spezifischen affektiven oder emotionalen Verfassungen. Vielmehr handelt es sich um *unspezifische* Zustände von Wachheit und damit verbunden um Zustände von mentaler Aktivität, womit ständig wechselnde Inhalte der inneren Auseinandersetzung des Kindes gemeint sind. Vor allem die Zustände der wachen Inaktivität und der wachen Aktivität

sind für die geistig-seelische Reifung des Kindes bedeutsam: In den Phasen der wachen Inaktivität verarbeitet das Kind die Inhalte und Erfahrungen, die es im Zustand der wachen Aktivität gemacht hat. Der Mutter[11] fällt vom ersten Tag an die Aufgabe zu, dem Kind bei der Regulation des Erregungsniveaus behilflich zu sein.

Mutter und Kind stellen ein ›System wechselseitigen Austausches‹ 3
(Beebe und Lachmann, 1988, 2003) dar, worin die Mutter dem Kind dabei behilflich ist, die Homöostase der spezifischen Zustände aufrechtzuerhalten. »Ist das Mutter-Kind-System angepasst, dann treffen sich Mutter und Kind in ihren Intentionen. Dieses Treffen, Ineinandergreifen, im Englischen auch ›fit‹ oder ›match‹ genannt, ist für eine ausgewogene Entwicklung von größter Bedeutung« (Köhler, 1990). Der ›fit‹ stellt sich in der gelingenden Mutter-Kind-Beziehung relativ rasch im Laufe des ersten Lebensmonats ein und bildet die Grundlage für den Austausch in dieser Dyade. Vom Gelingen oder Misslingen des ›fit‹ bzw. ›match‹ ist für die Ausbildung von Erwartungen abhängig, die das Kind gegenüber der Mutter entwickelt. Die Erwartungen des Kindes gegenüber der Mutter können positiver oder negativer Art sein, je nachdem, wie die *generelle* Erfahrung des ›fit‹ ausfällt. Generell bedeutet hier, wie die durchschnittliche Erfahrung überwiegend ausfällt. Gelingt den beiden generell ein befriedigender ›fit‹, so bildet dies die Grundlage für die Fähigkeit des Kindes zu vertrauen.

»To be matched« heißt, die Erfahrung zu machen, dass eine andere 4
Person sich den Bedürfnissen, dem Erleben, dem Rhythmus und dem Ausdruck anpasst. »To be mismatched« ist das Ergebnis einer diesbezüglichen Fehlübereinstimmung. ›Match‹ und ›mismatch‹ sind das Ergebnis gegenseitiger Regulationsprozesse der Mutter-Kind-Dyade und stellen gleichsam die Matrix für die Entwicklung der Selbstregulation des Kindes dar. Sie bilden insbesondere aber auch die Erfahrungsgrundlage für die gegenseitige Regulationsstruktur in späteren Beziehungen. Diese Regulationsstruktur wird intrapsychisch repräsentiert und stellt die Basis dar für spätere Erwartungen in Beziehungen: Die Repräsentation von ›mismatch‹ lässt die Erwartung von Fehlregulation in Beziehung entstehen.

---

[11] Der Begriff ›Mutter‹ wird hier prototypisch gemeint und ist gleichbedeutend mit ›prägender Pflegeperson‹, die ebenso der Vater oder eine andere Person sein kann.

5 Mutter und Kind beeinflussen einander fortwährend, d.h., sie stellen ein regulatives System dar. Vom Gelingen dieses wechselseitigen Austausches, vom ›fit‹ oder ›match‹ der beiden und von der regulativen Kompetenz der Mutter ist es abhängig, ob das Kind die spezielle Fähigkeit entwickeln kann, seine Erregungszustände (REM- und Non-REM-Schlaf, wache Inaktivität, wache Aktivität, Disstress-Schreien) eigenständig zu regulieren. Im günstigen Fall entwickelt das Kind diese so wichtige Fähigkeit der Selbstregulation im kontinuierlichen Wechselspiel des kommunikativen Austausches mit der Mutter. D.h., das Kind erwirbt die Fähigkeit, Übererregung (im Zustand des Disstress-Schreiens) herabzuregulieren auf das Ausmaß eines erträglichen (d.h. mittleren) Erregungszustandes, und es entdeckt im Kontakt mit der Mutter, dass es Erregungen geringen Ausmaßes gibt. Diese Zusammenhänge haben Bedeutung für die Entwicklung der Fähigkeit, die Intensität von Affekten zu regulieren; sie bilden die Grundlage für deren Entwicklung.

6 Jaffe, Beebe u.a. (2001) konnten nachweisen, dass nur solche Mutter-Kind-Paare, denen die Regulation ihrer Kommunikation im Erregungszustand *mittleren* Ausmaßes gelingt, eine *sichere* Bindung miteinander entwickeln. Sie fanden mit Hilfe der Untersuchung von Episoden im Bereich von Bruchteilen von Sekunden heraus, dass Paare, welchen die Regulation der Erregungszustände (von Affekten und Emotionen) im mittleren Ausmaß gelang, gleichzeitig in der Lage waren, im Rahmen von »Schaltpausen« (»switching pause«) einander die Rückbesinnung auf sich selbst zu gestatten. Im Gegensatz dazu entwickelten Mutter-Kind-Paare, denen weder die Regulation im mittleren Erregungsmaß, noch der Schaltpausen gelang, pathologische Bindungsformen (ambivalent, unsicher-vermeidend oder desorganisiert)[12].

7 Die Untersuchungen von Jaffe, Beebe et al. (2001) werden angeführt, um zu zeigen, dass und wie sich im System Mutter-Kind die Beteiligten nicht nur feinfühlig und gegenseitig beeinflussen, sondern wie auch die *Modalitäten* der Beeinflussung, hier die Regulation der Erregung und die Regulation der zeitlichen Rhythmen der Kommunikation, Einfluss nehmen auf das kindliche Erleben von *Sicherheit der Bindung* innerhalb der Beziehung zur Mutter. Indem dabei mikroepisodische Qualitäten

[12] An der Untersuchung nahmen 88 Mutter-Kind-Paare teil. Sie wurden über 12 Monate sowohl zu Hause als auch im Labor beobachtet. Alle Kontakte wurden mit Audio- oder Video-Bändern dokumentiert.

(Bruchteile von Sekunden währende Schaltpausen) nachweislich wirksam sind, gelingt zugleich auch der Nachweis der Wirkung einer total unbewussten Dimension in der Beziehung. Diese Untersuchung ist ein schönes Beispiel dafür, wie diese beiden Forschungsrichtungen (Bindungstheorie und Säuglingsforschung) kooperieren, einander ergänzen und schrittweise die Geheimnisse der menschlichen Entwicklung erhellen.

Das Neugeborene sucht vom ersten Lebenstag an aktiv Stimulation. 8
D.h., der Säugling verfügt von Geburt an über ein aktives Erkundungsverhalten: Es »besteht offenbar ein Bedürfnis, Hypothesen und Erwartungen auszubilden und diese zu testen; z.B. nach folgendem Ordnungsprinzip: ist mir das, was mir jetzt begegnet, schon einmal begegnet oder nicht« (Köhler, 1990). Dabei können bereits drei Monate alte Kinder transmodal wahrnehmen, d.h. die unterschiedlichen Wahrnehmungsmodi wie Riechen, Sehen, Hören und Tasten miteinander koordinieren und zwischen ihnen hin- und herschalten. Auf diese Weise konstruieren sich Kinder ihr inneres Bild von der Umwelt. Diese Konstruktion des inneren Bildes wird auf ganz unterschiedliche Weise angeregt:

Spielraum: Der Spielraum ist ein »privater Raum in der Zeit« (San- 9
der, 1983), in dem das Kind eine Wahlmöglichkeit hat und nicht von innen oder außen determiniert ist. In der Regel ist das Kind in dieser Situation im Zustand der wachen Aktivität; es kann jetzt die Erfahrung von Kontingenz machen, d.h., es kann die Möglichkeit von Zusammenhängen entdecken. Diese Erfahrung entspricht der von Winnicott beschriebenen Erfahrung im Übergangsbereich. Sie ist nach Winnicott so wichtig, um die »capacity to be alone« zu entwickeln. Sie steht im Zusammenhang mit dem Explorationsstreben des Kindes und ist als Vorläufer der Fähigkeit zur Selbstbehauptung zu verstehen. Der Spielraum eröffnet dem Kind die Möglichkeit, seinen unbewussten motivationalen Antrieben (siehe Kap. 7) zu folgen.

Affekte: Affekte sind gekennzeichnet durch die Koppelung eines be- 10
stimmten Gefühls mit bestimmten körperlichen Reaktionsmustern, vor allem solchen des autonomen Nervensystems wie Pulsrate, Atemgeschwindigkeit, elektrischer Hautwiderstand u.Ä. Zu den angeborenen Affekten gehören Disstress (ein Ausdruck von Qual, Verzweiflung oder Traurigkeit), Wut, Freude, Überraschung, Ekel, Scham und Interesse. Neben der *Qualität* des Affektes ist vor allem die *Quantität* des ausge-

lösten Reizmusters, das Intensitätsmuster, bedeutsam: so bewirkt eine schnell abfallende Reizspannung Freude, ein leicht zunehmender Reiz macht Interesse oder ein stark und plötzlich zunehmender Reiz erzeugt Überraschung. Ferner ist für den Affekt typisch, dass er über eine ihm eigene zeitliche Kontur verfügt: nicht nur Handlungs-, sondern auch Erlebnisweisen unterliegen eigenen zeitlichen Ablaufmustern.

11 Vitalitätsaffekt: Die Mutter wird bereits in den ersten Lebensmonaten in einer gewissen Weise abstrakt repräsentiert, indem nämlich deren spezifischer Vitalitätsaffekt repräsentiert wird. »Jeder Mensch scheint ein bestimmtes Bewegungsprofil zu haben, das allen seinen Äußerungen zu Grunde liegt … die Art des neuronalen Feuerns, wenn auch in unterschiedlichen Bereichen des Nervensystems, scheint gleich zu sein. Diese Konturen gehen in ganz verschiedene Verhaltensweisen … ein. Säuglinge scheinen über angeborene Ordnungsprinzipien zu verfügen, die ihnen gestatten, die Aktivitätskontur von Verhalten zu abstrahieren und amodal … wahrzunehmen und zu enkodieren. … Die Vitalitätsaffekte sind durch alle Erlebnisschichten, Ausdrucks- und Handlungsformen hindurch wirksam. Der Art, wie die Mutter spricht, streichelt, das Kind bewegt usw., unterliegt der gleiche Vitalitätsaffekt« (Köhler, 1990, S. 38).

12 Im Zuge der neurobiologischen Reifung des Gehirns nimmt die Sehfähigkeit des Säuglings zu. Mutter und Kind blicken einander vermehrt an, eine Art Spiel entsteht. Bei dem Spiel scheint es darum zu gehen, dass die Augen der beiden Partner sich treffen, und zwar in einem gewissen Rhythmus, der normalerweise vom Kind bestimmt wird. Bei diesem Spiel unterscheiden Beebe und Lachmann (1988) ›alternierende‹ Episoden, bei denen beide Partner abwechselnd aktiv sind, von ›koaktiven‹ Episoden, die durch eine gleichzeitige Aktivität von Mutter und Kind ausgezeichnet sind.

13 Die Untersuchungen von Verhaltenssequenzen ergaben, dass Mutter und Kind sich exakt aufeinander einstimmen, obwohl die Dauer einer ›Runde‹ eines Partners sich bis zum Beginn der ›Runde‹ des anderen Partners nur eine halbe Sekunde dauerte, wobei sich ihre ›Runden‹ nicht etwa überschnitten. Dadurch kann ein Rhythmus ausgebildet werden, dessen Zyklen äußerst fein aufeinander abgestimmt sind, wobei beide Partner zu der Übereinstimmung beitragen. Dieses rhythmische Ineinanderstimmen der »Runden« kann als Vorläufer des verbalen Dialogs angesehen werden. Follow-up-Studien (z. B. Beebe, Lachmann,

1998; Jaffe, Beebe et al., 2001) belegen die Bedeutung dieses »*rhythm and time matching*« als nicht nur grundlegend für den späteren Verbaldialog, sondern auch für die Qualität der Bindung in der Dyade.

Köhler hebt bereits 1990 hervor, dass die Säuglingsforscher mit die- 14
sen Befunden »eine Dimension des Unbewussten tatsächlich nachgewiesen« (S. 41) haben, nämlich die unbewusste Grundlage des gelingenden Dialogs. Später wird dieser Zusammenhang als Teil des ›impliziten Beziehungswissens‹ (Lyons-Ruth, 1998) verstanden, welches das Kind in der Frühzeit der Entwicklung mit der Mutter erwirbt. Es gehört zum Inhalt des implizit-prozeduralen Gedächtnisses, das die Neurowissenschaften beschreiben und das als grundsätzlich unbewusst angesehen wird.

Alternierende und koaktive Episoden haben erheblichen Einfluss 15
auf das gefühlsmäßige Erleben der Beziehung: Die Übereinstimmung im (alternierenden) Gesprächsduktus ruft ein Gefühl des Vertrautseins und der Sympathie hervor. Im koaktiven Modus können beide Partner die Erfahrung machen, dass sie den gleichen Zustand synchron (nicht symbiotisch!) erleben. Diese koaktiven Erfahrungen spielen eine wichtige Rolle in der Entwicklung der Fähigkeit zur subjektiven Intimität.

Was zwischen Mutter und Kind zur Übereinstimmung gebracht 16
wird, geht in die Richtung der affektiven Änderung. Die Veränderung der Intensität (zunehmend oder abnehmend) besitzt eine besondere kommunikative Signifikanz für die Mutter. Wenn nämlich Reaktionen der Mutter als Folge der vom Kind ausgehenden Signale ausbleiben, lernt das Kind, dass sein Verhalten keine Änderungen der Umgebung bewirkt. Dann wird das Schema vom Selbst als Handelndem in inadäquater Weise internalisiert.

Dabei ist wichtig festzuhalten, dass das von Beebe und Lachmann 17
(1988) vorgeschlagene Modell nicht ein gutes Objekt per se annimmt, sondern die Repräsentation des gesamten Prozesses. Nach Tausenden von Erfahrungen dieser Art fängt das Kind an, Repräsentanzen von diesem Prozess wechselseitiger Anpassung auszubilden. Das kindliche Gedächtnis speichert diese Inhalte als episodische Gesamtheit. Das episodische Gedächtnis gibt Wahrnehmungen, Stimmungen und Affekte wieder, speziell in der Interaktion mit anderen. Eine Episode scheint als eine unteilbare Einheit im Gedächtnis gespeichert zu werden. Aus einzelnen Episoden bilden sich generalisierte Episoden. Eine generalisierte

Episode beschreibt ein Ereignis, das sich genauso nie ereignet hat. Sie enthält viele Erinnerungen, aus denen eine eher abstrakte Struktur ausgebildet wird. Diese generalisierten Episoden von zunächst vornehmlich Interaktionen sind die Grundeinheiten von Repräsentanzen. Daniel Stern (1992) nennt diese Vorläufer der symbolischen Repräsentanzen RIGs (**R**epresented **I**nteractions that have been **G**eneralized).

18 Präsymbolische Repräsentanzen, die auf solchen generalisierten Episoden beruhen, werden im prozeduralen Gedächtnis (6/1) gespeichert und bilden die Grundlage für unbewusste Erwartungen des Kindes, worin dieses die Wiederholung der damit verbundenen spezifischen Interaktionserfahrung antizipiert, insbesondere deren Affektgehalt. Reagiert die Mutter beispielsweise auf Greinen des Kindes in der Regel zutreffend mit dem Erkennen seiner Bedürfnisse (z.B. Hunger, Müdigkeit, Interaktionslust, Spielverlangen) und befriedigt sie diese angemessen, so wird das Kind die Erwartung sicherer Aufgehobenheit entwickeln. Oder erlebt das Kind Verlangen, sich zu bewegen, Neugier und Expansionslust und erhält es von der Mutter den entsprechenden Spielraum, so wird es die Erwartung entwickeln, ihr mit diesen Motivationen willkommen zu sein. Umgekehrt wird es aber auch Erwartungen der Versagung oder gar Zurückweisung seitens der Mutter für solche inneren Zustände entwickeln, auf welche sie nicht oder aversiv reagiert. In diesen frühen Interaktionserfahrungen kann der Ursprungskern späterer unbewusster Konflikte gesehen werden (siehe Kap. 8.2).

19 Im täglichen Erleben wie auch in der Übertragung der psychotherapeutischen Situation können solche Erfahrungen wiederbelebt werden. Aber es wird nicht genau das wieder erlebt, was der Patient früher erfahren hat, sondern nur der affektive Gehalt der augenblicklichen Aktualisierungen einer früheren, generalisierten episodischen Erfahrung. D.h., es kann in einem spezifischen Moment der Beziehung, der eine szenisch-episodische Gemeinsamkeit mit einer unbewusst repräsentierten Erfahrung hat, der Affekt wachgerufen werden, der zur (unbewussten) Repräsentation gehört. – Derartiges Wiederholen von episodischen Erfahrungen der Kindheit ist weder dem Wort noch der szenischen Erinnerung unmittelbar zugänglich. Vielmehr ist es in der therapeutischen Situation notwendig, den szenischen und den affektiven Inhalt des Übertragungserlebens schrittweise verbal zu rekonstruieren.

Frau A. hatte ab dem zweiten Lebensjahr zwei Erfahrungen zu verkraften, die ihr Verarbeitungsvermögen überforderten und auf diese Weise traumatische Wirkung entfalteten. Ihr um diese Zeit geborener Bruder erkrankte bald schwer und musste im Krankenhaus behandelt werden. Gleichzeitig war der Vater aus beruflichen Gründen für längere Zeit abwesend. Das hatte zur Folge, dass sie häufig von der Mutter allein gelassen wurde. Als Erwachsene reagiert sie auf Situationen, in denen sie sich emotional unbeachtet oder unverstanden fühlt, heftig: Sie ist verwirrt, neigt zu verzweifeltem Weinen oder Wutausbrüchen, fühlt sich ungerecht behandelt und verliert zeitweise die Fähigkeit, angemessen zu reagieren und zu handeln. Eines Tages erfuhr sie vom Tode ihres Schwiegervaters, während ihr Ehemann sich auf einer Reise befand. Sie reagierte zunächst angemessen, benachrichtigte ihren Mann telefonisch und stand ihm in seiner ersten Trauer telefonisch zur Seite. Als er jedoch in einem zweiten Telefonat am selben Tag emotional vollkommen unberührt erschien und auch nicht bereit war, mit ihr über ihre eigene Trauer und Gefühle zu sprechen, reagierte sie mit einem massiven Wutausbruch und dem nicht mehr beherrschbaren Verlangen, ihn zu verletzen.

Ich denke, dass man diese Reaktion von Frau A. als episodische Wiederholung eines frühkindlichen Erfahrungsmusters verstehen kann. Emotionale Verlassenheit sowie die Unerreichbarkeit einer wichtigen Bezugsperson durch Abwesenheit im Augenblick einer heftigen emotionalen Erschütterung kulminieren hier und lassen augenblicklich Affekte dem Abwesenden gegenüber auftreten, die nicht mehr zu kontrollieren sind: Den Ehemann treffen Affekte, die ursprünglich in die Elternbeziehungen gehören.

Etwa ab dem 7. Monat … beginnt das Kind zu begreifen, dass es ein in- **20**
neres Erleben gibt, das hinter dem äußeren Verhalten liegt. Ab dieser Zeit beginnt die Mutter in der Regel ihr Verhalten zu verändern, indem sie sich anders auf die Affekte des Kindes einstellt. Stern (1992, S. 197) nennt dieses Verhalten »Affektabstimmung« (»affect attunement«). Dabei wird der »dem Affekt zu Grunde liegende Gefühlszustand aufgefangen und wiedergegeben, und zwar in einem anderen Sinnesbereich … beim affect attunement, dem Einstellen auf den Affekt eines anderen, wird die emotionale Resonanz automatisch in eine andere Ausdrucksform umgegossen. … Beim Affekteinstellen stimmt man sich auf den im Verhalten einer anderen Person zum Ausdruck kommenden Vitalitätsaffekt ein. Es geht nicht darum, welches Verhalten, sondern wie das Verhalten ausgeführt wird. Durch die Ausdrucksweise des gleichen in einer anderen Formen zeigt man der anderen Person, dass man ihr Inneres erkannt hat« (Köhler, 1990, S. 46).

21 »Jetzt wird die Sozialisation des Innenlebens des Kindes durch die Eltern zum Thema. … Gefühlszustände, bei denen nie eine Übereinstimmung mit anderen erlebt wurde, werden als nicht teilbar erlebt« und abgewehrt. »Durch den Spracherwerb werden … die zuvor erworbenen Selbstempfindungen in zwei Bereiche geteilt, den averbalen und den verbalen. Nur ein Teil des ursprünglich globalen Erlebens wird in Worte überführt. … Manche Erlebensweisen bleiben unverbalisiert und führen eine namenlose, aber nichtsdestoweniger sehr reale Existenz (ebd., S. 46 f.).

22 Diese Erfahrungen bewirken, dass »das Kind merkt, dass es Schichten und Ebenen des Selbsterlebens gibt, die in gewissem Ausmaß den offiziellen, durch Sprache ratifizierten Erlebensweisen entfremdet sind. Die zuvor bestehende Harmonie ist zerstört. Die Krise des Selbstverständnisses ereignet sich, weil das Kind sein Selbst zum ersten Mal als entzweit erlebt und ganz zu Recht das Gefühl hat, dass niemand diese Teilung aufheben kann. Das Kind hat nicht seine Omnipotenz verloren, sondern die Ganzheit seines Erlebens« (ebd., S. 48).

23 Dieses Verständnis lässt das Verhalten des Kindes in der Wiederannäherungskrise, wie sie von Margret Mahler et al. (1975) formuliert wurde, in einem neuen Licht erscheinen. Eine ähnliche Position vertreten Lichtenberg, Lachmann und Fosshage (2000). Danach ist die Wiederannäherungskrise des Kindes nicht geprägt durch den Konflikt zwischen widerstrebenden Bedürfnissen (dem Bedürfnis nach Autonomie sowie Trennung von der Mutter einerseits und dem Bedürfnis nach Bindung an die Mutter andererseits), sondern das Verhalten des Kindes drückt seine höchste Irritation und Verunsicherung darüber aus, dass es mittels Sprache nicht mehr wie einst (unbewusst illusionär) angenommen *alle* Gefühlszustände mit der Mutter teilen kann. Dies ist nun erkennbar nicht mehr möglich, weil es für manche Gefühlsverfassungen keine Worte gibt oder nur noch ungenügend treffende. Lässt sich die Mutter in Momenten, da dies dem Kind fühlend spürbar wird, nicht auf dessen Drängen ein, mit ihm in den handlungssprachlichen Dialog und damit in die Illusion zurückzukehren, dass *alles* Gefühlserleben zu teilen sei, so kommt es zu jenem Verhalten, das Mahler als typisch für die Wiederannäherungskrise beschrieben hat, nämlich einem ambivalent anmutenden Hin und Her des Kindes, indem es die Nähe der Mutter sucht und gleich auch wieder unwillig verlässt.

Weiterführende Literatur:

Dornes, M. (1993a). Psychoanalyse und Kleinkindforschung. Einige Grundthemen der Debatte. *Psyche*, 47, 1116–1152.

Dornes, M. (1993b). Der kompetente Säugling. Die präverbale Entwicklung des Menschen. Frankfurt a. M.: Fischer.

Köhler, L. (1990). Neuere Ergebnisse der Kleinkindforschung. Ihre Bedeutung für die Psychoanalyse. Forum Psychoanal, 6, 32–51.

4.2 Einige Ergebnisse der Bindungstheorie und kognitiven Entwicklungspsychologie

Erst in jüngerer Vergangenheit ist im Detail weitergehend verständlich **24**
geworden (Fonagy und Target, 2001, 2002; Fonagy et al., 2004; Gergely, 2002), welche Entwicklungsschritte das Kind durchläuft, wenn es in der Interaktion mit den Pflegepersonen schrittweise seine eigenen Gefühls- und Affektzustände erfasst und verwörtern lernt und dabei die Gefühlsverfassung seines Gegenübers als von der eigenen unterschiedlich begreift. Es ist ja durchaus nicht ohne weiteres verständlich, wie es dem Kind gelingt zu erfassen, dass es einerseits seine eigenen Gefühlszustände von der Mutter gespiegelt bekommt, andererseits aber erkennt, welches die emotionalen Verfassungen der Mutter selbst sind. Ich gebe hier einige Ergebnisse der Forschungsarbeit der Autoren wieder, soweit sie für das Verständnis der Reifungsentwicklung des Selbst wichtig und in der klinischen Situation relevant sind. Dabei soll auch gezeigt werden, wie die neuen Befunde mit den Vorstellungen der Objektbeziehungstheorie über das Entstehen innerer Bilder (Repräsentanzen) kompatibel sind: Die beiden Theorien ergänzen einander und lassen die emotionale und kognitive Reifung des kindlichen Selbst in differenzierter Weise verständlich werden.

Fonagy et al. stellen zwei Stränge der Reifungsentwicklung des Selbst **25**
dar, die Entwicklung des Affekterlebens und die der kognitiven Geistestätigkeit. Beide Entwicklungen erfolgen in enger Beziehung zu den Pflegepersonen des Kindes und werden durch die Erfahrungen mit ihnen entscheidend geprägt. Für die funktionalen Fähigkeiten der kognitiven Geistestätigkeiten führen sie den Begriff »Mentalisierung« ein. »Mentalisierung ist unsere Fähigkeit, das Verhalten anderer Menschen voraus-

zusehen und zu erklären, und zwar in Begriffen ihrer mentalen Befindlichkeit, also dessen, was sie annehmen, wünschen, hoffen, beabsichtigen, vortäuschen oder vorgeben ... Die Fähigkeit der Mentalisierung ist weitgehend unbewusst und implizit. Sie ist eine kognitive Leistung, die dem eigenen Verhalten und dem anderer automatisch einen Sinn gibt« (Morton und Frith, 1995, S. 363, zitiert nach Köhler, 2004, S. 158).

26 Fonagy et al. zeigen auf, welche bedeutsamen Verbindungen zwischen den beiden Entwicklungssträngen der Affektwahrnehmung und der Mentalisierung bestehen. Das ist insofern von klinischem Belang, als mit ihrer Theorie normale, gesunde Zustände des Selbst klarer von pathologischen Selbstzuständen unterschieden werden können. So wird Pathogenese besser verständlich als Vorgang einer vom gesunden Reifungsprozess abweichenden Entwicklung des Selbst. »Aus unserer Sicht heißt Entwicklung normalerweise die Bewegung von einer Erfahrung der psychischen Realität, in der mentale Zustände noch nicht als Repräsentation begriffen werden, zu einer immer komplexeren Sicht der inneren Welt. Der springende Punkt ist die Entfaltung der Fähigkeit zu mentalisieren. Mentalisieren heißt, in sich selbst und in anderen Gedanken und Gefühle wahrzunehmen und zu erkennen, dass diese mit der äußeren Welt in Verbindung stehen« (Fonagy & Target, 2001, S. 963). Im Zuge dieser Entwicklung begreift das Kind, »dass es Gefühle und Gedanken hat, und es entwickelt langsam die Fähigkeit, diese zu *unterscheiden*« (ebd., Hervorhebung M. K.). Dabei entsteht die Fähigkeit zur Affektwahrnehmung zeitlich deutlich vor der Fähigkeit zur reifen Kognition, mit deren Hilfe das Kind die psychische Wirklichkeit seines Selbst und der anderen erfassen kann.

27 Die Autoren entwickeln eine Theorie verschiedener Stufen der Wahrnehmung seiner Affekte, bevor das Kind die Fähigkeit erlangt, seine innere Welt auf sichere Weise symbolisch zu repräsentieren und damit eine Wortsprache zu haben für die emotional-affektiven Vorgänge in sich selbst. Danach entwickelt das Kind die Fähigkeit, eigene Gefühle und Affekte sowie die anderer bewusst erkennen, benennen und aushalten zu können, *ohne* automatisch entsprechend handeln zu müssen. Dabei beginnt das Kind auch zu lernen, Gedanken von Gefühlen zu unterscheiden. Zum Erreichen dieser sekundärprozesshaften Fähigkeit gehört (1) das Vermögen, die eigenen Gefühlszustände wahrzunehmen und (2) Gefühlszustände anderer als von den eigenen different erken-

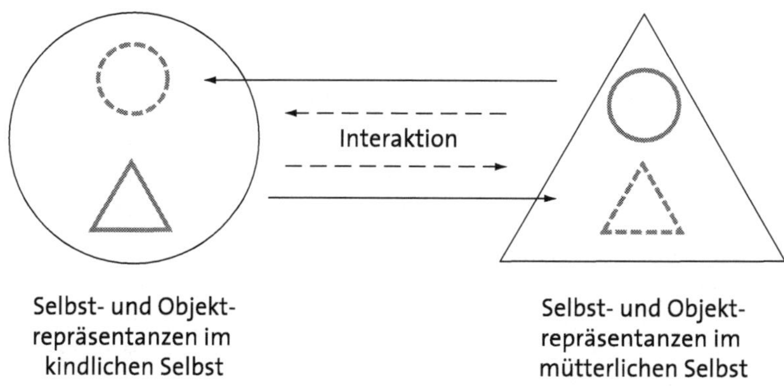

Abb. 1: Folge der permanenten gegenseitigen Beeinflussung in der Mutter-Kind-Dyade ist die Bildung von Repräsentanzen

nen zu können[13]. Über diese Fähigkeit der Selbstwahrnehmung verfügt das Kind am Lebensbeginn nicht. Zunächst entspringen die primären Affekte des Kindes einer Substruktur des Selbst, welche Fonagy et al. (2004) das »konstitutionelle Selbst« nennen. »Als ›konstitutionelles Selbst‹ bezeichnen wir die biologisch determinierten Erfahrungen des Individuums, die mit emotionaler Expressivität und Temperamentsmanifestationen des Affekts assoziiert sind« (ebd., S. 18). Das Kind bedarf der Unterstützung durch die Pflegepersonen, um seiner Gefühls- und Affektwelt gewahr zu werden und sie mentalisieren zu können. Diese Erfahrungen mit den Pflegepersonen gehen in die Selbst- und Objektrepräsentanzen als innere Bilder von sich selbst und den anderen ein.

In einer Arbeit aus dem Jahr 2002 greifen Fonagy & Target Winni- **28**
cotts Konzept (1960) vom *»falschen Selbst«* auf. Darin skizzieren sie die Ergebnisse der Bindungsforschung und der kognitiven Entwicklungs-

[13] In der Sprache der Objektbeziehungstheorie bedeutet dies, dass das Kind innere Bilder von sich selbst und seinen bedeutsamen Bindungspersonen bildet; das Kind bildet Selbst- und Objektrepräsentanzen. Objektrepräsentanzen werden im psychoanalytischen Jargon häufig als »Objekte« bezeichnet; dabei werden Objekte und reale Personen oft miteinander verwechselt. Da der Begriff »Objekt« die Kurzform des Begriffes »Objektrepräsentanz« darstellt, sollten wir uns dessen bewusst sein, dass das innere Bild des anderen, eben dessen Repräsentanz, nicht identisch ist mit der Person, sondern deren inneres Abbild beschreibt, das nie mit der äußeren Realität übereinstimmen kann.

psychologie bezüglich der Integration der Affekte in das Selbst. Dabei stellen sie »die Bedeutung der Objektbeziehung für die Entstehung des Selbst als einer Einheit in Interaktion« (Bohleber, 2002, S. 807) in den Vordergrund. Nach ihrer Auffassung kann das kindliche Selbst erst über die Fähigkeit zur emotionalen Selbstkontrolle verfügen, »wenn sich sekundäre Regulations- oder Kontrollstrukturen über Repräsentationen entwickelt haben« (Fonagy & Target, 2002, S. 841). Dazu ist das kindliche Selbst unbedingt auf den Austausch mit seinen Bindungspersonen angewiesen, und die Spiegelung der primären Affekte durch die Mutter spielt dabei die zentrale Rolle. Gergely (2002) sowie Fonagy & Target (2002) beschreiben ausführlich, dass die »*Markierung*« des gespiegelten Affektes von herausragender Bedeutung ist. Mit Markierung ist zweierlei gemeint: (1) dass dem Kind seine Affekte von der Bindungsperson nicht nur treffend empathisch, gleichsam eins-zu-eins wie von einem Planspiegel zurückgegeben werden, sondern dass sich darüber hinaus im Spiegeln ausdrückt, *wie* (!) die Bindungsperson diesen Affekt für sich selbst verarbeiten würde, wäre es ihr eigener; (2) ferner erfolgt das Spiegeln überpointiert (z.B. mimisch, durch Tonfall, Betonung und Lautstärke) in typischer Weise (sog. ›baby-talk‹) und wird häufig in einen anderen Modus übersetzt (z.B. in Mimik, Sprachrhythmus und Lautmalerei wie beim Affekt-Attunement, siehe 5/20). So mag die Mutter beispielsweise zu ihrem weinenden Kind mit einem leisen Lächeln auf dem Gesicht und mit einem hörbar in Traurigkeit eingefühlten Klang der Stimme in langgedehnter Sprachmelodie sagen »Oh, mein Baby, bist du traurig«. Diese Markierung des Affektspiegelns ist es, die es dem Kind ermöglicht, sich selbst im anderen zu erkennen; die Beigabe des Lächelns kommuniziert aber auch noch die beruhigende Botschaft, dass der Anlass des Weinens wohl nicht ganz so schlimm wie vom Kind empfunden ist und überwunden werden kann. Zugleich lernt das Kind dabei auch, einen Affekt der Bindungsperson vom gespiegelten Affekt des eigenen Selbst zu unterscheiden, indem eine eigene Traurigkeit der Mutter nicht die Beigabe der Markierung hätte. Mit der markierten Spiegelung seiner Affekte und deren Aufnahme in das Selbst erwirbt das Kind eine »*sekundäre Repräsentation*« seiner Affekte, die – und das ist wichtig – implizit deren Verarbeitungsweise durch die Bindungspersonen enthält; dazu gehört auch deren Vermögen, Affekte in ihrer Intensität zu regulieren, wie es die Mutter in dem gegebenen Beispiel mit ihrer

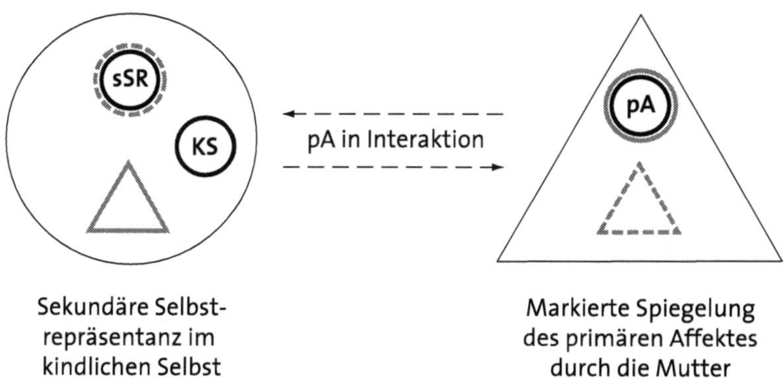

Abb. 2: Beim markierten Spiegeln (durchgezogener Pfeil) reagiert die Mutter auf den primären Affekt (pA) des konstitutionellen Selbst (KS) des Kindes; es entsteht die sekundäre Selbstrepräsentanz (sSR) des Affektes

Stimme und Mimik tut! Die gelingende Spiegelung enthält also weit mehr als den gespiegelten Affekt an sich, nämlich auch Informationen darüber, *dass und wie* die Pflegeperson Affekte (und den Affekten Ähnliches wie z. B. Wünsche, Bedürfnisse, motivationales Antriebserleben) mental verarbeitet: Zürnt das Kind beispielsweise, weil die Mutter dem Kind einen Wunsch nicht erfüllt, so kann sie in ihrer Reaktion darauf eine Mischung aus weiterhin bestehender Verweigerung des Wunsches, empathischem Verständnis für die Enttäuschung des Kindes und tröstender Beruhigung anbieten, etwa in der Weise, dass der Wunsch ein anderes Mal in Erfüllung gehen werde; oder weint das Kind über einen Schmerz nach einem Sturz, so kann die Mutter in ihr erkennbares Mitgefühl eine Spur von scherzhafter Ermunterung legen, dass »das Aua« sicher rasch wieder vergehen werde. Sekundäre Repräsentanzen des Affektes, wie sie aus solchen interaktionellen Spiegelerfahrungen mit der Mutter entstehen, enthalten also jeweils einen komplexen Zusammenhang; sie werden bereits als präverbale Repräsentanzen gespeichert, lange bevor sie der bewussten Wahrnehmung zugänglich sind.

Gergely und Watson (2004) beschreiben in ihrer Arbeit **vier Ent- 29
wicklungsfunktionen**, denen die mütterliche Affektspiegelung dient;
diese Zusammenhänge werden in den folgenden Kapiteln immer wie-
der aufgegriffen und in ihrer Bedeutung für das Verständnis des Selbst

als grundlegender Struktur der menschlichen Psyche erläutert: »(1) **Die Sensibilisierungsfunktion:** Infolge des Biofeedback-Trainings (durch die markierte Spiegelung der Mutter; Anm. M. K.) erwirbt der Säugling die Fähigkeit, die Gruppen von Reizhinweisen auf innere Zustände zu entdecken und zusammenzugruppieren, die seine kategorial distinkten dispositionellen Emotionszustände anzeigen. (2) **Die repräsentanzbildende Funktion:** Indem das Baby für die ›markierten‹ Emotionsausdrücke der Mutter, die mit seinen eigenen emotionsexpressiven Verhaltensweisen kontingent sind, gesonderte Repräsentanzen errichtet, stellt es sekundäre Repräsentanzen her, die mit seinen primären, nichtbewussten, prozeduralen Affektzuständen assoziiert werden. Diese sekundären repräsentationalen Strukturen schaffen die kognitiven Möglichkeiten für den Zugang zu emotionalen Zuständen und deren Attribuierung ans Ich; dies wiederum legt die Basis für die auftauchende Fähigkeit des Säuglings, seine dispositionellen Emotionszustände zu kontrollieren und über sie nachdenken zu können. (3) **Die zustandsregulierende Funktion:** Als Nebenprodukt seiner Bemühungen, während tröstender Interaktion den maximalen Grad seiner Kontingenzkontrolle über die affektspiegelnden Ausdrücke der Mutter zu identifizieren, wird das Baby zudem seine Äußerungen der negativen Emotion modifizieren (letztlich reduzieren) und dadurch ebenfalls zu dem tröstenden Effekt beitragen. (4) **Die Kommunikations- und Mentalisierungsfunktion:** Indem der Säugling die mit den primären Selbstzuständen assoziierten ›markierten‹ sekundären Repräsentanzen internalisiert, erwirbt er einen generalisierten Kommunikationskode ›markierter‹ Ausdrücke, der durch die repräsentationalen Funktionen der referentiellen Abkoppelung, der referentiellen Verankerung und der Suspendierung realistischer Konsequenzen charakterisiert ist. So entsteht ein neuer ›Als-ob-Modus‹ (vgl. Kap. 5.4; Anm. M. K.) des Mentalisierens und Kommunizierens über Affektzustände, der dem kleinen Kind ausgesprochen wirksame repräsentationale Instrumente zur emotionalen Selbstregulierung und Selbstäußerung zur Verfügung stellt« (S. 182 f.).

30 Im Fall des kontinuierlich ausreichend gut gelingenden Affektaustausches zwischen dem kindlichen Selbst und seinen Bindungspersonen entwickelt das Kind den inneren Kontakt zu jenem Teil des Selbst, den Winnicott das *»wahre Selbst«* genannt hat: Es ist dies der innere Kontakt des Kindes zur Gesamtheit seiner primären Affekte, wie sie in

der Substruktur des Selbst, dem konstitutionellen Selbst (s. Abb. 2), angenommen werden können. Misslingt hingegen dieser Austausch schwer wiegend (etwa auf traumatische Weise) oder langfristig und kontinuierlich (etwa wegen einer wie auch immer gearteten psychischen Beeinträchtigung oder Störung auf Seiten der Bindungsperson), so folgen schwere Beeinträchtigungen der Entwicklung des kindlichen Selbst und »bilden die Wurzel des ›falschen Selbst‹«. Weil »der gespiegelte Affekt ... nicht mit der tatsächlichen affektiven Verfassung des Kindes übereinstimmt, kommt es zu einer Verzerrung der sekundären Repräsentationen seiner primären emotionalen Verfassung« (Fonagy & Target, 2002, S. 857). Köhler (2004) illustriert diese Zusammenhänge:

»Hier gibt es die schwer wiegende Möglichkeit, dass eine Mutter das 31
Erleben des Kindes nicht so benennt, wie es tatsächlich ist, dass sie beispielsweise dem schreienden Kind sagt, ›du bist ja ganz lustig‹. Dann kommt es zu einer Spaltung, weil das Kind in seinem unbewussten, sozusagen organischen Erleben weiß, dass es sich gar nicht wohl fühlt, dass es sich in einem Zustand befindet, den ein normales Kind vielleicht als traurig, einsam, zornig, ängstlich benennen könnte. ... Auch das Umgekehrte ist denkbar: Ein fröhlich vor sich hin spielendes Kind wird als zornig, einsam, traurig angesehen. Solche Vorgeschichten sind bei vielen narzisstisch gestörten und Borderlinepatienten zu finden« (S. 168). Fonagy et al. sprechen bei diesen Störungen des Selbst von einem »entfremdeten Selbst«. Ich beschreibe solch ein tief unbewusstes Selbsterleben am Beispiel eines Patienten, dessen Mutter in seinem ersten Lebensjahr an einer protrahierten Trauerreaktion litt (5/28). Das Phänomen ist insbesondere auch bei schwer traumatisierten Patienten zu finden und führt bei diesen dazu, dass sie die Unerträglichkeit des Traumas durch Dissoziation verleugnen und ihr entfremdetes Selbst durch Identifikation mit dem Aggressor gleichsam auffüllen (ebd., S.168).

Die Auseinandersetzung mit der Affektspiegelung in der frühen 32
Kindheit zeigt eine Dimension von Unbewusstheit auf, die vor allem dann Bedeutung erlangt, wenn der regulative Affekt-Austauschprozess mit der Mutter – wie in den Beispielen gezeigt – regelhaft in spezifischer Weise misslingt. Das Verpassen der Markierung kindlicher Affekte durch die Mutter kann dazu führen, dass spezifische innere Zustände, für welche die Mutter nicht oder nicht ausreichend sensibel ist, bei beständiger Wiederholung im Kind ein Defizit der Selbstwahrnehmung für seine

konstitutionellen Selbstzustände entstehen lässt. Dann verpasst das Kind die Integration des »wahren Selbst« (Winnicott, 1960) in das bewusst erlebende Selbst, und eine defizitäre Selbststruktur entsteht. Ebenso kann aber das Verpassen der Markierung seitens der Mutter zur Übernahme von deren Affektzuständen (d.h. deren Depression, Angst, Psychose, Traumaerfahrung, gespaltenes Affekterleben u.a.) führen. Dann werden die inneren Selbstzustände der Mutter anstelle der sekundären Repräsentation eigener Affekte ins kindliche Selbst aufgenommen (Fonagy & Target, 2002). Diese Affektzustände, die ursprünglich solche der Mutter waren, können nicht mehr ausreichend sicher von den eigenen Affektzuständen unterschieden werden, bleiben aber als Bestandteil des Selbst erhalten, werden vom Kind lange Zeit nicht bemerkt und können später klinisch als Dissoziation oder Derealisation in Erscheinung treten. Das Selbst wird auf diese Weise gleichsam *kolonisiert* von den Affekten der Pflegeperson und erlebt diese als seine eigenen; ein entfremdetes Selbst entsteht, in dem das bewusste Selbsterleben vom fremden Selbst kontaminiert ist. Ich gehe auf diese Zusammenhänge im Kapitel 10 weiter ein; dort (10/24) findet sich auch ein Beispiel für diese Art der misslingenden Affektspiegelung.

Weiterführende Literatur:

Dornes, M. (2000). Affektspiegelung – Zur symbol- und identitätsbildenden Funktion früher Interaktion. In: *U. Streek* (Hg.), Erinnern, Agieren und Inszenieren – Enactments und szenische Darstellungen im therapeutischen Prozess (S. 59–85). Göttingen: Vandenhoeck & Ruprecht.

Fonagy, P. & Target, M. (2002). Neubewertung der Entwicklung der Affektregulation vor dem Hintergrund von Winnicotts Konzept des »falschen Selbst«. *Psyche*, 56, 839–862.

Gergely, G., Watson, J. S. (2004). Die Theorie des sozialen Biofeedbacks durch mütterliche Affektspiegelung. Die Entwicklung von emotionaler Selbstbewusstheit und Selbstkontrolle im Säuglingsalter. *Selbstpsychologie,* 5, 143–194.

5. Kapitel

Denkfunktionen: Symbolisieren, Mentalisieren, Reflektieren

Die Entwicklung, Reifung und Integration der Denkfunktionen als hoch differenzierte mentale Fähigkeit gehört zu den zentralen Entwicklungsaufgaben (2/24), die das Kind in den ersten Lebensjahren im engen Austausch der Mutter-Kind-Dyade zu bewältigen hat. Integration bedeutet im Zusammenhang von Entwicklung immer, dass etwas erst *in die Struktur des Selbst* des reifenden Kindes *zu integrieren* ist, bevor es dem bewussten Erleben des Kindes und späteren Erwachsenen im Rahmen seines Selbstsystems verfügbar ist. Der Reifungsprozess der Denkfunktionen wird in den Arbeiten von Fonagy, Gergely, Jurist und Target (2004) detailliert beschrieben. Ich halte ihre Arbeit für einen Meilenstein in der Geschichte psychoanalytischer Theorienbildung. Sie beschreiben Grundmodi mentaler Arbeit, der »Mentalisierung«, die es dem Kind erst ermöglichen, schrittweise die Fähigkeit zu entfalten, dass es die subjektive Wirklichkeit der eigenen Innenwelt und auch die der anderen Menschen in seiner Umwelt *erkennen, begreifen und unterscheiden* kann. Die Autoren beschreiben ein Set an mentalen Funktionen des Selbst, mit deren Hilfe die innere Welt der symbolischen Repräsentanzen entsteht: Dass Repräsentanzen entstehen, ist nicht neu, wohl aber dieses Konzept, das beschreibt, *wie* diese innere Arbeit der Bildung von Repräsentanzen geschieht. Das Begreifen der Reifungsschritte im Detail verbessert nicht nur das Verständnis der Entwicklungspsychologie sowie das psychodynamische Verständnis von seelischen Krankheitszuständen, sondern es modifiziert auch die therapeutisch-technischen Interventionsmöglichkeiten des Therapeuten. Das Konzept der Mentalisierung steht dem der Objektbeziehungstheorie nahe und ergänzt es in hervorragender Weise. Danach entsteht die innere Ordnung des Selbst durch ein Set von Repräsentanzen, inneren Bildern, welche die vielfältigen Vorstellungen des Subjekts von sich selbst und den wichtigen Anderen mental speichern und so ermöglichen, dass sie reflexiv gedacht werden können.

5.1 Vorläufer der Denkfunktionen – Eine Zusammenfassung

1 Wir haben gesehen, dass das frühkindliche Selbst vom ersten Lebenstag an im kontinuierlichen, engen und gegenseitigen *handelnden* Austausch mit den zentralen Pflegepersonen seines Lebens entsteht, in der Regel sind dies Mutter und Vater. Der kommunikative Austausch erfolgt dabei ausschließlich über Handlung mittels *Handlungsdialog*. Das Kind verarbeitet die Erfahrungen mit den Pflegepersonen, indem es über die Fähigkeit verfügt, das Erleben mit ihnen auf Gemeinsamkeiten und Wiederholungen hin zu untersuchen und es in generalisierter Form (RIG's) zu speichern. Die auf diese Weise entstehenden präverbalen Repräsentanzen bilden einen unbewussten mentalen Erfahrungsreichtum (implizites Beziehungswissen) und enthalten als Bestandteile jeweils stets ein gleichsam szenisches Nebeneinander von Inhalten, die Aspekte des Selbst, der Pflegeperson, Handlungen und Affekte bergen. Die Speicherung dieser Repräsentanzen erfolgt allerdings nicht bildhaft-szenisch, sodass sie als bildhafte Szenen erinnerbar wären, sondern als *Affekt-Handlungs-Kontexte in Beziehung*, deren Erinnerung ohne Auftauchen eines jeglichen Bildes allein durch einen vergleichbaren Affekt oder Handlungsimpuls auftritt.

2 Die Mutter-Kind-Interaktion der ersten Monate enthält Kommunikation, die zunächst noch ohne Austausch von Inhalt zu sein scheint, denn Worte vermögen noch nicht als Träger von Bedeutungsgehalt zu fungieren. Die Säuglingsforschung vermochte zu zeigen, dass der nonverbale *Handlungsdialog* der frühen Dyade ein »rhythm-time-matching« (Jaffe, Beebe et al., 2001) darstellt, in dem einander innerhalb von Bruchteilen von Sekunden Affekte, Motivationen oder Bedürfnisse vermittelt werden. Gelingt dieser Austausch als ein Aufeinander-Eingestimmt-Sein, als ›fit‹ oder ›match‹ (4/3 f.), so entstehen erste Beziehungserfahrungen, die weit vor jeder Bewusstheit und weit vor jedem Austausch von explizit deklarierbaren, d. h. verbalen, Inhalten liegen. Sie haben zum Inhalt, dass Austausch von Wahrnehmung, Fühlen oder Wollen *›prozedural‹* möglich ist. Die dabei entstehenden Erinnerungen werden im so genannten ›implizit-prozeduralen Gedächtnis‹ abgespeichert und sind von dort auch abrufbar; der Zugriff auf dieses Gedächtnissystem ist allerdings weitgehend unbewusst.

Die Säuglingsforschung hat als wesentlichen Entwicklungsschritt 3
des Kindes auf dem Weg, seinen Handlungen und Gefühlen eine *begreifbare Bedeutung* geben zu können, das ›affect-attunement‹ (4/20f.) beschrieben. Mit dessen Hilfe gibt die Mutter dem Kind eine erste Anleitung dazu, dass innere Prozesse des gefühlhaften Erlebens in eine kommunizierbare Form mittels Lautmalerei gebracht werden können. Vor jedem Wort kann mit diesem Mittel bereits im ersten Lebensjahr kommuniziert werden, dass es ein inneres Erleben gibt, dass dies verschiedene Qualitäten hat und dass dies ›quasi-symbolisch‹ ausgedrückt werden kann. Der Umstand, dass der Erwachsene auf selbstverständliche Weise Worte beim ›affect-attunement‹ verwendet, bereitet die Fähigkeit des Kindes vor, seinerseits sein Erleben und Denken verbal, d.h. symbolisiert, zu kommunizieren. Zugleich stellt aber diese Form der Kommunikation einen Schritt des Wandels im Austausch miteinander dar, der vom Handlungsdialog wegführt. Das ›affect-attunement‹ kann als erster Entwicklungsschritt auf dem Weg zur verbalen Symbolsprache angesehen werden.

Etwa im neunten Monat entwickelt das Kind eine Fähigkeit, die 4
Köhler (2004, S. 168) unter Bezug auf den Anthropologen und Primatenforscher Tomasello als das »Neun-Monats-Wunder« bezeichnet und die im psychoanalytischen Sprachgebrauch als Fähigkeit zur »geteilten Aufmerksamkeit« beschrieben wird: Wenn die Mutter jetzt mit ihrem Finger auf etwas zeigt, so schaut das Kind nicht mehr auf den Finger der Mutter, sondern in die Richtung, in welche sie zeigt; außerdem vergewissert sich das Kind durch einen Blick auf ihr Gesicht, ob beide auf das gezeigte Objekt bzw. in dessen Richtung schauen. Diese Reaktion des Kindes in der Interaktion gibt zu erkennen, dass es einen wichtigen Erkenntnisschritt gemacht hat. Es vermag jetzt in der Handlung der Mutter, in der Handbewegung, eine Symbolik zu entdecken; die Handbewegung des hinweisenden Deutens auf etwas hat eben diese »Be-Deutung« des Hinweises darauf, nämlich dass es etwas Drittes gibt neben der Mutter und dem Kind. »Wir haben hier die erste Manifestation einer triadischen Wahrnehmung und einer Symbolik. Die Geste wird zum Symbol, zur Bezeichnung für das Bezeichnete, nämlich für das, worauf der Finger der Mutter hinweist. Ohne dieses Vorspiel wäre der Spracherwerb nicht möglich« (ebd.). Zugleich ist dies ein eindrucksvolles Beispiel für den Entwicklungsschritt vom Handlungsdia-

log in der frühen Mutter-Kind-Dyade hin zur dialogischen Handlung mit Symbolausdruck.

5 Außerdem trägt eine weitere mütterliche Funktion dazu bei, das Kind auf dem Weg zur Wortsprache anzuleiten, das Spiegeln seiner Affekte und deren Benennung mit Worten. Selbstverständlich gehören zu diesem Austauschprozess nicht allein Affekte, sondern im Entwicklungsprozess fortschreitend werden alle Handlungen des Kindes von der Mutter spiegelnd kommentiert, also auch seine Bedürfnisse, Wünsche, Motivationen und auftauchenden Gedanken sowie Fantasien. Auf diese Weise wird der *Erwerb der Wortsprache* von der Mutter angeregt. Darin liegt zugleich aber auch die Wurzel zur psychischen Differenzierung insofern, als die Vielgestaltigkeit der Wortsprache dem Kind Zugang gibt zur Vielfältigkeit seines Fühlens und Denkens. Damit wird vom Kind nicht nur die korrekte Anwendung einzelner Worte und deren Bedeutung im Konkreten erworben, sondern es wird dessen Fähigkeit zur Symbolisierung eingeleitet, d.h. die Erfahrung vermittelt, welche vielfach weitergehende *Bedeutung* die Worte haben, welche die Mutter vermittelt: Das Kind erfasst jetzt schrittweise, wie die Mutter zum »Tor zur Welt« wird, ohne dabei eine »Tür« zu sein.

5.2 Symbolisieren, Mentalisieren, Reflektieren

6 Ich habe dargestellt, dass die Mutter dem Kind seine Affekte in markierter Weise spiegelt (4/28) sowie dass diese Markierung die unausgesprochene, d.h. implizite Botschaft enthält, dass die Mutter den Affekt des Kindes intrapsychisch verarbeitet hat und ihn in dieser verarbeiteten Form an das Kind zurückgibt. Damit macht das Kind Mal für Mal die Erfahrung, dass sein Affekt wahrgenommen und qualitativ erkannt, empathisch geteilt und verarbeitet sowie schließlich zurückgegeben wird. Das Kind repräsentiert Erfahrungen dieser Art, es bildet »Repräsentationen zweiter Ordnung« (Fonagy, 2003, S. 181), welche den gesamten interaktionellen Kontext und die mentale Verarbeitung seitens der Mutter abbilden. Das ist weit mehr, als das, was das jeweilige Wort beispielsweise für einen Affekt bereitstellt. »Das ist der Anfang der Symbolbildung« (ebd., S. 181 f.).

Kohut (1971) hat mit dem Prozess der »verinnerlichenden Umwandlung« bereits einen ähnlichen Vorgang beschrieben. »(Es gibt) einen grundlegenden Unterschied ... zwischen (1) dem narzisstisch erlebten, archaischen Selbstobjekt (...), (2) den psychischen Strukturen und (3) echten Objekten (im psychoanalytischen Sinn), ... die geliebt und gehasst werden ...« (S. 71). »Intrapsychische Strukturen ... sind in ihrer psychischen Bedeutung und in ihrer Funktionsweise von den reifen Objekten weit weniger entfernt als die archaischen Objekte, die noch nicht zu inneren psychischen Strukturen umgewandelt worden sind« (S. 72). »Wir müssen unterscheiden zwischen Objekten ..., die als Teil des Selbst (Selbstobjekte) erlebt werden, und solchen, die ... erlebt werden als unabhängige Zentren von Antrieben (echte Objekte)« (1977, S. 83). Mit anderen Worten: Kinder machen ständig emotional-affektive Erfahrungen mit den Pflegepersonen. Dabei werden diese vom Kind wegen ihrer Einfühlung unbewusst als Teil des Selbst erlebt, indem die Mutter z.B. einen Bedürfniszustand des Kindes zutreffend wahrnimmt und in eine Handlung umsetzt, die passend ist. Dies nennt Kohut die ›*Selbstobjekterfahrung*‹. Dass sie also zu trinken gibt, wenn Durst besteht, beruhigt, wenn Unruhe besteht, zum Schlafen verhilft, wenn Müdigkeit besteht, tröstet, wenn Traurigkeit besteht, oder lacht, wenn Heiterkeit entsteht etc. Wenn sich solche spiegelnden Erfahrungen oft genug wiederholen, bilden sich Repräsentanzen. Der wichtige Punkt ist der, dass Kohut davon spricht, dass »archaische Objekte« während der frühen Kindheit durch sich ständig wiederholende gelingende Selbstobjekterfahrungen »zu inneren psychischen Strukturen umgewandelt« werden, eben zu Repräsentanzen werden. Diese inneren Strukturen sieht er den echten Objekten näher als den archaischen, da sie die »Funktionsweisen« der Pflegepersonen in sich tragen. Verkürzt kann man sagen, dass sich nach selbstpsychologischer Vorstellung die Selbstobjekterfahrung des Kindes durch Verinnerlichung wandelt in psychische Struktur des kindlichen Selbst, wobei insbesondere die *Art* der psychischen Verarbeitung des verinnerlichten Objekts repräsentiert wird. Der selbstpsychologische Terminus ›Selbstobjekterfahrung‹ beschreibt somit den Teilaspekt einer Beziehungserfahrung, welcher darin besteht, dass die psychische Funktion des einen im anderen eine selbstregulierende Funktion ausübt (Milch, 2001, S. 67). Tröstet und beruhigt die Mutter beispielsweise ihr weinendes Kind, so ist es ihre psychische Funktion der

Beruhigung, welche im Kind funktional wirksam wird, eben beruhigend. Über eine lange Zeit der Abfolge solcher Erfahrungen mit der Mutter verinnerlicht das Kind die beruhigende mütterliche Funktion und lässt sie zu einer eigenen werden.

8 Vergleicht man die Konzepte von Kohut und Fonagy miteinander, so wird deutlich, dass sie einander recht nahe stehen, dass sich aber die Theorie der kognitiven Entwicklungspsychologie und Bindungstheorie in einigen Punkten vom Konzept der Selbstpsychologie unterscheidet (Fonagy, 2003, S. 180), indem sich Letztere mit den *Funktionsweisen* der Pflegeperson sehr viel weitergehend auseinander setzt als die Selbstpsychologie. Allerdings ergänzen sich die beiden Konzepte für das Verständnis der infantilen Entwicklung und des Erlebens des Patienten in der klinischen Situation in der psychotherapeutischen Behandlung auf wertvolle Weise. Ich komme darauf im Kap. 12 zurück.

9 Fonagy (1998, 2003), Fonagy und Target (2001, 2002), Fonagy et al. (2004) sowie Gergely (2002) beschreiben die schrittweise erfolgende Entwickung mentaler Verarbeitungsprozesse im Verlauf der Kindheit detailliert und führen die Begriffe *»psychische Realität«* und *»mentalisieren«* neu in die Begriffswelt der Psychoanalyse und Psychotherapie ein. Mit dem Erwerb der Fähigkeit zum Erfassen der *›psychischen Realität‹* ist gemeint, dass das Kind zur *realistischen* kognitiven und affektiven Wahrnehmung von sich selbst und von der äußeren Welt in der Lage ist und Vorstellungsbilder davon entstehen lassen und abspeichern kann, wie es selbst und andere aus subjektiven inneren Zusammenhängen heraus als Wirklichkeit zu begreifen sind. Diese komplexe funktionale Fähigkeit zu kohärenten symbolischen Repräsentanzen des Selbst und seiner Objekte entsteht durch den Gebrauch von mentalen Funktionen, die sich in den ersten fünf Lebensjahren schrittweise zur vollen Differenzierung entwickeln. Das Gelingen dieser Entwicklung ist darauf angewiesen, dass es einen kontinuierlichen wechselseitigen Austausch mit den frühen Bindungspersonen gibt, worin diese auf die Gefühle, Gedanken, Handlungen und Fantasien des Kindes akzeptierend und feinfühlig (3/11) reagieren.

10 Nach dieser Theorie durchläuft das Kind verschiedene Stufen der Mentalisierung. Dabei erlangt es schrittweise die Fähigkeit, die eigene innere Welt ebenso wie die anderer Menschen auf sichere Weise als voneinander different zu erkennen, sie zu begreifen und sie symbolisch zu

repräsentieren. Im Zuge dieser Entwicklung erwirbt das Kind (1) ein wortsprachliches Verständnis für seelische Vorgänge in sich selbst; (2) die Fähigkeit, Affekte und Gefühle wahrnehmen, aushalten, benennen und mit dem Benennen auch denken zu können (Kognition), Letzteres ohne automatisch entsprechend handeln zu müssen, sowie (3) die Fähigkeit, Gefühle, Gedanken und Fantasien (i. S. v. aktiven Imaginationen) sicher genug voneinander unterscheiden zu können. Mit dem Erreichen dieser Fähigkeiten erwirbt das Kind auch das Vermögen, seelische Zustände anderer Menschen wahrnehmen und von den eigenen als different unterscheiden zu können. Gelingt dem Kind die Entwicklung all dieser mentalen Fähigkeiten, so hat es eine »theory of mind« entwickelt: Es ist in der Lage, sich hoch differenzierte innere Vorstellungsbilder (Repräsentanzen) von seinen eigenen Selbstzuständen sowie von denen anderer zu machen, diese zu reflektieren und sich darauf mit der Gesamtheit seiner Erlebens- und Gestaltungsmöglichkeiten (Fühlen, Wahrnehmen, Denken, Fantasieren, Sprechen und Handeln) angemessen einzustellen.

Damit das Kind lernen kann, seine Gefühle zu denken, d. h. sie zu **11**
reflektieren, muss die Affektspiegelung der Mutter »aus einer subtilen Mischung von Spiegelung und Übermittlung des gegenteiligen Affekts bestehen. ... Um (z. B.) die Angst des Kindes psychisch zu halten, wird der Spiegelausdruck der Mutter einen komplexen Affekt zeigen, der die Angst mit einer inkompatiblen Emotion, zum Beispiel Ironie, verknüpft. In gewisser Weise übermittelt dies die Botschaft, dass im Grunde kein Anlass zu Besorgnis besteht. Noch wichtiger ist jedoch, dass die elterliche Reaktion, die identisch und doch nicht identisch mit der des Kindes ist, die Möglichkeit bietet, eine (symbolische) Repräsentation zweiter Ordnung der Angst zu erzeugen« (Fonagy, 2003, S. 181) (vgl. 4/28 f.). Ferner hilft es dem Kind, eigene Affekte der Mutter von deren Spiegelung seiner eigenen Affekte zu unterscheiden, indem sie nur die gespiegelten Affekte markiert und diese nach der Art des ›baby-talk‹ überbetont sind. Im Fall der gesunden Entwicklung stellt die Mutter all diese Fähigkeiten auf spontane Weise zuverlässig zur Verfügung.

Zürnt das Kind beispielsweise über eine von der Mutter als Bagatelle **12**
angesehene Erfahrung mit ihr, so kann ihre Spiegelung zwei Affekte gleichzeitig beinhalten: Vielleicht spricht sie in einem ärgerlichen Tonfall den Zorn des Kindes an (i. S. v. »jetzt bist du aber zornig, was!«),

bringt aber gleichzeitig mimisch und in interaktioneller Handlung neckend und herausfordernd zum Ausdruck, dass sie den Ärger des Kindes nicht nur begrüßt, sondern ihm auch Raum in der Beziehung gibt (i.S.v. »ja, manchmal ist das so, und das ist kein Drama«).

13 Auf dem Weg der Entwicklung zur sekundärprozesshaft reifen Form der Mentalisierung unterscheiden *Fonagy* und *Target* (2001, S. 963 ff.) zwei Entwicklungsstufen der mentalen Verarbeitung, die *»psychische Äquivalenz«* und den *»Als-ob-Modus«*. Beide Modi werden vom Kind im Zuge der Entwicklung einer reifen Mentalisierung durchlaufen, d.h. entwickelt, gelebt und später weitgehend wieder aufgegeben; sie können jedoch im pathologischen Fall der Entwicklung als Reaktions- und Funktionsweise persistieren und dann klinisch spezifisch in Erscheinung treten. Beide Modi der mentalen Verarbeitung von Fühlen und Denken treten etwa mit eineinhalb Jahren auf und bestehen nebeneinander. Als dritte und reifste Stufe der Entwicklung der Mentalisierung beschreiben die Autoren die Fähigkeit zur Wahrnehmung der *»psychischen Realität«* in sich selbst und Anderen, einhergehend mit der Entwicklung einer »theory of mind« (s.o.). Diese Fähigkeit wird etwa im Alter von 4 bis 5 Jahren erreicht.

5.3 Das Erleben im Äquivalenz-Modus

14 Im mentalen Funktionsmodus der psychischen Äquivalenz erlebt das Kind eine vollkommene Übereinstimmung zwischen seinem eigenen inneren Zustand (Gefühl, Affekt, Gedanke, Fantasie, Handlungsimpuls) und seiner Umwelt bzw. dem inneren Zustand seines Gegenübers. »Zu Beginn erlebt das Kind den mentalen Apparat wie ein Aufzeichnungsgerät, z.B. einen Videorekorder, bei dem das Aufgezeichnete, der innere Zustand, der äußeren Realität genau entspricht. ... Darüber hinaus wird es aber auch Gedanken und Gefühle, die durch die Fantasie entstellt sind, auf die äußere Realität projizieren, ohne dessen gewahr zu werden, dass die Erfahrung der äußeren Welt in derselben Weise verzerrt ist« (Fonagy und Target, 2001, S. 963). »Äquivalenz bezeichnet die (unbewusste, Anm. M.K.) Annahme, dass der Gedanke sich zwangsläufig materialisiert bzw. realisiert« (S. 964). Eine Realitätsprüfung ist dabei noch nicht möglich.

In den ersten vier Lebensjahren kann das Kind seine Vorstellungen, 15
Fantasien oder Gedanken über die Welt und die Personen darin noch nicht als Repräsentation, d.h. als Ergebnis der eigenen Vorstellung, begreifen, sondern es hält all dies für die *realen* Abbilder der Wirklichkeit, von der es umgeben ist. Zeigt beispielsweise ein Untersucher einem dreijährigen Kind in einer experimentellen Situation einen Schwamm, der wie ein Stein aussieht, so ergibt sich die folgende Situation (Fonagy et al., 2004):

»Frage: Wie sieht das aus?
Antwort: Es sieht aus wie ein Stein.
Frage: Und was ist das?
Antwort: Ein Stein.
Das Kind wird nun aufgefordert, den Gegenstand in die Hand zu nehmen und fest zuzudrücken:
Frage: Was meinst du, was ist das?
Antwort: Es ist ein Schwamm.
Frage: Wie sieht es aus?
Antwort: Es sieht aus wie ein Schwamm.

Das Kind setzt Schein und Wirklichkeit miteinander gleich. Sehr kleine Kinder verhalten sich so, als ob ihre eigenen Gedanken und die Gedanken anderer Menschen die reale Welt originalgetreu widerspiegeln« (S. 263).

Im Äquivalenz-Modus erlebt das Kind seine Welt so, wie es sie denkt: 16
Die Schlange liegt wirklich unter dem Bett, der Schatten ist tatsächlich ein bedrohliches Wesen, der Schnupfen ist eine tödliche Krankheit usw. »Im günstigsten Fall akzeptieren Eltern das Erleben des Kindes, …, auch wenn sie sich gleichzeitig so verhalten, dass deutlich wird, dass sie nicht genau dasselbe erleben. Nehmen wir als Beispiel … das kleine Kind, das große Angst vor dem hinter der Tür hängenden Bademantel hat und nicht einschlafen kann, weil es darin einen Mann sieht, der nur darauf wartet anzugreifen. Für das Kind ist das die Realität, und sein Erschrecken teilt sich auch ganz real und zwingend mit. Die Eltern sagen dem Kind dann nicht nur, dass der Bademantel kein Mann ist oder dass es dumm wäre, sich vor ihm zu fürchten. Sie nehmen den Bademantel auch weg und anerkennen damit die Realität des furchtauslösenden Ge-

dankens, ohne gleichzeitig dieselbe Furcht zu zeigen. Eltern schließen sich also einerseits der Wahrnehmung des Kindes an, teilen sie, stellen aber gleichzeitig die Möglichkeit anderer Perspektiven zur Verfügung und schaffen damit Distanz zur kindlichen Perspektive« (Fonagy und Target, 2001, S. 980).

17 Das Beispiel der Autoren zeigt, dass Eltern auf die Mentalisierungsleistung des Kindes in der gleichen Weise reagieren, wie sie es auch beim Spiegeln der kindlichen Affekte tun; sie reagieren einerseits empathisch angemessen und nehmen das Erleben des Kindes ernst, andererseits in markierter Weise: Indem sie markiert reagieren, zeigen sie dem Kind, dass es noch eine andere Erlebens- und Verarbeitungsweise gibt als die des Kindes. Diese Art der Reaktion eröffnet dem Kind die Möglichkeit, sich schrittweise von dem infantil-unreifen Modus der psychischen Äquivalenz zu lösen und die Fähigkeit der reifen Mentalisierung zu entwickeln, die von den Autoren als »psychische Realität« bezeichnet wird. Mit anderen Worten: Für das Gelingen der Entwicklung einer reifen Mentalisierungsfähigkeit ist das Kind darauf angewiesen, in einem Beziehungsrahmen aufzuwachsen, der dem Kind die Sicherheit der kontinuierlich empathischen und angemessenen *markierten* Spiegelung seines Erlebens zur Verfügung stellt, wozu gleichzeitig die Anerkennung der infantilen Verarbeitung und das Zur-Verfügung-Stellen der erwachsenen Verarbeitungsmodi gehört. Diese Differenz zwischen Kind und Pflegeperson gewährleistet den Entwicklungsprozess des Kindes.

18 Vor einer vergleichbaren Situation wie die Eltern im Beispiel von Fonagy et al. stehen auch Psychotherapeuten häufig, wenn sie mit Borderline-Patienten arbeiten. Denn ein Wesenszug dieser Störung besteht darin, dass sie die Funktionsweise der psychischen Äquivalenz als *persistierendem* Modus der Mentalisierung in sich trägt. Der Äquivalenzmodus kann bei diesen Patienten mit vernichtender Destruktivität verbunden sein. Ein klinisches Beispiel soll illustrieren, wie der Äquivalenzmodus in Erscheinung treten kann, wenn er als Form der Mentalisierung bis ins Erwachsenenalter persistiert:

> 19 In bestimmten Gefühlsverfassungen beharrt Herr R. mir gegenüber immer mal wieder darauf, »so sind wir doch alle, Sie auch, oder etwa nicht«. Ich spüre in solchen Momenten in der Regel, dass es sinnlos ist, meinem Patienten zu widersprechen, und schweige. Und meine Erfahrung mit ihm ist, dass er mir im Fall meines Widerspruchs vorhält: »Pah, das glaube ich Ihnen

nicht.« Und: »Sie sagen mir ja sowieso nicht, wie Sie sich fühlen.« – Ich halte solche Mini-Episoden für einen Ausdruck des Funktionsmodus der psychischen Äquivalenz, in den er situativ, aber vorübergehend gerät. Er ist sich dann vollkommen sicher zu wissen, was in mir vorgeht: Ich bin so, wie er mich sieht.

Eines Tages erschreckte er mich mit der Mitteilung, dass er am Tag zuvor seine »*Tochter in die Wüste geschickt*« habe. Während eines zunächst versöhnlichen Treffens mit der erwachsenen Tochter, bei dem er sie reichlich beschenkt hatte, war er plötzlich in immense Wut geraten: Sie sei »*genau wie ihre Mutter*«. Und da habe er ihr erklärt, dass er ab jetzt nicht mehr ihr Vater wäre. Es war unmöglich, mit dem Patienten nähere Zusammenhänge oder Einzelheiten zu klären, die zu dem Eklat geführt hatten: Sie sei genau wie ihre Mutter, und da könne er nicht anders reagieren. – Ich verstehe diesen Ablauf mit der Tochter so, dass irgendein Moment ihres Verhaltens im Patienten unbewusste Interaktionsrepräsentanzen aus der eigenen Mutterbeziehung (= implizites Beziehungswissen; siehe 6/4) wachgerufen hat. Diese innere Szene legte sich offenbar wie eine Folie über das reale Ereignis mit der Tochter; innere Welt und reale-äußere Welt wurden erlebnismäßig vollkommen gleich (= psychische Äquivalenz). Für diese Annahme spricht die Stereotypie (Fonagy & Target, 2001, S. 971 f.) seiner Reaktion (so hatte er bereits mehrfach auf seine Frau reagiert) und sein vollkommenes Unvermögen, dem Erleben der Szene im Moment des Geschehens zu entkommen. Unbewusst erlebt und verarbeitet er Erfahrungen mit der Tochter und der Ehefrau im Äquivalenzmodus, dem die Wiederbelebung einer generalisierten Erfahrung mit der Mutter zugrunde liegt. Erst im Nachhinein war er in der Lage, sich davon zu distanzieren und das Ereignis mit meiner Hilfe zu reflektieren.

Beiden Szenen gemeinsam ist, dass der Patient im Moment des Erlebens kein Bild davon hat (oder zu haben scheint – erste Szene), dass sein Gegenüber anders als von ihm angenommen sein könnte. Für den Therapeuten ist es besonders in der Anfangsphase der Behandlung mit Borderline-Patienten anders als für Eltern mit ihrem Kind manchmal nicht möglich, eine Haltung einzunehmen und diese auch auszudrücken, dass auch eine andere als die vom Patienten ins Auge gefasste Perspektive möglich ist. Das hängt damit zusammen, dass für diese Patienten der Modus der psychischen Äquivalenz den Charakter von Abwehr und Bewältigung zugleich hat, der im subjektiven Erleben Sicherheit vermittelt und das Selbst im Zustand der Homöostase hält zwischen dem Bedürfnis nach innerer Sicherheit und der Angst vor der Wiederholung einer unerträglichen Realität. Eine solche unerträgliche Realität kann die Erfahrung mit frühen Beziehungspersonen sein, vor allem wenn diese in ihren reifungsfördernden Funktionen in extremem Maße enttäuschend, versagend oder gar traumatisierend waren.

5.4 Das Erleben im Als-ob-Modus: Mit der Realität spielen lernen

20 Fonagy et al. (2004) »behaupten, dass wir uns Klarheit über die Form und die Grenzen des kindlichen Denkens verschaffen müssen, um erstens die große Bedeutung der Imagination in diesem Alter zu verstehen und um zweitens bei kleinen Kindern sowie bei älteren Patienten, die weiterhin innerhalb dieser Grenzen funktionieren, angemessene Techniken anzuwenden« (S. 266). Nur so können wir begreifen, wie das Kind schrittweise seinen Weg vom Modus der psychischen Äquivalenz zum Erkennen der psychischen Realität findet und wie Patienten zu verstehen sind, die auch im Erwachsenenalter noch mehr oder weniger ausgeprägt in den infantilen Modi der Mentalisierung fixiert geblieben sind; manche Patienten wie Herr R. sind nicht auf die Ebene der Mentalisierung regrediert, sondern haben sie lebenslang beibehalten.

21 Die Autoren beschreiben einen zweiten Modus des mentalen Funktionierens, den sie ›*Als-ob-Modus*‹ nennen. Das kleine Kind ist im Äquivalenzmodus zunächst noch nicht in der Lage, seine Vorstellungen und Gedanken als innere Abbilder, als Repräsentanzen der äußeren oder inneren Realität zu erfassen und zu begreifen. Auf dem Weg zu dieser Fähigkeit der Wahrnehmung von ›*psychischer Realität*‹ verfällt es in den Als-ob-Modus, der es ihm ermöglicht, in seiner *Fantasie* eine von der Realität abgekoppelte Welt der Imagination entstehen zu lassen, die vollkommen getrennt vom Erleben im Äquivalenzmodus existieren kann, ohne dass die Inhalte beider Modi einander beeinflussen müssen. Dabei hebt das Kind im Spiel beispielsweise einen Bauklotz in die Höhe, macht lautmalerisch »brrrmm-brrrmm« und stellt sich offensichtlich vor, dass es gerade ein Flugzeug durch die Luft fliegen lässt. Im Als-ob-Modus »wird die Realität suspendiert. Das Kind spielt, dass die Tiere schlafen gehen, das Auto in die Garage fährt, die Puppe zum Arzt muss und dergleichen. Es nimmt Themen aus dem Alltag zum Vorbild und stellt sie im Spiel nach. Es bezieht sich also zunächst auf die Realität und entkoppelt sich dann von ihr. Oder wie Freud sagt: ›Der Gegensatz zu Spiel ist nicht Ernst, sondern Wirklichkeit‹ … das Kind ›weiß‹, dass sein als Gewehr verwendeter Stock keine wirklichen Kugeln schießt. Es versteht allerdings noch nicht, dass sein Stock ein Gewehr repräsentiert« (Dornes, 2004, S. 181). Die Verwendung des Als-ob-Modus erlaubt dem

Kind jedoch schrittweise, die mentalisierende Möglichkeit dieses Modus zu nutzen, der es ihm zunehmend ermöglicht, die äußere Wirklichkeit in Form von symbolischen Repräsentanzen, d.h. als Vorstellungsbilder, innerlich abzubilden.

Das Kind macht im Spiel ausgiebig vom Als-ob-Modus Gebrauch. 22
Hier kann es in aller Ruhe über innere Zustände von sich selbst und anderen sowie über Ideen und Überzeugungen nachdenken, wozu es *außerhalb des Spiels* nicht in der Lage ist. »Im Spiel können Funktionsweisen in den Vordergrund treten, die nur selten benutzt werden, in der Entwicklung bereits überwunden wurden oder sich gerade entfalten. So fördert das Spielen oder So-tun-als-ob mitunter überraschende Kompetenzen zutage, während es in anderen Phasen Gelegenheit zur Regression und zum Ausdruck unbewusster Konflikte bietet.... Wenn es spielt, besitzt selbst das kleine Kind ein mentalisierendes Modell des psychischen Erlebens und versteht seine Psyche als etwas, das Gedanken, Wünsche und andere Gefühle repräsentiert. Für Kinder in diesem Alter scheint es jedoch notwendig zu sein, in den ›Als-ob‹-Denkmodi *jede Entsprechung zwischen der ›Als-ob-Welt‹ und der äußeren Realität auszuschließen.* ... Sobald dies nicht gewährleistet ist, zeigt sich rasch, wie bedrohlich die Isomorphie von innerer und äußerer Realität für ein Kind werden kann, weil sein Wissen um die Implikationen und realistischen Gefahren vieler Vorgänge noch begrenzt ist« (Fonagy et al., 2004, S. 266f.; Hervorhebung von M. K.). In dieser Weise wird der Als-ob-Modus zu der entscheidenden mentalen Funktion, die das Kind unbedingt benötigt, um sich auf spielerische Weise mit der Welt und seinem vielfältigen Erleben darin auseinander setzen zu können, vor allem aber auch, um sich mit seinen Konflikten und mit Problemen beschäftigen zu können. So wird der Als-ob-Modus des Mentalisierens geradezu zum Modus der Problem- und Konfliktbewältigung (siehe Kap. 8.3 und 8.4).

Damit es aber gelingen kann, die beiden frühen Modi der Mentali- 23
sierung, den Äquivalenz- und den Als-ob-Modus, in reifer Weise in das Selbst zu »integrieren und eine genuin mentalisierte psychische Realität aufbauen zu können, muss das Kind Gelegenheit finden, (a) seine augenblicklichen mentalen Zustände wahrzunehmen, (b) sie im Denken und Fühlen des Objektes repräsentiert zu sehen und (c) den Rahmen wahrzunehmen, den die normalerweise an der äußeren Realität orien-

tierte Perspektive des Erwachsenen repräsentiert. Wir halten den ›Rahmen‹, den Vater oder Mutter oder ältere Kinder schaffen, für einen wesentlichen Bestandteil des Modells. Das Kind braucht einen Erwachsenen – oder auch ein älteres Kind –, der ›mitspielt‹, damit es seine Fantasie oder Idee durch diesen Anderen repräsentiert sehen kann; dies ist die Voraussetzung dafür, dass es sie reintrojizieren und als Repräsentanz seines eigenen Denkens benutzen kann. […] Wenn sich die erwachsene Bezugsperson im Spiel in die Welt des Kindes hineinbegibt, sieht dieses, dass sie eine ›Als-ob‹-Haltung gegenüber seinem intentionalen Zustand einnimmt. Damit ist der Rahmen geschaffen, in dem das Kind begreift, dass seine Gedanken oder Gefühle ›nicht wirklich‹ sind, und dennoch kann es sie außerhalb, in der Mutter, wahrnehmen. Die Verbindung seines eigenen Zustandes mit einer Wahrnehmung dieses Zustandes außerhalb seiner selbst kann zur Repräsentation – zum Symbol – des inneren Zustandes werden; sie entspricht dem Zustand, ist mit ihm aber nicht gleichgesetzt. […] Auf diese Weise kann es letztlich die Repräsentation seiner inneren Realität durch die Mutter als Ausgangsbasis für sein eigenes symbolisches Denken benutzen, das heißt, für die Repräsentation seiner eigenen Repräsentation. […] Das entscheidende Element dieses Prozesses ist nicht die Tatsache, dass das Kind ›einfach spielt‹, sondern dass sich sein Spiel aus der psychischen Äquivalenz herauslöst und gleichzeitig den Kontakt zur Realität aufrechterhält. Mit anderen Worten: Indem das Kind die Psyche der Mutter benutzt, gelingt es ihm, *mit der Realität zu spielen*« (Fonagy et al., 2004, S. 271 f.; Hervorhebung im Original).

24 Die Autoren »sind der Auffassung, dass der Umgang der Erwachsenen mit den spielerischen Äußerungen ihrer Kinder ab eineinhalb Jahren dieselbe Funktion hat wie die Affektspiegelung im ersten Lebensjahr. … Die Kommentare der Eltern zu den Spielhandlungen sind implizite Kommentare zu den im Spiel dargestellten und externalisierten Selbstzuständen des Kindes und werden verinnerlicht wie vorher die in den Gesichtsausdrücken und Vokalisierungen zutage tretenden Kommentare der Eltern. … Wichtig ist dabei, dass die Kommentare der Eltern ebenfalls im spielerischen Modus gegeben werden. … Spielt das Kind z. B. ›Vater-Erschießen‹ und der Vater reagiert darauf mit realem Ärger und schimpft mit dem Kind, so wird aus dem Spiel Ernst, und der Kommentar des Vaters hat nichts zur Regulierung des aggressiven Impulses beigetragen, sondern zu Eskalation, Angst oder Verwirrung. Reagiert er darauf aber ›markiert‹ bzw. im Als-ob-Modus, indem er auf eine dramatisierte, künstliche Weise stirbt, so hat er dem Kind damit signalisiert, dass man mit den eigenen Impulsen und Wünschen spielen kann, ohne dass sie Auswirkungen auf die Realität haben. Sie sind eben Wünsche und keine wirklichen Handlungen, Gedanken und keine Taten, Repräsentationen von Realität, nicht die Realität selbst« (Dornes, 2004, S. 181 f.).

> In der Zeit der Anti-Atomkrieg-Debatte und besonders zur Zeit des poli- 25
> tischen Streits um die Stationierung von Pershing-Raketen in Mitteleuropa gab es auch eine heftige Debatte darüber, wie Kinder zur Friedliebigkeit erzogen werden können. Damals sprach sich eine breite Bewegung von Eltern für eine »Entmilitarisierung der Kinderzimmer« aus und propagierte ein Verbot jeglichen Kriegsspielzeugs, einschließlich des althergebrachten Flitzbogens. Damals wurde angenommen, dass der spielerische Umgang mit Krieg und Tod die Folgen des Krieges mit Massenvernichtungswaffen verharmlosen und die Sensibilität für Destruktivität beeinträchtigen würde. In dieser Zeit konnte ich beobachten, wie gerade die Freigabe des Kinderzimmers für das Spiel mit dem Krieg der Bewältigung von infantiler Angst vor den gleichen Gefahren diente, mit denen die Erwachsenen mühsam ihr Auskommen suchten. Ich wurde Zeuge von täglichen Kriegsfeldzügen, scharenweise niedergemähten Soldaten und vernichteten Panzern in Kinderzimmern und konnte miterleben, wie Kinder die Auseinandersetzung mit dem Zweiten Weltkrieg in Literatur und in Gesprächen mit Kriegsteilnehmern suchten. Zwei Jahrzehnte danach kann ich heute in diesen Kinderzimmer-Kriegern Erwachsene erkennen, die den Ersatzdienst gewählt und soziale Kompetenz entwickelt haben und die einen behutsamen, verantwortungsbewussten Umgang mit der Umwelt pflegen, dies alles verbunden mit einem angemessen kraftvollen, aggressiven und durchsetzungsfähigen Potenzial sozialer Kompetenz ohne erkennbare Destruktivität gegenüber sich selbst oder anderen.

Dieses Beispiel zeigt, wie das Als-ob-Spiel als potenzielle Bewältigungs- 26
und Verarbeitungsmöglichkeit des Kindes dem Selbst dazu dient, unerträglich erscheinende Aspekte der Umwelt und des eigenen Selbst, hier des Krieges und der Destruktivität, Vorstellungen und Fantasien darüber und affektive Reaktionen darauf zu bewältigen und in das Selbst zu integrieren. Vom gleichen Modus macht das infantile Selbst insbesondere dann Gebrauch, wenn es in Konflikte mit seiner Umwelt

gerät (siehe Kap. 8). Letztlich greift aber auch die Psychotherapie und Psychoanalyse auf diese Möglichkeit zurück, wenn sie den Patienten zum Fantasierten oder zum gedanklichen Als-ob ermutigt und damit dazu anregt, mit seiner inneren Realität zu spielen. Denn: »Der Gegensatz zu Spiel ist nicht Ernst, sondern – Wirklichkeit« (Freud, 1908, zitiert nach Dornes, 2004, S. 181).

27 Die gelungene Integration der beiden infantilen mentalisierenden Modi in das kindliche Selbst geht mit einer Aufgabe des Äquivalenzmodus einher und ermöglicht dem Kind, den Als-ob-Modus bewusst intendiert (im Spiel oder in der aktiven Imagination) als mentales Werkzeug zur Lösung seiner Probleme zu nutzen; dabei entwickelt es die Fähigkeit, die eigene innere wie auch die äußere Realität angemessen symbolisch zu repräsentieren. Das Gelingen dieser Entwicklung ist davon abhängig, dass dem Kind Pflegepersonen zur Verfügung stehen, die eine sichere Bindung und die Fähigkeit bereitstellen ›mitzuspielen‹. Misslingt aber ein solcher interaktionaler Prozess, in dem die Innenwelten von Kind und Eltern miteinander in Kontakt treten und sich austauschen können, so persistieren die infantilen Modi der Mentalisierung und fungieren unbewusst und also unbemerkt gleichzeitg nebeneinander; der Als-ob-Modus kann nicht als mentales Werkzeug genutzt werden. Unter diesen Bedingungen werden sie auch in der Art einer Abwehr (wie im Fallbeispiel bei 5/19) zur Bewältigung der faktischen Realität eingesetzt. Wird das Kind mit enttäuschenden, versagenden, missbrauchenden oder gar traumatisierenden frühen Bezugspersonen groß, so benötigt es Möglichkeiten, inakzeptable Aspekte der bedeutsamen Pflegeperson sowie die eigenen reaktiven Gefühle darauf aus dem Bewusstsein auszuschließen. Dazu kann der Als-ob-Modus dienen; dies wird unten anhand eines Beispiels illustriert. Auf den ersten Blick scheint dieser Vorgang dem sehr nahe zu kommen, was aus der Abwehrlehre bekannt ist. Doch der Eindruck trügt. Abwehr im klassischen Sinne dient dem Ich dazu, einen unliebsamen oder inakzeptablen Triebimpuls im Unbewussten zu belassen, d.h. einen *eigenen* seelischen Inhalt aus dem Bewusstsein fern zu halten. Demgegenüber kann der Als-ob-Modus dazu dienen, eine unerträgliche Eigenschaft der Pflegeperson mental zu bewältigen. Als Beispiel führen Fonagy und Target (2001) die Situation von Kindern an, deren Eltern durch Gewalt oder Missbrauch real traumatisch wirksam werden: »Missbrauch verstärkt den Als-ob-

Modus, weil er oft für ein Kind den einzigen Ausweg darstellt, die Verbindung zwischen innerer Verfassung und einer unerträglichen äußeren Realität zu kappen« (ebd., S. 969). Im Als-ob-Modus ist die Denkweise des Kindes: Ich tu so, als ob es eine ganz andere Sichtweise und Wahrheit meiner Eltern gibt, und diese halte ich vor mir selbst als die einzige Wirklichkeit aufrecht; der Als-ob-Modus geht dabei mit dem persistierenden Äquivalenzmodus einher und erzeugt eine von Fantasie geleitete Verzerrung der Sicht der Eltern. Das Verständnis dieser Art der mentalen Organisation ist dem Konzept der defensiven Abwehr[14] nahe, wie es in der Selbstpsychologie benutzt wird. Die Autoren betonen, dass der Äquivalenzmodus als persistierende Form der Mentalisierung dann entsteht, wenn die *innere Verfassung* der Eltern für das Kind eine subjektive Gefahr darstellt (ebd., S. 971 f.). Das ist auch der Fall, wenn Eltern in ihrer Spiegelfunktion für die emotionale Innenwelt des Kindes gravierend versagen, wie es z. B. bei narzisstischen, depressiven oder psychotischen Müttern und solchen mit gravierenden Angstsymptomen vorkommen kann. Auch hier dient der Als-ob-Modus dazu, die unerträgliche Realität der Pflegeperson aus dem Bewusstsein fern zu halten. Charakteristisch für den persistierenden Als-ob-Modus ist, dass darin Gefühle und Gedanken als *»vollkommen repräsentativ oder symbolisch, als gänzlich ohne Bezug zur äußeren Welt«* (Fonagy, 2003, S. 180) erlebt werden. Ein klinisches Beispiel möge dies illustrieren:

> Einer meiner Patienten litt unter einem depressiven Erschöpfungssyndrom. **28**
> Er war in einer Führungsposition der Industrie und fühlte sich außerstande,

[14] Kohut unterschied zwischen der defensiven und der kompensatorischen Abwehr: Er »schlage vor, auf einfache Weise vorläufig etwas Ordnung in die Psychologie der inneren psychischen Ausstattung des Kindes zu bringen, indem wir sie vor dem Hintergrund der Fähigkeit betrachten, auf die Traumatisierung des entstehenden Selbst mit der Bildung von (a) kompensatorischen und (b) defensiven Strukturen zu reagieren (Kohut, 1987, S. 194)«. Er beschreibt »die Fähigkeit, defensive Strukturen zu bilden – Strukturen, um die Überreste des Selbst zu bewahren, d. h. den Status quo zu bewahren, so unbefriedigend dieser auch sein mag … Des Weiteren [gebe] es Abwehrstrukturen, die, obwohl sie ursprünglich der gleichen einfachen Bewahrungsfunktion gedient haben, später zu einem Entwicklungsfortschritt fähig waren, der es ihnen erlaubte, zu einem Vorzug der reifen Persönlichkeit zu werden, vor allem, nachdem die Aufgabe, solide kompensatorische Strukturen zu bilden, erfolgreich vorangebracht war« (ebd, S. 194 f.). Die »Entwicklung dieser Kräfte« vergleicht Kohut mit der sog. »sekundären Autonomie« der Ich-Psychologie, wie sie von Hartmann (1964) beschrieben wurde.

der doppelten Anforderung gerecht zu werden, die darin bestand, dass er als Außenrepräsentant stets freundlich sein musste, zugleich aber im ständigen Leistungsrating seiner Personalabteilung nur beste Ergebnisse produzieren musste: Erschöpfung konnte er sich nicht erlauben. Unbewusst war dies für ihn das gleiche Beziehungsmuster wie einst mit seiner Mutter. Die Besonderheit seiner Säuglingszeit bestand darin, dass die Mutter eng an die eigene Mutter (also seine Großmutter) gebunden war, die während der Schwangerschaft mit ihm verstarb. Seine Kindheit charakterisierte er mit dem Satz: *»Meine Kindheit fand auf dem Friedhof statt.«* Dieser Satz lässt vermuten, dass er als Kind einer Mutter, die in einer protrahierten Trauerreaktion gefangen war, wohl nur selten ein Gegenüber gehabt hat, das seine Affektivität angemessen spiegeln konnte. Auf diese Weise musste er in seiner Selbstwahrnehmung blind bleiben für eine Vielzahl seiner emotionalen Verfassungen, weil die Mutter sie nicht zu sehen vermochte. Dieser Zustand seiner emotionalen Seelenblindheit hielt bis in die Gegenwart des Therapiebeginns an: Er war ein immer freundlicher, zuvorkommender, netter Mann, geradezu stereotyp. Jedenfalls tat er (unbewusst) so, *als ob* er immer so sei.

Er tat so, als ob seine Firma (= seine Mutter) das Beste für ihn sei; die Enttäuschung, d.h. Traurigkeit und insbesondere Wut darüber wahrzunehmen, dass sein Gegenüber sich nicht im Geringsten darum kümmern kann, wie es ihm emotional in der Beziehung geht, ist unerträglich, denn damit liefe er Gefahr, die Beziehung zu verlieren. Und selbst die Traurigkeit (= Erschöpfung) darf er nicht zulassen, denn welche trauernde Mutter (= sein Betrieb) möchte schon ein weinendes Kind (= einen erschöpften Mitarbeiter) haben. So verstand ich seine unbewusste emotionale Logik. Der Als-ob-Modus wurde für ihn zum zentralen Modus der Lebensbewältigung, kreativ und erfolgreich zugleich, allerdings um den Preis der leugnenden Selbstausbeutung. Demgegenüber würde man diese Dynamik in klassischer Sicht vielleicht als Charakterwiderstand deuten und als Ausdruck einer Abwehr gegenüber Destruktivität verstehen, liefe damit aber Gefahr, den Zusammenhang mit der frühen Beziehungserfahrung des Kindes mit der Mutter zu übersehen.

29 Es kann in der klinischen Situation zunächst schwierig erscheinen, die beiden Modi der Mentalisierung, ›psychische Äquivalenz‹ und ›Als-ob-Modus‹ voneinander zu unterscheiden, insbesondere wenn sie uns beim Patienten in ihrer persistierenden Form begegnen. Beiden gemeinsam ist, dass sie unter spezifischen Bedingungen der kindlichen Entwicklung als Modalität der Verarbeitung von Beziehungserfahrung bestehen bleiben können, statt dass die Fähigkeit zur reifen Mentalisierung und zur

Wahrnehmung der psychischen Realität von sich selbst und anderen entsteht. Wir begegnen diesen beiden Modi in unterschiedlichen Kontexten. Das Erleben ›psychischer Äquivalenz‹ kann eine Art von vorübergehender Regression darstellen, die durch diskrete äußere Ereignisse ausgelöst wird und eine vollkommen unbewusste Wiederbelebung von Erfahrung aus dem Bereich des impliziten Beziehungswissens auslöst. Dabei regrediert der Patient auf das Niveau archaischer mentaler Verarbeitung von Wahrnehmungsmustern, die man primärprozesshaft nennen kann: Denken und Fühlen wird innerlich wie äußerlich für Realität gehalten und ist zum Zeitpunkt des Auftretens nicht reflektierbar (siehe Beispiel 5/19). Das Erleben im ›Als-ob-Modus‹ wird ausgelöst, wenn im aktuellen Beziehungskontext eine ängstigende Erfahrung droht, die vom Selbst nicht bewältigt werden kann. Darauf setzt gänzlich unbewusst Verleugnung und Fantasie-Bildung ein, welche die äußere Realität derart in eine Als-ob-Wirklichkeit wandelt, wie sie vom Selbst bewältigt werden kann. Eine meiner Patientinnen glitt beispielsweise während der Therapiesitzungen häufig in diesen Modus, indem sie spontan begann, die Welt meines Behandlungszimmers imaginativ-bildhaft in eine fantastische andere Szenerie zu verwandeln, und dabei stieg sie vollkommen aus dem Kontakt mit mir aus. Dies kann ein unbewusster Bewältigungsmodus für anders nicht erträgliche Erinnerungen und Fantasien in einem anderen Beziehungskontext sein sowie mit damit in Verbindung stehenden Gefühlen.

Schließlich kann es geschehen, dass ein Patient beide mentalisieren- **30**
den Modi, Äquivalenz und Als-ob, gleichzeitig aktiviert. So kann es in der therapeutischen Situation mit Borderline-Patienten genügen, dass diese beginnen, einen Aspekt der faktischen Wirklichkeit des Therapeuten wahrzunehmen; diese Wahrnehmung kann subjektiv als Gefahr erlebt werden, die defensiv mit dem Als-ob-Modus abgewehrt wird: Dann wandelt sich der Therapeut in der Vorstellungswelt augenblicklich in eine Gestalt der inneren Objektwelt, die als vollkommen wirklich erlebt wird. Das mutet oft als negative Übertragung an. Solches Übertragungserleben ist für Patienten mit einer Persönlichkeitsstörung oft unerträglich und birgt die Gefahr einer gravierenden Störung des Behandlungsprozesses. Daher ist es in der Arbeit mit Patienten, deren Selbst eine strukturelle Störung der Reifung der Mentalisierungsfunktionen aufweist, hilfreich, die Entwicklung der negativen Übertragung frühzeitig

dadurch zu begrenzen, dass entsprechende Erfahrungen in der Außenwelt aufgegriffen und bearbeitet werden:

31 Frau E., Chefsekretärin, kommt in die Montag-Stunde und berichtet davon, dass sie das ganze Wochenende in Angst verbracht habe. Sie sei seit Donnerstag im Hause geblieben, weil sie krank gewesen sei. So habe sie wichtige Arbeiten nicht erledigen können, die zudem noch unter Zeitdruck standen. Seit Sonntag sei die Angst unerträglich. Sie habe die Vermutung, dass ihr Chef ihr eine Abmahnung geben werde, so wie bereits vor einigen Monaten wegen der Komma-Fehler in ihren Briefen. Sie traue sich gar nicht, morgen ins Büro zu gehen. Es sei ihr unmöglich, sich dieser Vorstellung noch zu entziehen; sie sei wie besessen davon und die Angst verlasse sie überhaupt nicht mehr. Wie sie den nächsten Tag überstehen solle, sei ihr rätselhaft.

In der Gegenübertragung packt mich eine dumpfe, diffuse Angst, die kaum abzuschütteln ist. Ich fühle mich wie von der Angst angesteckt und gerate selbst an den Rand der Panik, den Kontakt zur Realität zu verlieren. Mir gelingt die Distanzierung mit Mühe und Anstrengung und nur dadurch, dass ich mich mit aller Kraft darum bemühe, so klar wie eben möglich zu denken und mich von keinen Gefühlen verunsichern zu lassen.

Sie kommt in die Mittwoch-Stunde und berichtet, dass die Realität am Dienstag total anders gewesen sei, als sie es sich vorgestellt hatte. Alle hätten vollkommen normal, nett und ohne jeden Vorwurf reagiert, sogar der Chef. Es sei geradezu selbstverständlich für alle gewesen, dass sie krank gewesen sei und deshalb nicht habe arbeiten können. Es sei äußerst befreiend gewesen, sich wieder sicher in der Realität gelandet zu fühlen. Der Unterschied zwischen den beiden Erlebenszuständen, in der Vorstellungswelt und in der Wirklichkeit, sei enorm. Sie sei sich auch nicht sicher, ob ich hätte wahrnehmen können, wie enorm ihre Panik gewesen sei.

Peinlich sei ihr nun, noch ein weiteres Erlebnis berichten zu müssen. Es sei so schambesetzt, dass sie ihren ganzen Mut zusammennehmen müsse, davon zu berichten. Es sei eine sexuelle Fantasie, die sie eigentlich nie aussprechen würde. Aber es schiene ihr wichtig. Am Donnerstag der letzten Woche sei sie abends mit ihrem Mann im Gespräch in der Küche gewesen und habe das Abendbrot vorbereitet. Sie habe eine Hartwurst mit der Maschine geschnitten und dabei sei ihr voller Erschrecken die Fantasie durch den Sinn geschossen, ihre Hand umschließe einen erigierten Penis. Ihr sei augenblicklich heftigst schwindlig geworden und sie habe sich nur noch mit Mühe auf den Beinen halten können. Das sei so schrecklich gewesen wie lange nicht mehr. Sie sei vollkommen entsetzt, dass sie immer noch in solche Zustände von Angst gerate. Sie hatte doch gehofft, dass die Therapie dazu führe, dass sie so etwas nicht mehr erleben müsse.

Es sei noch ein kleines Ereignis gewesen. Sie sei ihrem Chef beim Verlassen des Sekretariats in der Tür in die Arme gelaufen. Sie habe sich instinktiv vor ihm geduckt und die Arme schützend in die Höhe gehoben, als wolle sie sich vor etwas wehren. Alles sei ganz schnell gegangen, aber er habe ganz freundlich reagiert und nichts getan.

Ich verstehe das Erleben meiner Patientin in diesen Momenten als Ausdruck eines Persistierens der Mentalisierung im Modus der psychischen Äquivalenz und des Als-ob gleichzeitig nebeneinander (Fonagy & Target, Psyche, 2001, 961–995). Offenbar gerät Frau E. in Momenten wie diesen ebenso wie in einer Vielzahl von vergleichbaren Episoden in der Vergangenheit unserer Arbeit in den Modus der Denkorganisation, der mit einem Verlust der Realitätswahrnehmung einhergeht und worin sie ihre Denk-, Vorstellungs- und Fantasieinhalte für die Realität hält. Entsprechend reagiert sie mit einer panischen Angst, zu der die Annahme der Unentrinnbarkeit des vorgestellten Inhaltes gehört. Sie kann sich dann keine andere Vorstellung mehr bilden als diese ängstigende. **32**

Die Begriffe *Symbolisieren*, *Mentalisieren*, *Reflektieren* und *psychische Realität* können nun in ihrer Bedeutung für die Reifung der mentalen Funktionen des Selbst verstanden werden: **33**

- Die Reifungsentwicklung ermöglicht dem Kind nicht nur, schrittweise das Erleben seiner Gefühle, motivationalen Antriebe und Bedürfnisse wahrzunehmen und in Worte zu bringen (Symbolisieren),
- sondern es lernt gleichzeitig, emotionale und kognitive Funktionen zu unterscheiden, zu nutzen und in die Beziehung zu bringen;
- daneben entfaltet und differenziert das Kind seine Fähigkeit zur Imagination (Fantasie) und erwirbt die Fähigkeit, bewusst eingesetzte, aktive Imagination von der Realität zu trennen.
- Indem sich diese Funktionen nur in Beziehung mit den Bedeutung vermittelnden Pflegepersonen entwickeln können, entsteht darüber hinaus die Fähigkeit, die eigene innere Welt von der inneren Welt der anderen unterscheiden und differenziert wahrnehmen zu können;
- diese Fähigkeiten stellen zentrale psychische Funktionen des Selbst dar (siehe 9/7 f.) und stellen damit Strukturelemente dar.

- Auf diese Weise entsteht die Erkenntnis von ›psychischer Realität‹ als Produkt der Wahrnehmung und Kognition: *Subjektivität* im eigenen Selbst wie auch im Gegenüber kann erfahren und erfasst werden.
- Ferner entwickelt das Kind die Fähigkeit, die ›psychische Realität‹ seiner selbst und anderer zu denken, was die Grundlage des Reflektionsvermögens darstellt.
- Mit der zunehmenden Reflektion des Kindes geht die Entwicklung der Fähigkeit einher, sich selbst und andere in der ganzen Vielfalt und Differenziertheit der ›psychischen Realität‹ zu erkennen und anzuerkennen.
- Dies mündet schließlich ein in dem für die psychische Reife so bedeutsamen Vermögen, die Ambivalenz der eigenen Affekte zu erkennen, auszuhalten und zu akzeptieren als grundlegendem Bestandteil der ›psychischen Realität‹ aller Menschen und jeder zwischenmenschlichen Beziehung.

Weiterführende Literatur:

Dornes, M. (2004). Über Mentalisierung, Affektregulierung und die Entwicklung des Selbst. Forum Psychoanal, 20, 175–199.

Fonagy, P., Gergely, G., Jurist, E., Target, M. (2004). Affektregulierung, Mentalisierung und die Entwicklung des Selbst. Stuttgart: Klett-Cotta.

Köhler, L. (2004). Frühe Störungen aus der Sicht zunehmender Mentalisierung. *Forum Psychoanal,* 20, 158–174.

6. Kapitel

Implizites Beziehungswissen

Die Ergebnisse neurobiologischer Forschung belegen, dass »die gesam- 1
ten Verarbeitungsprozesse im Gehirn (ob nun Hören, Sehen, Gedächtnis oder Vorstellung) … auf zwei Arten [erfolgen]: Dem nichtsymbolischen und dem symbolisch-kategorialen Weg …« (Schüßler, 2002, S. 197). Auf diese Weise bestehen im Gehirn zwei Gedächtnissysteme nebeneinander, das prozedurale (implizite) und das deklarative (explizite) Gedächtnis, beide untereinander vielfältig und komplex vernetzt. Das implizit-prozedurale Gedächtnis entsteht entwicklungspsychologisch betrachtet früher als das explizite und birgt emotional-prozedurale Erfahrungen, d. h. solche Erfahrungen, die unmittelbar aus dem Handlungskontext heraus entstehen; die Inhalte des impliziten Gedächtnisses sind überwiegend unbewusst und nur begrenzt bewusstseinsfähig. Demgegenüber umfasst »das explizite Gedächtnis … episodische Informationen und semantische Gedächtnisinhalte, das Wissen über Menschen, Orte und Dinge, die wir in unserem Bewusstsein verfügbar halten« (ebd., S. 199). Bedingt durch seine überwiegende Lage in der Großhirnrinde, die erst relativ spät ausreift, entsteht das explizit-deklarative Gedächtnis entwicklungspsychologisch später als das implizite; in dieser späten Reifung ist ein Grund für die infantile Amnesie und das späte Einsetzen bildhaft-szenischer Gedächtnisspuren zu sehen.

Die ›Process of Change Study Group‹ um den Säuglingsforscher und 2
Psychoanalytiker Daniel Stern hat unter Bezug auf die beschriebenen Zusammenhänge der Neurobiologie den Begriff »implizites Beziehungswissen« (»implicit relational knowing« – *Lyons-Ruth*, 1998) geprägt und damit zugleich ein übergreifendes Verständniskonzept frühkindlicher Entwicklung geschaffen, das mir von zentraler Bedeutung für das Verständnis unbewusster Prozesse erscheint.

Nach Auffassung der Gruppe muss zwischen zwei Arten von Prozes- 3
sen der Repräsentanzbildung unterschieden werden, nämlich *semantischen Repräsentanzen* in Abhängigkeit von der Sprache und *prozedu-*

ralen Repräsentanzen, welche auf Rollenübernahmen basieren und Handlungsabläufe beinhalten. Prozedurale Repräsentanzen werden möglicherweise *nie* (!) symbolisch repräsentiert (Lyons-Ruth, 1998, S. 284). Dieser Punkt ist von großer Bedeutung für die Psychotherapie, weil wir damit unsere Aufmerksamkeit auf ein psychisches Geschehen richten, das mit den symbolisierenden Mitteln der Sprache *nicht* erreichbar ist. Somit erhebt sich die wichtige Frage, wie die Inhalte des *»impliziten Beziehungswissens«* psychotherapeutisch erreichbar sind.

4 »Implizites[15] Beziehungswissen wird lange vor dem Vorhandensein von Sprache erworben und wirkt auf selbstverständliche Weise lebenslang. Es wirkt außerhalb der bewussten Aufmerksamkeit und Erfahrung und ohne dass es eine Übersetzung ins Sprachliche erführe. Umgekehrt wird Sprache im Dienste dieses Wissens benutzt. … In unserem Denken schließt der Begriff ›implizites Beziehungswissen‹ die Inhalte des Begriffs ›internalisierte Objektbeziehungen‹ mit ein. Aber dieser Begriff … kennzeichnet weniger die Repräsentanz von Regulationsmustern, die auf Gegenseitigkeit beruhen … auch beinhaltet der alte Begriff [internalisierte Objektbeziehung; M. K.] nicht ein generelles Repräsentanzenmodell, das ständig fortschreitet und in täglicher Erfahrung überarbeitet wird« (Lyons-Ruth, 1998, S. 285 – Übersetzung M. K.). Hier wird Bezug genommen auf Zusammenhänge, welche die Säuglingsforschung bereits herausgearbeitet hat:

5 Ein zentrales Ergebnis dieser Forschung stellt nämlich die Entdeckung dar, dass das Mutter-Kind-Paar von Anfang an miteinander interaktionell verflochten ist und sich ständig gegenseitig reguliert. Von Geburt an, wahrscheinlich sogar bereits während der Schwangerschaft, sind die beiden Beteiligten in *aktiver* Weise aufeinander bezogen, und beide treten *aktiv handelnd* miteinander in Beziehung (Lichtenberg, 1991a; Zelnik und Buchholz, 1991). Diese beidseits durch *aktive Handlung* charakterisierte Beziehung prägt das gesamte Miteinander des Paares und stellt die Grundlage für die künftige Entwicklung beider dar. *Stern* (1992) hat diese Zusammenhänge detailliert herausgearbeitet und für so grundlegend erachtet, dass er sie in den englisch-sprachigen Titel seines berühmten Buches eingehen ließ: »The Interpersonal World of the Infant« (dt.: Die Lebenserfahrung des Säuglings).

[15] Implizit i. S. v. selbstverständlich, unausgesprochen.

Dieser *aktive Handlungsmodus* des Umgangs beider miteinander hat eine vielfältige Bedeutung für die Entwicklung des Kindes. Nahezu alles Bedeutsame wird im Mutter-Kind-Paar des ersten Lebensjahres *durch Handlung* kommuniziert. Dabei entwickelt jedes Paar ein individuelles System gegenseitiger Regulation sowie eigene Charakteristika der Interaktion, die als »Vorläufer der psychischen Struktur« (Beebe, Lachmann, 1988) angesehen werden können. Beebe und Lachmann gehen davon aus, »dass frühe Interaktionsmuster eine wichtige Basis bilden bei der Organisation der kindlichen Erfahrung und der beginnenden Selbst- und Objektrepräsentanzen« (ebd., Übersetzung M. K.). Stern (1992) folgt ebenfalls dieser Sichtweise und nennt diese präverbalen Repräsentanzen »RIGs«, generalisierte Interaktionsrepräsentanzen (S. 143 f.). Für die Arbeit in der Psychotherapie ist es wichtig zu begreifen, dass solche frühen Interaktionsrepräsentanzen unbewusst sind, gleichwohl aber psychodynamisch sehr wirksam sein können. Sie gehören zum Bereich des impliziten Beziehungswissens: »Die grundlegenden sozialen Erfahrungen werden in der frühen Kindheit implizit erworben, zu einem Zeitpunkt, in dem das explizit-symbolische System sich erst entwickelt. … Derartige implizite Beziehungsschemata beeinflussen unbewusst die Selbstregulation und Beziehungsgestaltung« (Schüßler, 2002, S. 210). Mertens (2000) hebt hervor, dass aus diesem neuen Verständnis präverbaler Repräsentanzen folgt, »dass nicht mehr die Handlungen des Kindes und die Reaktion der Umwelt darauf internalisiert werden, sondern das dynamische, dialogische oder simultane Wechselspiel zwischen zwei Interaktionsteilnehmern« (S. 110 f.). Damit wird ein szenischer Kontext repräsentiert einschließlich der Wechselseitigkeit von Affekten sowie Aktion und Reaktion der Beteiligten, d. h., es wird der gesamte Modus des ›*Wie*‹ die beiden miteinander interagieren, repräsentiert. Indem dieser gesamte Kontext repräsentiert wird, prägt er später auch die unbewusste Erwartung bevorstehender Reaktionen eines jeden Gegenübers, wenn die Repräsentanz zu einem späteren Zeitpunkt im Leben aktiviert wird (Beispiel: 5/19). Zur Reaktivierung prozeduraler Repräsentanzen reicht mitunter ein einziges Element des Kontextes, damit sie reaktualisiert und erlebt werden kann, so als sei sie ganz real. Auf diesen Zusammenhang wird im klinischen Teil noch näher eingegangen. Das folgende Beispiel soll die Wirksamkeit von implizitem Beziehungswissen verdeutlichen:

7 Herr R. kam nach einer stationären Psychotherapie zu mir. Zuvor war er wiederholt aggressiv »*ausgerastet*«, nachdem seine Frau begonnen hatte, Teile ihrer Freizeit getrennt von ihm zu verbringen und wohl auch mit anderen Männern geflirtet hatte: »*Das hat mir wahnsinnig Angst gemacht mit meinem Programm ›alle Frauen sind Flittchen‹ … aber das konnte ich damals nicht sagen … meine Frau ist ein harter Brocken … sie weiß alles, sie kann alles … sie ist der absolute Übermensch … sie fuhr in Urlaub mit den Kindern … da hab ich ihr vorher Beulen ins Auto geschlagen, mit'm Hammer … und hab ihre Klamotten weggeschmissen … in'ne Plastiktüte gestopft und auf die Müllkippe gebracht.*« Herr R. wurde in einer Familie mit permanenter Gewalt (Prügel, extreme Strafen und sexueller Missbrauch) groß. Er imponiert bereits im ersten Kontakt als ein scheu-gehemmter, aber auch sensibler und verletzlicher Mann, der jedoch unerwartete Ausbrüche von Selbstherrlichkeit, Überheblichkeit, Verachtung und Destruktivität haben kann, auch mir gegenüber. Lange persistierten in der Therapie diese Durchbrüche von Destruktivität: In Momenten, in denen sich ihm wichtige Menschen von ihm abwenden oder auch nur gleichgültig auf ihn reagieren, steigt in ihm ein nicht mehr zu kontrollierender Haß auf, verbunden mit Impulsdurchbrüchen.

8 Im Beispiel von Herrn R. ist eine augenblickliche und direkte Verknüpfung von Wahrnehmung (Abwendung des anderen oder Gleichgültigkeit ihm gegenüber), Einschätzung des anderen (als ablehnend oder sich von ihm total abwendend), reaktivem Affekt und Affekthandlung zu erkennen: Alles in seiner Reaktion bildet gleichsam eine Einheit, die sich spontan und unkontrollierbar einstellt. Darin sehe ich den Hinweis auf die Wirksamkeit des impliziten Beziehungswissens. Eine präverbale Interaktionsrepräsentanz mit imperativem Charakter der affektiv-handelnden Reaktion wird reaktiviert. Der Versuch, derartige Zusammenhänge mit dem Patienten im Gespräch zu reflektieren, scheitert mehr oder weniger; seine Art zu erleben und zu reagieren empfindet er auf eine ihm natürlich erscheinende Weise selbstverständlich. Erst aus der Distanz kann er sich und seine Reaktionsweise infrage stellen und schämt sich mitunter dafür. Dies führte ihn in die Therapie. – Ich führe Herrn R. als Beispiel für eine frühe (d. h. strukturell kolonisierte[16]) Stö-

16 **Das kolonisierte Selbst:** Der Respons von Bindungspersonen, der durch deren gravierende oder blande psychische Beeinträchtigung von Krankheitswert, durch Trauma oder Missbrauch beeinträchtigt ist, belastet das wachsende Selbst des Kindes mit Inhalten, die nicht im kindlichen Selbst wurzeln, sondern im Objekt, und erzeugt ich-fremde Selbstzustände, die durch Verleugnung oder Spaltung abgewehrt werden müssen. (siehe Kap. 10).

rung des Selbst an, die – so meine Hypothese – eine Reihe von Entwicklungsdefiziten in der präverbalen Entwicklungszeit zum Ausdruck bringt, welche mit den Konzepten der Bindungstheorie und der Säuglingsforschung verstanden werden können.

Weiterführende Literatur:

Lyons-Ruth, K. & Process of Change Study Group, Boston, Massachusetts (1998). Implicit relational knowing: Its role in development and psychoanalytic treatment. *Infant Mental Health Journal*, 19 (3), 282–289.

Schüßler, G. (2002). Aktuelle Konzeption des Unbewussten. Empirische Ergebnisse der Neurobiologie, Kognitionswissenschaften, Sozialpsychologie und Emotionsforschung. *Zeitschrift für Psychosomatische Medizin und Psychotherapie*, 48, 193–214.

7. Kapitel

Motivational-funktionale Systeme als psychische Strukturen

1 Ich folge in diesem Buch der Vorstellung, dass tiefenpsychologische Psychotherapie als eine zeitlich begrenzte Anwendungsform der Psychoanalyse eine inhaltlich definierte Begrenzung des Therapiezieles erfahren muss, um in den gegebenen Zeitgrenzen[17] einen fruchtbaren Behandlungsprozess zu ermöglichen. Die inhaltliche Begrenzung kann durch ein Vorgehen des Therapeuten erreicht werden, indem er die psychotherapeutische Arbeit auf einen unbewussten Konflikt des Patienten zentriert. Mit diesem Behandlungskonzept haben viele Psychotherapeuten Schwierigkeiten, weil sich daraus drei Fragenkomplexe ergeben: (1) Mit welchem Konfliktmodell soll gearbeitet werden? (2) Was ist unter einer Konfliktzentrierung zu verstehen? (3) Und auf welchen Inhalt soll der therapeutische Prozess zentriert werden? Ich werde mich diesen Fragen ausführlich zuwenden (zu 1 in Kap. 8; zu 2 und 3 im Kap. 11). Hier führe ich zunächst in die Theorie der unbewussten Motivation ein, weil sie sich besonders gut für die Zentrierung auf einen unbewussten Beziehungskonflikt (Konfliktzentrierung) eignet. Dazu werden zuerst die theoretischen Grundlagen dargestellt, bevor ich mich anschließend dem Konzept des unbewussten Konfliktes und dessen Anwendung in der Behandlung zuwende.

2 Die Psychoanalyse sieht den Menschen in ihrer traditionellen Sicht als ein aus dem Unbewussten heraus triebgesteuertes Wesen (1/1). Danach wirkt sexuell-libidinöse oder aggressiv-destruktive Triebhaftigkeit aus dem Es heraus, welche durch die Abwehr, die über Stufen der Reifungsentwicklung von der frühesten Kindheit an bis zur höchsten Stufe der Verdrängung und Sublimation reift, modifiziert wird. Auf diese

[17] Die Regelungen der Krankenversicherungen in Deutschland begrenzen das Verfahren der tiefenpsychologischen Psychotherapie auf 80–100 Sitzungen. Diese formale Begrenzung prägt die Arbeit der meisten Psychotherapeuten und erfordert ein Behandlungskonzept, das auf diese Rahmenbedingungen eingestellt ist.

Weise entwickelt das Individuum eine dreiteilige Struktur der Psyche mit dem Es als Sitz der Triebe, dem Ich als Anpassungsapparat und Sitz der Abwehr sowie dem Überich als Gewissensinstanz und als entscheidende Steuerzentrale zur Beherrschung der aus dem Es ins Ich gelangenden Triebimpulse. Die psychische Entwicklung des Individuums stellt in dieser theoretischen Perspektive eine Differenzierungs- und Anpassungsleistung des Ich dar, die im Schutz einer ausreichend guten Objektmatrix, also bei Vorhandensein einer ausreichend guten Ver- und Umsorgung durch Pflegepersonen, gelingen kann. Gelingen bedeutet, dass das Individuum eine ausbalancierte Ambivalenz zwischen aggressiven und libidinösen Gefühlen und Bedürfnissen gegenüber Liebesobjekten empfindet und dass es in der Lage ist, entgleisende aggressiv-destruktive oder sexuell-libidinöse Impulse zu beherrschen.

Aber: »Die psychoanalytische Theorie ist im Grunde genommen 3
keine Theorie der psychischen Struktur, sondern vielmehr eine Theorie der strukturierten Motivation. Ob Ich-Psychologen, Selbst-Psychologen oder Vertreter der Objektbeziehungstheorie, haben wir alle damit zu kämpfen, mit einer dualen Triebtheorie auszukommen oder auf sie zu verzichten, einer Theorie, die sich so schwer auf die neuen experimentellen Befunde übertragen lässt« (Lichtenberg, 1991b, S. 87). Der dies schreibt, ist ein expliziter Kenner der neueren Forschung über die Entwicklung des Kleinkindes in den ersten Lebensjahren (Lichtenberg, 1983, dt. 1991a). Unter Berufung auf Daniel Stern entscheidet sich Lichtenberg, auf die duale Triebtheorie zu verzichten, und entwirft eine Theorie der motivationalen Systeme, die er entwicklungspsychologisch herleitet und denen er eine funktionale Bedeutung für die unbewussten Abläufe im Selbst zuschreibt. Ich zitiere ihn (1991b) in Auszügen, um in seine ›*Theorie der motivationalen Systeme*‹ einzuführen.

»Wir alle gehen davon aus, dass Kinder nur dann in der Lage sind, 4
innere Strukturen aufzubauen, wenn sie in eine stützende Matrix aus Pflegeperson-Kind-Interaktion eingebunden sind« (S. 86). »Die Psyche des Kindes strukturiert sich innerhalb einer Matrix aus Interaktionen zwischen Mutter und Kind in Übereinstimmung mit reifungsbedingten Möglichkeiten« (S. 87).

»Das Selbst (self) ist das Zentrum, von dem Initiieren, Strukturieren 5
und Integrieren ausgehen. Das Selbstgefühl (sense of self) bezieht sich darauf, wie das Initiieren, Strukturieren und Integrieren erlebt werden.

Wenn man sich das Selbstgefühl als Container vorstellt, so wird damit ein Ort definiert, von dem verschiedene Funktionen ausgehen können: Vermittlung (agency), Wahrung der Kohärenz der Grenzen, Handlungen, affektives Erleben und Wahrnehmung von Gleichheit, d.h. Wahrnehmung der Gesetzmäßigkeiten verschiedener aufeinander folgender Ereignisse« (S. 87).

6 »Stern (1985 [dt. 1992, M. K.]) schreibt … dass das Motivationskonzept, das wir jetzt benötigen, ›im Sinne mehrerer abgegrenzter, aber miteinander verflochtener motivationaler Systeme neu entworfen werden muss‹ …« (S. 87).

7 Diese Zitate sollen zeigen, dass die im Folgenden dargestellte Theorie unbewusster Motivation sowie das darauf basierende Modell einer Konfliktzentrierung in einer neuen Tradition psychoanalytischen Denkens steht, welches auch die Denkansätze der zeitgenössischen Selbstpsychologie prägt. Mein Ansatz zur Fokussierung auf einen zentralen unbewussten Konflikt, wie er in diesem Buch vorgestellt wird, integriert im Unterschied zur traditionellen triebpsychologischen Sichtweise des unbewussten Konfliktes gezielt die bislang dargestellten Forschungsergebnisse der Säuglingsforschung, Bindungstheorie und kognitiven Entwicklungspsychologie. Es lässt sich unter Verwendung des Themas vom ›zentralen Beziehungskonflikt‹ (Luborsky, 1988) zu einem konsistenten Konzept der Konfliktzentrierung in der tiefenpsychologischen Psychotherapie ausarbeiten (Kap. 8.5 u. Kap. 11). Dabei steht das Selbst als zentrale Struktur der Psyche mitsamt seinen psychischen Funktionen stets im Mittelpunkt der metapsychologischen Reflektion.

7.1 Einführung in die motivationalen Systeme

8 Lichtenberg (1991b; gemeinsam mit Lachmann und Foshage, 1992, dt. 2000) folgt der Anregung der Säuglingsforschung und beschreibt fünf bewusstseinsnahe, in ihrer entwicklungspsychologischen Bedeutung letztlich jedoch unbewusste motivationale Systeme:

1. Die Notwendigkeit, physiologische Bedürfnisse zu befriedigen;
2. Das Bedürfnis nach Bindung und später Verbundenheit;
3. Das Bedürfnis nach Selbstbehauptung (Assertion) und Exploration;

4. Das Bedürfnis, aversiv zu reagieren durch Widerspruch und/oder Rückzug;
5. Das Bedürfnis nach sinnlichem Vergnügen und sexueller Erregung.

Seinen Begriff »motivationales System« reflektiert Lichtenberg kritisch: »Streng genommen sind dies keine Motivationssysteme, aber sie lassen sich am besten als motivational-funktionale Systeme verstehen« (S. 88). Damit ist angedeutet, dass es sich beim Konzept der motivationalen Systeme nicht um die Beschreibung von Motivgruppen handelt, die ein genetisch oder biologisch determiniertes Korrelat zur Grundlage haben. Wenn hier von *Bedürfnis* die Rede ist, so soll damit zum Ausdruck gebracht werden, dass es sich nicht um Wünsche im engeren Sinne handelt. Wünsche sind Ausdruck einer bewussten Wahrnehmung des Selbst davon, was es situativ will und symbolisch kodiert, d.h. mit Worten formulieren kann. Die in den motivationalen Systemen formulierten Bedürfnisse beschreiben ein weitgehend unbewusstes motivationales Antriebserleben, das sich dem Selbst in der Regel *über Affekte* vermittelt und das erst im Zuge der intrapsychischen Verarbeitung die Gestalt von konkreten Impulsen, Wünschen oder Bestrebungen annimmt, die auch verbal zu formulieren sind. Die einzelnen motivationalen Bedürfnissysteme stellen am Lebensbeginn Gruppierungen von zunächst noch recht unkonkretem Antriebserleben dar, das in den fünf Gruppen eine kursorische thematische Benennung erfährt. Erst durch die individuelle Ausgestaltung erhält jedes System seine lebendige Gestalt. Diese Ausgestaltung erfolgt als Prozess der Entwicklung vom ersten Lebenstag an und vollzieht sich in letzter Konsequenz über den gesamten Lebenszyklus bis zum Tod. Die verschiedenen Lebensalter stellen das Selbst vor jeweils unterschiedliche Entwicklungsaufgaben und erfordern damit auch spezifische Reifungsschritte der motivationalen Systeme, wodurch diese erst ihre gelebte Form in Gestalt konkreter, subjektiver Motivation erhalten.

Das motivationale System der »Notwendigkeit, physiologische Be- 9
dürfnisse zu befriedigen«, beschreibt, dass das Individuum die essenzielle Fähigkeit zur Regulation entwickeln muss. Hunger, Atmung, Wärme, Ausscheidung, Erholungsschlaf und Wachheit sowie die Intensität aller Stimuli bedürfen der individuell-subjektiven Regulation; die Fähigkeit zur Regulation ist nicht angeboren, sondern wird im Aus-

tausch der Mutter-Kind-Dyade erworben (4/2 f.). Im Zuge des Erwerbs dieser Regulationsfähigkeit wird auch die Grundlage geschaffen für das Vermögen der Regulation der Intensität von Erregungszuständen. Die Säuglingsforschung unterscheidet zwischen fünf Erregungszuständen: Non-REM-Schlaf, REM-Schlaf, ruhige Wachheit, aufmerksame Wachheit und Disstress-Schreien (Lichtenberg, 1991a, S. 40). Der Säugling ist zunächst nicht in der Lage, den Wechsel zwischen diesen Zuständen allein zu regulieren, sondern ist dabei auf den Austausch mit der Mutter[18] angewiesen. Erst im Zuge dieser Interaktion erwirbt er die Fähigkeit zur Regulation seiner vielfältigen Selbstzustände. Diese Entwicklung der Regulationsfähigkeit stellt zugleich auch die Grundlage dafür dar, dass das Kind die Fähigkeit zur Regulation von Affektintensitäten erwirbt.

10 Dieser Zusammenhang ist für die Psychotherapie von großer Bedeutung, wenn man sich klar macht, dass manche Patienten nur mit einer ungenügenden Fähigkeit zur Regulation ihrer emotionalen Selbstzustände ausgestattet sind. Im klinischen Jargon wird in diesem Zusammenhang von Trieb- oder Impulskontrolle gesprochen; die oben skizzierte klinische Vignette von Herrn R. (6/7) ist ein Beispiel dafür. In der Praxis treffen wir bei Patienten auf Störungen der physiologischen Regulation, die an den verschiedenen Formen einer Essstörung leiden, bei Schlafstörungen, aber auch bei depressiven Störungen (Agitiertheit oder Antriebslosigkeit) sowie bei psychosomatischen Erkrankungen. Für den Gebrauch in der klinischen Praxis schlage ich vor, das Verständnis des motivationalen Systems der physiologischen Regulation zu erweitern auf die Regulation von Affekt, Emotionalität und das Erregungsausmaß des intentionalen Antriebs, gleichgültig, um welchen Inhalt es dabei geht. Wir sind damit in der Lage, das »*Wie*« der psychischen Funktion eines Patienten zu beurteilen, wenn wir uns fragen, *wie* der Patient das Ausmaß seines jeweiligen Erregungszustandes zu regulieren vermag.

11 Das *Bedürfnis nach Bindung* stellt nicht nur nach der Theorie der motivationalen Systeme, sondern auch nach der Bindungstheorie (Kap. 3) ein essenzielles motivationales Bedürfnis des Menschen dar, das durch alle Lebensspannen hindurch bestehen bleibt. Bindung ist

---

[18] Der Begriff *Mutter* wird hier stets idealtypisch benutzt im Sinne der Bedeutung *zentrale Pflegeperson*.

nicht identisch mit Beziehung[19]. Bindung beschreibt in erster Linie das unbewusste Ausmaß des Sicherheitsgefühls in Beziehung. Die Bindungstheorie unterscheidet vier Gruppen von Bindung: Sicher, unsicher-vermeidend, unsicher-ambivalent und desorganisiert (3.3). Verkürzt formuliert lässt sich sagen, dass sichere Bindung besteht, wenn sich ein Kind z. B. in Beziehung zur Mutter sicher sein kann, dass diese sowohl seine emotional-affektive als auch seine motivationale Verfassung überwiegend zutreffend einzuschätzen und darauf angemessen zu reagieren in der Lage ist. Das Bedürfnis nach Bindung sichert die Beziehung an sich, vor allem aber ist eine sichere Bindung die zentrale Voraussetzung dafür, dass zwischen Mutter und Kind eine *emotional-intime* Beziehung entstehen kann. Mit emotional-intim ist gemeint, dass es in der Beziehung einen »Spielraum« (4/9) gibt für die Entfaltung der gesamten Vielfalt von Affekten, Gefühlen und motivationalen Bedürfnissen des Kindes. Das bildet die Voraussetzung dafür, dass das Kind sekundäre Repräsentanzen (4/28 f.) seines emotional-affektiven und Antriebserlebens bilden kann. Beispiele des Scheiterns dieses Prozesses finden sich im 8. Kapitel in Absatz 12 und 25.

Bindungsstörungen sind dem Therapeuten als obligates Phänomen **12**
bekannt bei Borderline-Patienten; häufige Beziehungsabbrüche können hier auf ein desorganisiertes Bindungsmuster (3/22) hinweisen. Bei narzisstischen Störungen mit unbewusster Angst vor Nähe und Intimität in Beziehungen findet sich oft ein unsicher-vermeidendes Bindungsmuster (3/20). In weniger dramatischer oder offensichtlicher Form treten Bin-

[19] Die Begriffe ›Beziehung‹ und ›Bindung‹ geben häufig Anlass zur Irritation, indem es schwierig erscheint, beide in ihrem Bedeutungsgehalt sicher genug voneinander zu unterscheiden. Der Begriff ›Beziehung‹ ist in seiner allgemeinen Bedeutung die »Bezeichnung für die wechselseitigen Einwirkungen und Verhaltensformen zwischen Personen« (Brockhaus, 2002). Unter dem Blickwinkel der Selbstkonstitution sind ihr Funktionen eigen, die sich in Analogie zu denen der Familie mit fünf Oberbegriffen beschreiben lassen: (1) Fürsorge und Pflege, (2) Strukturierung der Persönlichkeit, (3) Sozialisierung, (4) kulturelle Anpassung einschließlich Spracherwerb sowie (5) Schaffung bzw. Förderung von Identifikationsmodellen (modifiziert nach Strupp & Binder, 1991, S. 55). Demgegenüber unterscheidet sich »die Bindung zwischen Mutter und Kind … von ›Beziehung‹ dadurch, dass ›Bindung‹ lediglich als ein Teil des komplexen Systems der Beziehung verstanden wird. … Nach Bowlby stellt das Bindungssystem ein primäres, genetisch verankertes motivationales System dar, das zwischen der primären Bezugsperson und dem Säugling … aktiviert wird und überlebenssichernde Funktion hat« (Brisch, 1999, S. 35 f.).

dungsstörungen bei Angstpatienten auf; hier treten sie häufig als kaum auflösbare Ambivalenz (3/21) in den Beziehungen auf. Zwanghaft strukturierte Persönlichkeiten leben in ihren rigiden Beziehungsmustern eher eine vermeidende Bindungsform. Wenn wir das Bindungsmuster unserer Patienten reflektieren, ist es wichtig, uns dessen bewusst zu sein, dass wir über eine unbewusste Dimension seiner Beziehung nachdenken, die sich gleichsam unter der oberflächlich symptomatischen Ebene seiner Beziehungsgestaltung verbirgt. Und wenn wir dabei beispielsweise von einem vermeidenden Bindungsmuster sprechen, so ist damit nicht gemeint, dass der Patient Bindung an sich vermeidet; vielmehr bringen wir damit zum Ausdruck, dass er sich im Rahmen der von ihm eingegangenen Bindung unsicher fühlt und vermeidend verhält, indem er sich etwa mit seinen Gefühlen oder Bedürfnissen nicht anvertraut.

13 Das motivationale Bedürfnissystem der *Assertion und Exploration* hat wesentlichen Einfluss auf die Fähigkeit zum Erleben, vor allem aber zum Gestalten von Getrenntheit gegenüber den geliebten Anderen. Selbstbehauptung (Assertion) und Wissensdrang (Exploration) stellen die zentralen unbewussten Antriebskräfte für die Entwicklung von Individuation (i. S. v. M. Mahler, 1975), Subjektivität und Konkurrenzfähigkeit dar. Sie bilden die entscheidenden Motivationen für das vitale Selbsterleben von Kraft, Durchsetzungsvermögen, Kompetenz, Urheberschaft und Erfolg. Neben der Motivation zur Bindung ist *Assertion* und *Exploration* dasjenige Antriebssystem, das zentrale Bedeutung für die lebenserhaltenden Funktionen des Selbst hat. Zu diesem Motivationssystem gehört die Fähigkeit, die gemeinhin als konstruktive Aggressivität bezeichnet wird.

14 In der klinischen Praxis finden wir besonders häufig Hemmungen dieses Bedürfnissystems. Sie verbergen sich oft hinter sozialen Ängsten, welche die Angst und das Unvermögen zum Ausdruck bringen, selbstbehauptend (= assertiv) für die eigenen Interessen einzutreten. Vielfach ist die Hemmung so ausgeprägt, dass eigene Interessen nicht einmal mehr wahrgenommen und damit eigene Ziele nicht mehr benannt und verfolgt werden können. Diesen Patienten sind die spezifischen Affekte dieses motivationalen Systems nicht oder kaum zugänglich: Unzufriedenheit und Ärger in Verbindung mit Lust und Energie, sich durchzusetzen bzw. zu rivalisieren, sowie die für den Lebenserhalt unverzichtbaren explorativen Qualitäten wie Interesse, Neugier und für beide

zutreffend auch Ehrgeiz. Die folgende Fallvignette soll diese Zusammenhänge illustrieren:

> Herr E. ist in beruflichen Zusammenhängen in eine Krise geraten und hat 15
> eine Symptomatik, bestehend aus Schlafstörung, Ängsten und Panik, entwickelt. An seinem Arbeitsplatz ist eine Veränderung eingetreten, indem er das Arbeitszimmer mit einer sehr erfahrenen Kollegin teilen muss, der gegenüber er sich unterlegen fühlt. Vor allem schämt er sich für seine subjektiv erlebte zu geringe Kompetenz. Zuvor hatte er zwei Angebote für einen Karrieresprung innerhalb seines Unternehmens erhalten, hatte sich aber von den damit verbundenen Aufgaben überfordert gefühlt und abgesagt. Danach hatte sein Vorgesetzter in einem Führungsgespräch mit ihm vereinbart, dass er zusammen mit einem Coach herausfinden solle, welchen Aufgaben er sich künftig gewachsen fühle. In dieser durch äußeren Druck bestimmten Situation habe er seine bisherige Arbeitsfähigkeit verloren. Allerdings sei er in einem ganz anderen Zusammenhang stolz auf sich, denn es sei ihm gelungen, vollkommen auf das Rauchen zu verzichten. Während ich dies höre, geht mir durch den Sinn, wie viel Kraft und Stärke er sich damit abverlangt. Und ich fragte ihn, worauf er bei sich stolz sei, wenn er das schaffe. Er sagte, er finde sich *stark*, wenn er es schaffe, nicht zu rauchen.
>
> An diesem Gefühlszusammenhang ließ sich erarbeiten, dass er sich gut fühlen kann, wenn er im Gefühlskontakt mit seiner Kraft und Stärke ist. Es wurde aber auch das Gegenteil klar, nämlich dass er sich schlecht fühlt bis hin zu Angst und Panik, wenn er den Gefühlskontakt zu seiner Kraft (d.h. Kompetenz, Potenz, Potenziale = Ressourcen) verliert. Auf der metapsychologischen Ebene könnte man formulieren: Wenn er den Kontakt zu seinem assertiven und explorativen Potenzial verliert, bekommt er Angst. Wenn er in Gestalt eines Karriereschrittes rivalisieren soll, so packt ihn die Angst vor seinem assertiven Potenzial, das in der Formulierung der Triebtheorie als ›phallisch‹ (Freud, 1905) bezeichnet wird, d.h., als sexuell motiviert betrachtet wird.

Das motivationale Bedürfnis, *aversiv zu reagieren,* dient nach Lichten- 16
berg (1991b, S. 93) *der Selbsterhaltung* und unterstützt als eigenständiges Motivationssystem die Selbstbehauptung. Assertion und Aversion können synergistisch wirksam sein. Das aversive Motivationssystem wird durch Zurückweisung des Anderen oder durch Rückzug des Selbst vom Anderen wirksam. Es dient in erster Linie dem Schutz des Selbst vor eindringenden oder überflutenden Ansprüchen des Gegenübers,

wodurch der wahre motivationale Selbstzustand, wie er dem konstitutionellen Selbst (4/27) entspringt, beeinträchtigt oder gefährdet werden kann. Damit stellt dieses motivationale System zugleich den zentralen Antrieb für die Entwicklung von Autonomie dar, wenn wir Autonomie im Unterschied zur Subjektivität und Individualität verstehen als den Willen zur Abgrenzung gegenüber dem Anderen in Verbindung mit dem Streben nach Eigenständigkeit; M. Mahler (1975) hat in diesem Zusammenhang treffend von Separation gesprochen. Die Motivation der Aversion ist vom aversiven Affekt zu unterscheiden: Unbehagen, Ekel, Unzufriedenheit, Ärger, Wut, Zorn, Verachtung oder gar vernichtender Hass bilden Steigerungsreihen aversiver Affekte, welche aversiven Handlungsmotiven unterlagert sind und grundsätzlich *allen* Menschen eigen sind; in dieser Perspektive steht die Theorie der motivationalen Systeme den Annahmen der Triebtheorie nahe.

17 Destruktive Aggression gegenüber dem eigenen Selbst oder gegenüber anderen ist ein komplexes Phänomen und bedarf umfassender metatheoretischer Annahmen, um verständlich zu werden. Deren Darstellung sprengt den Rahmen dieses Buches. Unternimmt man den Versuch, in Handlung ausgedrückte Destruktivität mit dem Ansatz der motivationalen Systeme zu verstehen, so kann man in kursorischer Weise zusammenfassend feststellen, dass es sich dabei um entwicklungsbedingte Entgleisungen der Differenzierung und Integration des explorativ-assertiven und des aversiven Motivationssystems in das Selbst handelt in Verbindung mit einem mangelhaften Regulationsvermögen für die aversive Motivation (Klöpper und Lindner, 2000; Lachmann, 2000). In diesem Zusammenhang wird deutlich, dass sich die motivationalen Systeme gegenseitig beeinflussen oder ergänzen können, wenn z.B. die im Bereich der Motivation *Regulation* erworbenen Fähigkeiten, verstanden als psychische Funktionen (siehe Kap. 9), regelnd im Bereich des Erlebens der explorativ-assertiven und aversiven Motivationen wirksam sind. Die klinische Vignette von Herrn R. (6/7) ist ein Beispiel für diesen Zusammenhang und stellt das Scheitern der Regulation im Bereich der motivationalen Systeme Aversion und Assertion dar.

18 Lichtenberg, Lachmann und Fosshage (1992) diskutieren diese Zusammenhänge ausführlich und stellen – nicht nur für den Bereich des Erlebens destruktiver Affekte oder Handlungsimpulse – dar, dass es ständig Zustände des Selbst gibt, in denen mehrere motivationale Systeme gleichzeitig aktiviert sind, beispielsweise das Bedürfnis nach Bindung und das nach Assertion. Objektbeziehungstheoretisch wird dabei vom Abhängigkeits-Autonomie-Konflikt gesprochen. Die Autoren »definieren Konflikt als den permanenten Wettstreit um die Vorherrschaft zwischen und innerhalb von motivationalen Systemen sowie als die dynamische Spannung, die innerhalb des Selbst und anderen vorhanden ist« (S. 225). Damit wird Konflikt als allgegenwärtiges psychisches Phänomen verstanden, das für sich allein keine pathologische Bedeutung hat, sondern einen intrapsychischen Zustand der Spannung beschreibt, der vom Selbst im Sinne einer psychischen Aufgabe bewältigt werden muss. Derartige Konflikte sind von ungelösten unbewussten Konflikten zu unterscheiden, die eine krankheitswertige psychische Symptomatik auslösen können (siehe Kap. 8).

Das funktionale Motivationssystem des Bedürfnisses *nach sinn-* 19
lichem Vergnügen und sexueller Erregung steht von jeher im Mittelpunkt psychoanalytischen Interesses. Während jedoch in der dualen Triebtheorie eine schrittweise Reifung der prägenital-sexuellen Libido angenommen wird, in deren Folge sich erst Fähigkeiten wie die zur reifen Selbstliebe und -regulation sowie zur Objektlibido etwa i. S. e. Bindungsbedürfnisses differenzieren und sich die *genitale* Sexualität mit reifer Sinnlichkeit und orgiastischer Potenz aus dem Pool der primär polymorph-perversen Anlage im Es entwickelt (Freud, 1905), geht die Motivationstheorie von einem primären Nebeneinander dieser Qualitäten aus. Danach trägt das Kind vom Beginn des Lebens die Fähigkeit zum sinnlichen, erotischen und sexuellen Erleben als jeweils eigenständige Motivation in sich. Allerdings ist diese weder identisch mit dem Bedürfnis nach Bindung noch geht dieses aus einem anfangs gemeinsamen libidinösen Bedürfniserleben hervor.

Die Annahme, dass sich aus infantiler sexueller Libido die Qualitä- 20
ten der Bindung an das Objekt entwickeln sowie dass sich der sekundäre Narzissmus aus einer Rücknahme der primären auf das eigene Ich gerichteten Libido entwickelt, wird in der Motivationstheorie nicht konzipiert. Vielmehr wird davon ausgegangen, dass all diese motivationalen Qualitäten vom ersten Lebenstag an in Gestalt von Affekten, die an die Pflegepersonen gerichtet werden, rudimentär angelegt sind und dass sie über die verschiedenen Lebensphasen reifen, wenn und sofern das Kind mit Pflegepersonen aufwächst, die auf die sinnlichen, erotischen und

sexuellen Bedürfnisse des Heranwachsenden angemessen reagieren. Dabei entwickeln sich auch jene Motivationen genital-sexuellen Inhalts, die unzweifelhaft triebhaften Charakter haben, allerdings als *Teil* dieses motivationalen Systems, zunächst getrennt und unabhängig vom eigenständigen Bindungssystem. Allerdings können die motivationalen Bedürfnisse aus beiden Systemen Synergien oder Konflikte zur Folge haben, wie dies oben (7/18) bereits skizziert wurde.

7.2 Entwicklung und Integration der motivationalen Systeme in das Selbst

21 *»Alle funktionalen Motivationssysteme sind ähnlich strukturiert. Jedes beginnt nach der Geburt mit angeborenen affektiven Wahrnehmungs- und Handlungsmustern und dem Potenzial, rasch neue Reaktionsmuster, die mit angeborenen Präferenzen koordiniert sind, zu erlernen. Das versorgende Umfeld ist so beschaffen, dass es für jedes System passende Antworten zur Verfügung stellt, die Wiederholung und Regulation garantieren« (Lichtenberg, 1991b, S. 88).*

22 *»Für jedes funktionale Motivationssystem sind Affekte von zentraler Bedeutung. Affekte sind das entscheidende Mittel der Kommunikation zwischen Kind und Pflegeperson, ... Wichtig ist ..., dass mit der Aktivierung jedes wahrnehmungsbezogenen Handlungsmusters ein Affekt ausgelöst wird, der die Motivation verstärkt und die funktionale Aktivität dringlicher werden lässt. Zunächst setzt sich jedes funktionale Motivationssystem aus einer Reihe von angeborenen und erlernten Interaktionsmustern aus der Beziehung zu Pflegepersonen zusammen. Später wird jedes System durch Pläne, Absichten und Zeichen-Signal-Kommunikation gestaltet auf der Basis einer intersubjektiven Verbundenheit mit Pflegepersonen. Schließlich wird jedes System durch primär- und sekundärprozesshafte symbolische Repräsentation strukturiert« (Lichtenberg, 1991b, S. 88, 89).*

23 Hier wird ein zentraler Unterschied deutlich, wie er zwischen der Selbstpsychologie und den Objektbeziehungstheorien mit ihrer Einbindung in die Triebtheorie besteht. Die Entwicklungstheorien der verschiedenen psychoanalytischen Objektbeziehungstheorien gehen in Anlehnung an Freud von der Phasenlehre der Entwicklung aus. Danach durchlaufen Kinder verschiedene Entwicklungsphasen (z. B. oral, anal, phallisch, ödipal, genital). In diesen Phasen besteht die Entwicklungsaufgabe darin, die kindliche Triebhaftigkeit (sexuelle Libido und Destruktivität/Aggressivität) durch Errichtung von Abwehrschranken in einem schrittweise ablaufenden Prozess zu modifizieren. Am Ende dieses Entwicklungsprozesses steht im Idealfall eine Persönlichkeit, die nach Freud (1923) eine dreiteilige intrapsychische Struktur (Es–Ich–Überich) entwickelt hat. Diese Struktur ermöglicht es der so gereiften Persönlichkeit, die vom Es ausgehende Triebhaftigkeit durch die Abwehrleistung des Ich in einer sozial verträglichen Weise einerseits einzugrenzen und andererseits für das tägliche Leben zu nutzen. Dabei wird das Ich vom Überich und dem darin befindlichen sozialen Gewissen unterstützt. In der Folge dieser Entwicklung ist ein Teil der ursprünglichen, archaischen Triebhaftigkeit des Säuglings durch die reife intrapsychische Struktur im Unbewussten gebunden, ein Teil ist dem Ich über das Vorbewusste zumindest zeitweise verfügbar, und ein kleinerer Teil steht dem Ich im Bewusstsein zur Verfügung. Der größere Teil der Triebhaftigkeit des Menschen, die polymorph-perverse Natur seiner Sexualität und die tödlich-destruktive Natur seiner Aggressivität, bleiben ihm im Fall der Entwicklung einer stabilen dreiteiligen Struktur unbewusst. Verkürzt kann man sagen, dass es die Entwicklungsaufgabe des Freud'schen Säuglings ist, vor seiner archaischen Triebhaftigkeit eine stabile, reife Abwehrschranke zu errichten. Sie sichert dem reifen Ich einerseits eine gelingende soziale Integration und Beziehungsfähigkeit, andererseits eine gesunde Individuation und Autonomie. Dies gilt im Wesentlichen für alle Objektbeziehungstheorien (z.B. bei O. Kernberg, M. Klein oder M. Mahler), welche die duale Triebhaftigkeit als grundlegende psychische Motivation ansehen. Anders ausgedrückt: Reife Entwicklung ist in den Objektbeziehungstheorien davon abhängig, wie gut es dem Ich gelingt, wesentliche Bestandteile der Triebhaftigkeit dem Bewusstsein mittels Abwehr fernzuhalten.

Nach den Vorstellungen der Selbstpsychologie, die sich in ihrer 24
Theoriebildung nach einer Zeit der *Ein-Trieb-Theorie* Kohut's (Lachmann, 2004) mehrheitlich an Lichtenbergs Theorie der motivationalen Systeme orientiert, entstehen die Phänomene der Destruktivität und der polymorph-perversen Sexualität im Erwachsenenalter als Produkte schwer entgleisender kindlicher Entwicklungen innerhalb von dyadischen Beziehungen, bei denen die Wechselseitigkeit und Gegenseitigkeit des Austausches miteinander in besonders gravierendem Ausmaß misslingen. Damit sind in dieser psychoanalytischen Theorie die Phänomene des Destruktiven und des polymorph Perversen nicht Bestandteil einer angeborenen Triebhaftigkeit des Kindes, sondern sie sind das Pro-

dukt einer Entwicklung in entgleisenden Beziehungen mit Pflegepersonen, die nicht in der Lage sind, dem Kind eine gesunde Reifungsentwicklung zu ermöglichen.

25 Lichtenbergs Entwicklungsmodell folgt den Vorstellungen der Säuglingsforschung und auch der Neurobiologie. Hier ist die Entwicklung einer reifen Persönlichkeit davon abhängig, wie gut und umfassend es ihr im Austausch mit den Pflegepersonen gelingt, die motivationalen Systeme ins Selbst zu integrieren. Lichtenberg (1991b) stellt in sehr komprimierter Weise dar, wie er sich den Prozess der schrittweisen Entfaltung und Integration der motivationalen Systeme in das Selbst vorstellt. Dabei haben für ihn die Phasen der Trieb- bzw. Objektbeziehungsentwicklung keine Bedeutung. Vielmehr hebt er ab auf folgende Entwicklungszusammenhänge und -schrittfolgen (S. 88 f.):

- primäre Affekte (4/10) bestimmen als früheste Mittel die Kommunikation zwischen Kind und Pflegeperson;
- wahrnehmungsbezogene Handlungsmuster (4/8) während der Mutter-Kind-Interaktion lösen im Säugling Affekte aus, welche eine angeborene, rudimentäre Motivation verstärken;
- Motivationen wirken auf die Interaktionsmuster in der frühen Beziehung zu den Pflegepersonen;
- auftauchende motivationale Pläne und Absichten werden schon in der präverbalen Zeit durch Zeichen-Signal-Kommunikation gestaltet und in Beziehung gebracht;
- die intersubjektive Verbundenheit, d.h. die Reaktion der Pflegepersonen, spielt eine wesentliche Rolle dabei, welche Spielräume (4/9) das Kind bei der Entfaltung seiner Motivationen erhält;
- jedes motivationale System wird primär- und sekundärprozesshaft repräsentiert, d.h. sowohl im handlungsdialogischen Modus in Gestalt von RIGs (4/17) als auch auf der Ebene der Symbolisation.

26 Diese Abfolge macht deutlich, dass interpersonale Erfahrungen der präverbalen Zeit ganz wesentlich verantwortlich sind für die Entfaltung und Integration der motivationalen Systeme in das Selbst. Es ist die individuelle Toleranzbreite der Pflegepersonen im Verein mit ihren Reaktionen auf das Kind, wodurch der Spielraum des Kindes für seine Erfahrung mit seinen Motivationen bestimmt wird. Diese entwick-

lungspsychologische Theorie von der Integration der Motivationen hat wesentliche Folgen für das Verständnis von unbewusster Psychodynamik.

Anders ausgedrückt: Reife Entwicklung ist davon abhängig, wie gut 27
die motivationalen Systeme mit ihrem ganzen Potenzial an Affekten, Bedürfnissen, Fantasien und Handlungsentwürfen in das Selbst integriert werden können. Die dabei aufzubringende Integrationsleistung wird nicht allein von dem in Entwicklung befindlichen Kind aufgebracht, sondern ist zu realisieren vom Beziehungspaar (Pflegeperson–Kind) in beständigem wechselseitigen Austausch miteinander. Idealtypisch gesprochen ist das reife Selbst das Ergebnis eines weitgehend unbewusst ablaufenden ko-konstruktiven Prozesses in der Beziehung zwischen Kind und Pflegeperson(en). Dabei werden die motivationalen Systeme aus rudimentären, angeborenen Verhaltensweisen zu komplexen Eigenarten, Fähigkeiten und Bedürfnissen entwickelt und ausdifferenziert. Dieser Entwicklungsprozess läuft in letzter Konsequenz während der gesamten Lebenspanne eines Menschen ab.

Mit der Ausformulierung einer *Theorie der Motivation* menschlichen 28
Handelns und Seins grenzt sich die zeitgenössische Selbstpsychologie von der Triebtheorie Freud'scher Prägung ab, denn sie versteht die Entwicklungs- und Reifungsaufgabe des Kindes anders als diese. Pointiert kann man vielleicht formulieren: Während die klassisch geprägten psychoanalytischen Objektbeziehungstheorien eine Lehre der unbewussten *Abwehr* von Triebinhalten darstellen, beschreibt die psychoanalytische Selbstpsychologie eine Lehre der unbewussten *Integration* der motivationalen Systeme in das Selbst. In dieser Sichtweise ist das Gelingen der Integration der motivationalen Systeme und der ihnen zugrunde liegenden Affekte vor allem abhängig von den realen interpersonellen Erfahrungen, die das Kind mit den primären Pflegepersonen sammelt.

7.3 Abgrenzung und Integration verschiedener analytischer Positionen

Dem Leser wird nicht entgangen sein, dass meine Ausführungen über 29
die unterschiedlichen Sichtweisen der selbstpsychologischen und die objektpsychologischen Psychoanalyse zum Thema Triebhaftigkeit und

Motivation einen subtil polarisierenden Unterton haben. Ich habe dazu gegriffen, um den Wandel deutlich zu machen, der gegenwärtig in der Psychoanalyse in Gestalt einer Theorienvielfalt in *allen* Schulrichtungen zu bemerken ist. Die Triebtheorie infrage zu stellen, gehört zu diesem Wandel, und das Primat der Triebtheorie Freud'scher Denkart steht für einige Autoren (z. B. Denecke, 1999; Emde, 1991; Gedo, 1996; Lichtenberg et al., 1992/2000) zur Debatte. Aber in dieser Diskussion sollen nach dem Willen der Beteiligten keine Essentials der Psychoanalyse verloren gehen. Allerdings scheiden sich die Geister in der Frage, welches die Essentials sind. Ich beschränke mich hier ausdrücklich auf eine Reflektion der Frage, was den Menschen unbewusst antreibt. Dabei sehe ich den Wandel darin, dass die Begriffe »Trieb« und »Motivation« mit unterschiedlichen entwicklungspsychologischen Konzepten verknüpft sind. Diese Unterschiede in ihren Grundzügen deutlich zu machen, ist eines meiner Ziele in diesem Kapitel.

30 Die Theorie der motivationalen Systeme von Lichtenberg et al. (2000), worin fünf Gruppen von Themen als unbewusste Antriebe des Selbst konzipiert werden, konkurriert sozusagen in der gegenwärtigen psychoanalytischen Literatur (z. B. Denecke, 1999; Emde, 1991; Kernberg, 1997; Krause, 2001) mit anderen Konzepten des Antriebs oder der Motivation. Es ist gegenwärtig noch nicht möglich, mit wissenschaftlicher Evidenz nachzuweisen, wie das Antriebsleben des Menschen zustande kommt. Der Kliniker wird sich in dieser Situation der Theorienvielfalt entscheiden müssen, mit welchen wissenschaftlichen Konzepten er am ehesten in einem ihm kohärent erscheinenden Theorierahmen arbeiten kann. Ich halte die Theorie der motivationalen Systeme für hilfreich, wenn es bei der konkreten psychotherapeutischen Arbeit um das Verständnis des Konfliktes (Kap. 8) und um die Konfliktzentrierung (Kap. 11) geht.

31 Ich sehe eine große Gemeinsamkeit der entwicklungspsychologischen Konzeptionen zwischen den Theorien von Fonagy et al. über die Integration der Affekte in das Selbst (Kap. 4) sowie über die Entwicklung der Fähigkeit zum Mentalisieren (Kap. 5) und den Vorstellungen von Lichtenberg et al. über die Integration der motivationalen Systeme in das Selbst (7/18 f.). Ferner gibt es eine große Übereinstimmung der entwicklungspsychologischen Konzepte dieser Autoren mit den Vorstellungen der Säuglingsforschung über die Entwicklung und Integration

der Affekt- und Regulationskompetenz des Kleinkindes (Kap. 4.1 und Kap. 6). Die Zusammenschau dieser Theorien ergibt ein weitgehend kohärentes Vorstellungsmodell über die Entwicklung, Entfaltung und Integration von drei zentralen Strukturelementen in das Selbst: Affekt, Denken und Motivation. Überdies ist den drei großen und sicher uneinheitlichen Theoriegebäuden der (1) Säuglingsforschung, der (2) Bindungsforschung einschließlich Entwicklung der Affekt- und Mentalisierungsprozesse und der (3) Theorie der motivationalen Systeme gemeinsam, dass sie die Bedeutung der dyadischen Beziehung zwischen dem Kind und den Pflege- bzw. Bindungspersonen für das Gelingen der Reifung des kindlichen Selbst hervorheben.

Die Sicht auf diese drei Theorierichtungen und die Integration ihrer 32
Ergebnisse ermöglicht ein Verständnis der Reifung des Selbst im Zuge einer langjährigen Entwicklung, die ein ausreichend kohärentes Verständnis für deren Anwendung in der psychotherapeutischen Praxis ermöglicht. Mit der gemeinsamen Anwendung dieser Theorien lassen sich Störungen des Selbst in der klinisch-praktischen Situation oft erstaunlich gut verstehen (Kap. 10) und das subjektive Erleben des Patienten so begreifen, dass dieser sich vom Therapeuten emotional verstanden fühlt.

Natürlich kann jeder Versuch der Integration verschiedener Theo- 33
rien zu einem praxisrelevanten Arbeits- und Verständnismodell in einer Zeit ihres kontinuierlichen Wandels und ihrer Fortentwicklung immer nur vorübergehend sein.

Weiterführende Literatur:

Lichtenberg, J. D. (1991b). Motivational-funktionale Systeme als psychische Strukturen. *Forum der Psychoanalyse*, 7, 85–97.

Lichtenberg, J. D., Lachmann, F. M. & Fosshage, J. L. (2000). Das Selbst und die motivationalen Systeme. Zu einer Theorie psychoanalytischer Technik. Frankfurt a. M.: Brandes & Apsel.

8. Kapitel

Die Entwicklung unbewusster Konflikte

1 Die klassische Psychoanalyse Freud'scher Prägung ist eine Lehre der *unbewussten Konflikthaftigkeit.* Die Entdeckung unbewusster Konflikte als Ursache für das Entstehen psychogener Erkrankungen ist eine, wenn nicht *die* zentrale Leistung im Lebenswerk Freuds. Es ist mir ein Anliegen aufzuzeigen, dass die Anerkennung und das Verständnis der unbewussten Konflikthaftigkeit des Menschen unverzichtbar ist für die tiefenpsychologische Arbeit in der Psychotherapie.

2 Insbesondere verfolge ich mit diesem Buch das Ziel, tiefenpsychologischen Psychotherapeuten ein konflikt-zentriertes Konzept der psychotherapeutischen Arbeit vorzustellen, das es gestattet, den Patienten in einem Prozess der Nachreifung des Selbst zu begleiten und ihm im Zuge dieser Arbeit zu ermöglichen, dass er neue Lösungswege für den unbewussten Grundkonflikt findet, auf den der Therapeut seine Arbeit zentriert. Ich gehe davon aus, dass sich die Grundkonflikte des Menschen von ihrem *Inhalt* her verstehen lassen. Aber bislang ist bei der Konzeption des unbewussten Konflikts vielleicht zu wenig beachtet worden, dass die Bewältigung von Konflikten auch von der Reife psychischer Funktionen abhängig ist und also das WIE der Konfliktbewältigung eine wesentliche Rolle spielt. Ferner wird von manchen Psychotherapeuten wohl zu wenig bedacht, dass der Begriff *unbewusster Konflikt* ein theoretisches Konstrukt darstellt, nicht jedoch die psychische Wirklichkeit beschreibt, wie sie vom Patienten **erlebt** wird. Wir tun gut daran zu unterscheiden zwischen dem *Arbeitsmodell unbewusster Konflikt*, das dem Psychotherapeuten eine Reflektionshilfe auf der metapsychologischen Ebene in die Hand gibt, und dem psychodynamisch wirksamen *konkreten Konflikt* des Patienten, welcher in seiner Kindheit aus interpersonellen Zusammenhängen sekundär unbewusst geworden ist. Ein solchermaßen unbewusster Konflikt kann mittels psychotherapeutischer Arbeit in seiner generalisierten Form sowie in den einzelnen Facetten des Erlebens wieder bewusst werden. Der ursprüngliche unbe-

wusste Konflikt bildet sich allerdings nur im Kopf des Therapeuten ab. Ich beschreibe im Folgenden ein Arbeitsmodell vom unbewussten Konflikt und werde an verschiedenen Stellen klinische Beispiele einfügen, in denen konkrete unbewusste Konflikte mit dem hier vorzustellenden Arbeitsmodell erklärt werden.

Der *inhaltliche Aspekt* des unbewussten Konfliktes beschreibt, welche 3
psychischen Inhalte dabei miteinander in Konflikt stehen. Ich schlage hier ein Konfliktmodell vor, das objektpsychologische und selbstpsychologische Denkansätze integriert: Man kann den unbewussten Konflikt dergestalt als Arbeitsmodell konzipieren, dass der Therapeut alles klinische Material unter dem Aspekt reflektiert, wie die motivationalen Systeme in das Selbst integriert sind; dabei stehen die motivationalen Systeme bei der Reflektionsarbeit des Therapeuten an der Stelle, an der im Konfliktmodell der Triebtheorie die Triebe stehen. Diese Reflektionsarbeit des Therapeuten erfordert die Fähigkeit, konkretes emotionalaffektives und motivationales Erleben des Patienten auf die Ebene der metapsychologischen Abstraktion zu übersetzen. Dazu ist es hilfreich und nötig, die fünf Gruppen der motivationalen Systeme sehr nah am Selbsterleben zu *begreifen*. Ich habe versucht, diesen Zusammenhang in Kap. 7, Abs. 9–20 knapp zu beschreiben. Der Therapeut kann in der klinischen Situation in differenzierter Weise erfassen, welches vitale, vielfältige und reichhaltige emotionale Erleben mit den so enorm abstrakten Begriffen (Regulation, Aversion, Assertion, Bindung, sinnliches Vergnügen) der Motivationstheorie verbunden ist. Gelingt es, in diesen fünf Gruppen von motivationalem Antriebserleben das konkrete lebendige, kraftvolle emotionale, affektive und intentionale Potenzial des Patienten zu *begreifen*, dann wird auch erfahrbar, zu welch mächtigem psychotherapeutischen Instrument dieses *Begreifen* der Gefühle und Affekte des motivationalen Antriebserlebens werden kann. Nach meinem Verständnis sind *Begreifen und Verstehen* zwei unterschiedliche mentale Prozesse im Kopf des Therapeuten während seiner psychotherapeutischen Arbeit und verfolgen verschiedene Ziele. Das *Begreifen* dient der empathischen Kommunikation mit dem Patienten, erfasst dessen Erleben in seiner ganz subjektiven Dimension (seine psychische Realität im Unterschied zur äußeren, objektivierbaren Realität) und lässt diesen die Erfahrung machen, vom Therapeuten emotional begleitet und begriffen zu werden. Darin liegt bereits eine eigenständige therapeutische

Wirksamkeit. Das *Verstehen* hingegen hilft dem Therapeuten dabei, das vom Patienten Dargebotene kognitiv-reflektiv zu durchdringen und theoriegeleitet, d.h. metapsychologisch, einzuordnen, und zwar auf einer überindividuellen, gleichsam objektivierten Ebene des Denkens. Erst diese reflexive Ebene des Denkens seitens des Therapeuten hebt das therapeutische Gespräch von der Ebene des psychologischen Alltagsgespräches auf die Ebene der wissenschaftlich begründeten Psychotherapie. Ich versuche, dem Leser die Fähigkeit des Therapeuten zum emotionalen *Begreifen* seines Patienten und die Übersetzung auf die metapsychologische Ebene des *Verstehens* im weiteren Verlauf dadurch verständlich werden zu lassen, dass ich an möglichst vielen Stellen klinische Vignetten einfüge, die eben diesen Prozess der Arbeit im Kopf des Therapeuten illustrieren.

8.1 Drei Entstehungsmodi des Konflikts

4 Eine psychoanalytische Theorie, die an der dualen Triebhaftigkeit des Menschen als seinem primären Antrieb für alle Lebensbereiche festhält, muss auch der Logik Freuds folgen, die ihn dazu kommen ließ, den Ödipus-Mythos für *das entscheidende* Narrativ zu halten, welches die *zentrale* Entwicklungsaufgabe des Kindes in symbolisierter Form zu beschreiben vermag. In klassischer psychoanalytischer Sicht besteht die Entwicklungsaufgabe des Kindes darin, die polymorph-perverse Natur der infantil-sexuellen Libido und die tödlich-destruktive Natur der Aggressivität zu bändigen, d.h. durch Abwehrleistung so weit im Unbewussten zu halten, dass Triebdurchbrüche nicht erfolgen können. Das sichert nicht nur eine reife Struktur der Abwehr, sondern auch des Überich, was beides in ihrer reifen Form dem Ich einen flexiblen Umgang mit seinem Triebleben ermöglicht. Allerdings kommt die Einschätzung der zentralen Bedeutung des Ödipuskomplexes zustande, weil bislang überwiegend beachtet wurde, WAS mittels intrapsychischer Verarbeitung aus den Trieben wird (oder werden kann: Inzest und Totschlag), nicht aber WIE die intrapsychische Verarbeitung erfolgt. Entscheidet sich der Therapeut jedoch, in den neuen Theorien, wie sie in den Vorkapiteln dargestellt wurden, bislang nicht erkannte Hinweise auf die *unbewussten psychischen Funktionen* des Selbst zu erkennen und

somit die Dimension des WIE der unbewussten Verarbeitung mit aufzunehmen in seine Reflektion, so verliert der Ödipus-Komplex seine *zentrale* Bedeutung für die Reifung der psychischen Struktur, ohne dass er bedeutungslos wird und nicht mehr beachtet zu werden braucht. Ich komme darauf zurück.

Die Anerkennung der grundsätzlichen Konflikthaftigkeit des Men- 5
schen erfordert, dass der Psychotherapeut die grundsätzlichen Muster unbewusster Konflikte kennt. Dem Prinzip nach handelt es sich beim Konflikt um eine psychische Konstellation, einen Selbstzustand, bei dem einander widersprechende oder entgegengesetzt wirksame Interessen, Strebungen, Motivationen oder Reizmuster von gleicher oder ähnlicher Stärke gleichzeitig aufeinander treffen. Freud sah den Konflikt angesiedelt zwischen den beiden Grundtrieben sowie als Es-Überich-Konflikt zwischen Triebwünschen und den psychischen Instanzen. Der Ödipus-Konflikt ist das klassische Denkmodell dafür. Die Objektbeziehungstheorien haben dieses Modell übernommen und erweitert. Während das Modell Freuds noch als Ein-Personen-Psychologie erscheint, spiegelt das objektpsychologische Konzept die Beziehungsgeschichte wider, indem die inneren Abbilder (Repräsentanzen) der Beziehungserfahrung als intrapsychische Strukturen aufgefasst werden. Nach dieser Vorstellung wird ein ursprünglich interpersoneller Konflikt zwischen dem Kind und seiner Pflegeperson, z. B. der Mutter, zum intrapsychischen Konflikt, indem das Grundmuster dieses Konfliktes zwischen den beiden in prototypischer Weise im Gedächtnis abgespeichert (repräsentiert) wird. Die dabei entstehenden inneren Bilder der beiden Beteiligten werden als Selbst- und Objekt-Repräsentanz[20] bezeichnet; es wird angenommen, dass der überwiegende Anteil dieser Repräsentanzen unbewusst bleibt.

Ich werde im Folgenden ein Arbeitsmodell der Konfliktentstehung 6
vorstellen, das mehrere Theorien integriert. Es greift einerseits die Vorstellung der Objektbeziehungstheorien auf, dass interpersonelle Kon-

---

[20] Im analytischen Jargon wird häufig vom »Objekt« gesprochen, wenn die Objekt-Repräsentanz gemeint ist. Häufig wird allerdings die reale Person und deren inneres Abbild, eben deren Objekt-Repräsentanz, in gleicher Weise als »Objekt« bezeichnet. Das führt zu einer unkorrekten Verwischung der Unterschiede zwischen beiden. Es ist außerordentlich bedeutsam, sich des Unterschiedes bewusst zu sein zwischen der Repräsentanz, dem inneren Objekt, und dem Repräsentierten, der realen Person.

flikte mental repräsentiert werden und auf diese Weise zu intrapsychischen werden. Andererseits werden darin die Ergebnisse der Säuglingsforschung und der kognitiven Entwicklungstheorie aufgenommen und zu einem komplexen Konzept integriert, das die Entstehung unbewusster Konflikte als einen schrittweise ablaufenden Prozess beschreibt. Im Zentrum meines Arbeitsmodells vom Konflikt steht die Annahme, dass das Kind während seiner Reifungsentwicklung die Erfahrung machen kann, dass eines oder mehrere seiner fünf motivationalen Systeme in besonderer Weise von den Pflegepersonen an seiner Entfaltung gehindert wird; diese Erfahrung mit den Pflegepersonen wird in Abhängigkeit vom Fortschritt der Reifung der mentalen Funktionen unterschiedlich verarbeitet. Bei meiner Betrachtung des Konfliktes tritt neben den *Inhalt* des Konfliktes, der WAS-Dimension, eine WIE-Dimension, welche den Modus der Konfliktverarbeitung beschreibt.

7 Die dargestellten neuen entwicklungspsychologischen Befunde erlauben es meines Erachtens, drei verschiedene Entstehungsmodi des unbewussten Konfliktes zu unterscheiden, die verschiedenen Phasen der kindlichen Entwicklung zugeordnet werden können:

(1) **Dyadische Konflikte als Folge früher Beziehungserfahrung**: Die Reifungsentwicklung des Selbst erfolgt anfangs weitgehend in dyadischen Beziehungen. Das interaktionelle Zusammenspiel von Mutter und Kind und ihr Zusammenpassen haben entscheidenden Einfluss auf die Entwicklung einer reifen Selbststruktur des Kindes. Das Misslingen dieses Zusammenspiels und das Scheitern der Passung von Mutter und Kind lassen bereits im ersten Lebensjahr Störungen der Selbststruktur entstehen, die zur Folge haben, dass das Kind *negative Erwartungen* für die Reaktionen der Pflegeperson auf seine Affekte, motivationalen Absichten und Bedürfnisse entwickelt. Diese negativen Erwartungen bilden die Grundlage für das Entstehen unbewusster Konflikte, indem sie in die präverbalen, interaktionellen Repräsentanzen des Kindes eingehen und auf diese Weise das implizite Beziehungswissen des Kindes entscheidend prägen. Diese Prozesse sowie dessen Folgen sind unbewusst[21]. Auf diese Weise können be-

---

[21] Wenn man den Begriff »unbewusst« psychoanalytisch versteht, so werden damit sowohl Inhalte bezeichnet, die durch Verdrängung sekundär unbe-

reits im ersten Lebensjahr motivationale Bedürfnisse des konstitutionellen Selbst (5/27) an ihrer Entfaltung und Integration in das Selbst gehindert werden.

(2) **Dyadische Konflikte als Folge unbewusster Fantasien**: Affekte (z.B. Wut, Angst, Trauer), Bedürfnisse (z.B. Müdigkeit = Schlafbedürfnis, Hunger, Durst), Motivationen und Intentionen (z.B. Handlungsabsichten wie Spielen, Schmusen, bloßer Bewegungsdrang) können aus verschiedenen Gründen überschießende Erregungszustände mit Stresscharakter im kindlichen Selbst erzeugen. Solche übererregten Selbstzustände müssen in der Beziehung mit der Pflegeperson eine angemessene Regulation erfahren, denn das Kleinkind ist zunächst noch auf die Beruhigungsfähigkeit der Mutter angewiesen (4/5f.). Scheitert die interaktionelle Regulation der Übererregung in der Mutter-Kind-Dyade immer wieder im selben Kontext, so entwickelt das Kind für eben diesen Inhalt seiner Erregung (sein Bedürfnis, Affekt, Motivation, Intention) keine Fähigkeit zur regulativen Selbstberuhigung. Wenn solche Erregungszustände aus spezifischen, konflikthaften Zusammenhängen stammen, wie sie unter (1) beschrieben wurden, so hat das zur Folge, dass das Kind Fantasien im Als-ob-Modus der Mentalisierung bildet. Dabei entwickelt es auch Vorstellungen über die Pflegeperson und konstruiert so auf imaginative Weise ein komplexes inneres Bild des konflikthaften Zusammenhanges; auf diese Weise entstehen Vorstellungsbilder der Pflegepersonen, welche über die Zeit die Objektrepräsentanzen spezifisch prägen können (Beispiel bei 8/44). Mit Hilfe dieser Fantasien versucht das Kind zugleich, Muster der Konfliktbewältigung zu finden (siehe 5/22). Zu diesem Modus der Auseinandersetzung mit den konflikthaften Inhalten und überschießenden Erregungen ist das Kind etwa ab anderthalb Jahren in der Lage, wenn es zunehmend von der Fähigkeit zum Fantasieren Gebrauch machen kann. Stehen die Pflegepersonen dem Kind bei dieser inneren Arbeit nicht als ›Mitspieler‹ zur Verfügung und erscheint der Konflikt dem Kind

---

wusst werden können, als auch solche Inhalte, die dem Es zugehörig und damit primär unbewusst sind (Laplanche, Pontalis, 1972, S. 562). Ich benutze den Begriff »unbewusst«, um damit Inhalte zu beschreiben, die entweder sekundär unbewusst werden oder die zum impliziten Beziehungswissen (Kap. 6) gehören und damit als nichtbewusst verstanden werden müssen.

aufgrund einer Wiederholung in immer gleicher Weise als nicht lösbar oder entgleist die Fantasie von der konflikthaften Situation gar wegen des überschießenden Ausmaßes der kindlichen Erregung und des Affektes darin, so wird der gesamte Komplex ins Unbewusste abgewehrt. Die potenziell konfliktbewältigende Möglichkeit des Fantasierens im Als-ob-Modus scheitert dann.

(3) **Triadische Konflikte als Folge unbewusster Fantasien**: Etwa im vierten Lebensjahr erwirbt das Kind die Fähigkeit, die inneren Zustände anderer, besonders von Mutter und Vater, als solche zu verstehen und zu repräsentieren. Diese Wahrnehmungen und Erfahrungen in der triadischen Beziehungsstruktur der Familie können im Kind heftige Gefühle von Ausgeschlossenheit, Neid und Rivalität erzeugen, vor allem aber auch Hass, Schmerz, Ohnmacht und Minderwertigkeitsempfinden. Solche Gefühle bringen das Kind in verschiedener Weise in Konflikte, die nun andere Inhalte haben als bisher, indem jetzt nämlich Dritte als in die bisherige Zweierbeziehung (Pflegeperson-Kind-Dyade) verwoben erlebt werden. Diese Zeit der infantilen Entwicklung hat Freud als ödipale Phase bezeichnet. Das Kind be- und verarbeitet diese Wahrnehmungen, Erfahrungen und Selbstzustände intrapsychisch, indem es sich in das von Fantasie geleitete Als-ob-Spiel begibt, z.T. in seiner Vorstellungswelt, z.T. im realen szenischen Spiel mit Spielzeug, Spielgefährten oder Eltern (Beispiel 5/25). Gelingt es dem Kind dabei nicht, Lösungen seiner Konflikte zu finden, die von der Umwelt akzeptiert werden, oder entgleist das Konfliktthema in der Fantasie, so wird der gesamte Komplex ins Unbewusste verdrängt und bleibt dort als unbewusster Konflikt bestehen.

8 In der Realität des Entstehens von Konflikten treten die genannten drei Modi nicht einzeln bzw. isoliert auf, sondern erfolgen zeitweise gleichzeitig, zeitweise aufeinander und ergänzen sich. Man darf annehmen, dass sie bei allen Menschen in der Kindheit ablaufen, aber bei vielen entgleisen. Ihre Unterscheidung erscheint zunächst vielleicht von eher theoretischer Bedeutung. Ich halte ihre Differenzierung aber für wichtig, weil das Verständnis dieser Modi die klinische Arbeit erleichtert, indem durch ihre sorgfältige Kenntnis die Psychodynamik eines Patienten verständlicher wird und die Entscheidung für Interventionen leichter wird. Ferner liegt in ihrem Verständnis bereits ein therapeutischer Ansatz, wenn man nämlich erkennt, dass die Fantasie, d.i. der reife Als-ob-Modus des Mentalisierens einen machtvollen Spielraum zur Konfliktbewältigung öffnet. Im Folgenden beschreibe ich die drei Entstehungsmodi des unbewussten Konfliktes im Detail und gebe klinische Beispiele dazu. Später (Kap. 12) gehe ich auch auf die unterschiedlichen Möglichkeiten der Intervention ein.

8.2 Dyadische Konflikte als Folge von früher Beziehungserfahrung

Ich gehe davon aus, dass unbewusste Konflikte die Folge von Interak- 9
tionserfahrung mit den primären Pflegepersonen sein können und dass ihre Wurzeln weit in die präverbale Entwicklungszeit hineinreichen. Bei dieser Annahme lasse ich mich insbesondere von den Konzepten Daniel Sterns und Joseph Lichtenbergs leiten. Ich habe diesen Modus der Konfliktentstehung an anderer Stelle (Klöpper, 2004) bereits ausführlich beschrieben und stelle ihn hier erneut dar.

Für das Verständnis des frühen dyadischen Konfliktes ist es unver- 10
zichtbar zu begreifen, wie präverbale Repräsentanzen entstehen. Stern (1992, S. 142f.) beschreibt die Bildung von Repräsentanzen im ersten Lebensjahr: »Die generalisierte Episode ist keine spezifische Erinnerung. Sie bezeichnet kein Ereignis, das wirklich einmal genauso geschehen ist. Sie ... kommt ... als Struktur einer abstrakten Repräsentation im klinischen Sinn näher. Sie stellt eine Struktur des wahrscheinlichen Ereignisverlaufs dar, die auf durchschnittlichen Erfahrungen beruht« (S. 142). Auf diese Weise entstehen »generalisierte Interaktionsrepräsentanzen«, RIGs (Representated Interaction, that have been Generalized, S. 143).

Im RIG findet sich eine Erfahrungsstruktur in *generalisierter* Weise 11
repräsentiert, d.h., es werden darin nicht einzelne Episoden abgebildet, sondern gleichsam prototypisch gewordene Erfahrungen mit der Pflegeperson werden mit ihrem typischen Erfahrungsgehalt mental gespeichert. Zu einer solchen Erfahrungsstruktur gehört z.B. eine motivationale Absicht oder ein affektiver Zustand des Kindes, die entsprechende Handlung gegenüber der Pflegeperson, deren affektive und handelnde Antwort sowie die affektive Reaktion des Kindes auf die Antwort der

Pflegeperson. Mit diesen Inhalten ist ein RIG, die generalisierte Interaktionsrepräsentanz, ein komplexes inneres Abbild der beiden Beteiligten in einem spezifischen Kontext, der z. B. durch einen Affekt oder eine Motivation des Kindes ausgelöst wird.

12 Für das Verständnis von unbewussten Konflikten und deren Bearbeitung in der tiefenpsychologischen Psychotherapie ist es sinnvoll und hilfreich, Repräsentanzen und deren psychische Phänomenologie unter dem Blickwinkel der motivationalen Systeme zu untersuchen. Die Aktivierung eines motivationalen Systems wird als ein Bedürfnis, Impuls oder als ein Affekt erlebt, z. B. kann Ärger eine Aktivierung des aversiven Systems ausdrücken, Neugier die Mobilisation des assertiven Systems anzeigen, oder sinnliches Verlangen (z. B. wenn das Kind kuscheln möchte) zeigt an, dass das motivationale System von Sinnlichkeit und Sexualität aktiviert ist. Erlebt sich ein Kind von irgendeinem seiner motivationalen Systeme angeregt und wandelt es diese unbewusste Motivation in Handlung um, so fungiert jede seiner nachfolgenden Handlungen immer in zweierlei Hinsicht. Einerseits dient die Handlung der direkten Befriedigung des motivationalen Bedürfnisses, andererseits stellt die Handlung ein Signal für die Pflegeperson dar, darauf zu reagieren. Die Reaktion der Pflegeperson kann bestätigend ausfallen, sie kann ausbleiben oder sie kann ablehnend sein. Je nach Ausgang der Reaktion der Pflegeperson erlebt das Kind seinerseits eine gefühlsmäßige Reaktion in sich, etwa eine ruhige Zufriedenheit aufgrund der passenden Reaktion, eine milde Irritation aufgrund der ausbleibenden Reaktion oder eine Enttäuschung wegen der Zurückweisung des motivationalen Bedürfnisses; im schlimmsten Fall kann das Kind aufgrund einer Misshandlung (Schläge oder andere Formen der Strafe) traumatisiert werden. Lichtenberg (1991b) hat die Entwicklungszusammenhänge und -schrittfolgen, wie sie zur gelingenden Integration motivationaler Absichten ins kindliche Selbst führen, beschrieben (7/25). Sie gelten mit den entsprechenden negativen Vorzeichen der Beschreibung auch für die Entwicklung von Störungen der Integration motivationaler Bedürfnisse in das Selbst. Ein Alltagsbeispiel mag diese Zusammenhänge illustrieren:

> Während ich an einem Kiosk auf die Erledigung einer Bestellung wartete, beobachtete ich hinter dem Tresen ein Kind im Alter von ca. 15–18 Monaten bei seinem Spiel auf seinem Tretauto. Der Raum war recht geräumig,

> auf dem Boden viel Platz und bot dem Kind einen guten Spielraum zwischen den Beinen von Großmutter und Mutter, die beide die Kunden bedienten. Es war ruhig am Kiosk, ich war der einzige Kunde. Das Kind spielte unbekümmert, summte vor sich hin und traktierte mit dem kleinen Plastikfahrzeug die Eistruhe des Ladens, indem es dagegenfuhr. Sein Tun war, wenn es gegen die Truhe stieß, begleitet von einer Änderung des Singsangs, das wie »bums« klang und offenbar ein quasi eigenes Affekt-Attunement (4/20) des Kindes darstellte. Das Kind schien einer Spielidee zu folgen, in die es ganz vertieft war. Die Mutter kommentierte die Handlung des Kindes mit einiger Verzögerung mit einem unwilligen »Nein«, wiederholte dies ein-, zweimal und stürzte sich dann eruptiv ausbrechend auf das Kind, griff es von hinten an der Schulter, zerrte es durch den Raum von seinem Auto herunter und schnauzte es laut schimpfend an: »Wenn ich Nein sage, dann mein' ich auch Nein. Merk dir das!« Das Kind reagierte zunächst nicht; vielleicht war es in gewisser Weise geschockt. Dann brach es in ein kurzes Weinen aus, mit dem es allein blieb.

Wiederholen sich solche Erfahrungen des Kindes mit den Reaktionen 13
der Pflegepersonen auf spezifische motivationale Bedürfnisse des Kindes oft genug, so werden sie in *generalisierter* Form repräsentiert. Das geschieht in dem spezifischen Kontext, d.h. mit dem spezifischen motivationalen Bedürfnis des kindlichen Selbst, mit der Reaktion des anderen und mit dem Folgeaffekt des Kindes. Es bildet sich die Repräsentanz einer generalisierten intersubjektiven Erfahrung in Verknüpfung mit einem spezifischen motivationalen Bedürfnis: Ich nenne dies eine *motivationale Repräsentanz.*

Ich gehe mit Lichtenberg, Lachmann und Fosshage (2000) davon 14
aus, dass jedes der fünf motivationalen Systeme in jedem Kind eine eigene Entwicklungsgeschichte durchläuft und zur Ausbildung von spezifischen motivationalen Repräsentanzen führt. Die Autoren *»meinen, dass die symbolischen Repräsentationen von Motiven im Lauf der Entwicklung jedes einzelnen der fünf motivationalen Systeme organisiert werden«* (S. 111). Anders ausgedrückt: Zu jedem der motivationalen Systeme gehört eine Vielzahl von Repräsentanzen, welche die Erfahrungsgeschichte des Kindes mit den Reaktionen der Pflegepersonen auf die jeweiligen motivationalen Bedürfnisse speichert. Hier ist daran zu erinnern, dass ich die Entwicklung beschreibe, wie sie bereits im ersten Lebensjahr erfolgt. Die sich bildenden Repräsentanzen sind Interaktionsrepräsentanzen, d.h., sie beinhalten noch keine bildhaften Vorstellun-

gen und sind nicht verbalisierbar, sondern tragen Erinnerungsspuren in sich, die Selbst und Objekt in Interaktion, d.h. Handlung mit zugehörigem Affekt oder motivationalem Bedürfnis, speichern. Solche Repräsentanzen gehören zum Inhalt des impliziten Beziehungswissens (6/4). Erst im weiteren Verlauf wandeln sich diese Repräsentanzen in symbolische und damit bildhaft erinnerbare Repräsentanzen.

15 Die möglichen Reaktionen der Pflegepersonen auf den Ausdruck motivationaler Bedürfnisse seitens des Kindes, meist wie beschrieben im Spiel, lassen sich als angemessen resonant, empathisch oder bestärkend beschreiben bzw. als defizitär, zurückweisend, verletzend oder traumatisch. Betrachtet man die Reaktionen unter dem Aspekt der Spiegelung, so gilt für sie das Gleiche, wie für die Affektspiegelung (4/28 f.) bereits ausführlicher beschrieben wurde. Erst eine angemessene, markierte Spiegelung der motivationalen Bedürfnisse des Kindes lässt in ihm sekundäre Repräsentanzen seiner Motivationen entstehen. Für die motivationalen Bedürfnisse des Kindes gilt das Gleiche wie für seine Affekte: Die motivationalen Anlagen des konstitutionellen Selbst des Kindes können sich nur entfalten und in das Selbst integriert werden, wenn die Eltern dem Kind dafür einen »Spielraum« (4/9) einräumen, indem sie seine motivationalen Bedürfnisse angemessen spiegeln. Misslingt die Bildung sekundärer Repräsentanzen für die motivationalen Systeme, so resultiert daraus ein klinisches Phänomen, das als strukturelles Defizit beschrieben wird: Die Selbstwahrnehmung ist in diesem Bereich defizitär. Damit ist aber zugleich die WIE-Dimension der Konfliktbewältigung, die notwendige psychische Funktion beeinträchtigt. Im Folgenden möchte ich aus einer selbstpsychologischen Perspektive heraus untersuchen, welche Bedingungen gegeben sein müssen, damit sich im Kind sekundäre Repräsentanzen seiner motivationalen Bedürfnisse bilden können, bzw. wie das Scheitern der Mutter-Kind-Beziehung erfolgt und den unbewussten Konflikt entstehen lässt.

16 Betrachtet man die Reaktionen der Betreuungspersonen unter dem Aspekt ihrer eigenen motivationalen Systeme und fragt, welche darin als Antwort auf das Kind aktiviert sind, so wird die Auswirkung dieser Reaktion auf das Gefühl der Bindungssicherheit des Kindes deutlich. Stellen wir uns Eltern vor, die dem Kind ihre Empathie und ihr Verständnis in gelingender Weise zur Verfügung stellen und dem Kind eine angemessene (markierte) Spiegelung zeigen können, so wird sofort verständlich, dass dies nur mit einer Aktivierung des Bindungssystems der Eltern möglich ist. Denken wir hingegen an das oben gegebene Beispiel des Kindes im Kiosk und die Reaktion der Mutter, so wird deutlich, dass diese Reaktion mit einer Aktivierung ihres aversiven System einhergegangen sein muss. Verallgemeinernd kann man sagen: Erfolgen auf ein motivationales Bedürfnis des Kindes Widerspruch oder Rückzug seitens der Eltern in einem nicht erträglichen Ausmaß, so wird die Bindung zwischen Eltern und Kind in diesem Moment unterbrochen: Solche Eltern können ihrem Kind in diesem Kontext nicht den »Spielraum« und nicht die Spiegelung zur Verfügung stellen, die es braucht, um seinen motivationalen Strebungen weiter folgen zu können. Die Selbstpsychologie spricht in diesem Zusammenhang von der Selbstobjektfunktion (12/14) der Eltern, welche das Kind zu seiner Reifung unverzichtbar braucht; in der Theorie der Mentalisierung sprechen deren Autoren von markierter Spiegelung und sekundärer Repräsentation (5/28). Die beiden Theorieperspektiven ergänzen einander. Wird die einzelne zur generellen Erfahrung, so geht dies in die motivationalen Repräsentanzen des Kindes ein.

Lichtenberg, Lachmann und Fosshage (2000) beschreiben die Erfah- 17
rung des Kindes mit versagenden Pflegepersonen ebenfalls und führen eine »Gestalt-Hintergrund-Perspektive« (S. 193 f.) ein. Danach können »Selbstobjekterfahrungen, die von den Bedürfnissen und Begierden eines jeden motivationalen Systems in Gang gesetzt werden, … den Vordergrund der Erfahrung jederzeit dominieren. … Im gewöhnlichen Alltagsleben wären die Reaktionen auf solche … [motivationalen (Einfügung M. K.)] Bedürfnisse … eine bestätigende Äußerung, eine liebevolle Geste, eine anspornende Herausforderung« (S. 196). »Wenn dagegen [motivationalen (Einfügung M. K.)] Bedürfnissen im Vordergrund nicht entsprochen wird und aversive Reaktionen wie Wut, Angst, Scham, Demütigung oder Schuldgefühle deutlich in den Vordergrund treten, kann es zu einer Unterbrechung der Bindung, in der Kommunikationsfähigkeit oder im kohärenten Funktionieren des Selbst kommen« (S. 197). »Wenn im Vordergrund ein empathisches Versagen erlebt wird, aus welchem Grund auch immer (übermäßige Verzögerung, unerträgliche aversive Erregung, Empfindung mangelnder Sensibilität), und es zu einer Unterbrechung der Selbstkohärenz kommt, werden diese besonderen Selbstobjekterfahrungen von dem Bedürfnis und dem Ver-

langen nach einer wiederherstellenden Spiegelungs-, Zwillings- oder Idealisierungserfahrung [aus dem Hintergrund] in den Vordergrund gedrängt« (S. 194).

18 Diese »Gestalt-Hintergrund-Perspektive« oder »Vordergrund-Hintergrund-Beziehung« der Autoren ist eine Fortentwicklung der Vorstellung der Selbstpsychologie[22], die davon ausgeht, dass die Selbstobjektfunktion für das Selbst so unverzichtbar ist wie die Luft zum Atmen für den Menschen. Danach ist das Bedürfnis nach einer ausreichend Sicherheit gebenden Bindung *ständig* im Hintergrund aller Erfahrungen vorhanden. Sobald das Vertrauen verloren geht, dass dieses Bedürfnis befriedigt wird, drängt das Verlangen nach einer Bindung in den Vordergrund, welche die Wiederherstellung der Selbstobjekterfahrung ermöglicht. Um das zu erreichen, verzichtet das Kind in der Regel auf das motivationale Bedürfnis, welches zu einer Unterbrechung der Selbstobjekt-Beziehung mit der Pflegeperson geführt hat. Damit sind die Wurzeln des Konfliktes gelegt!

19 Indem das Kind die Selbstobjektfunktion der Mutter (das ist ihre Bereitschaft, dem Kind grundsätzlich einen »Spielraum« für alle Affekte, Motivationen und Intentionen zu geben sowie ihm ihre markierte Spiegelung anzubieten) so nötig braucht wie die Luft zum Atmen, wird das Kind eher auf seine konstitutionell gegebenen Anlagen und deren Entfaltung verzichten als auf die »Luft«. Das ist die Dimension des unbewussten Konfliktes, wie er sich im ersten Lebensjahr im Kind entwickeln kann.

20 Beebe & Lachmann (2002, S. 143 ff.) zeigen, wie das Kind mit Störungen der Selbstobjekt-Bindung fertig wird, ohne dass eine pathologi-

---

[22] Im Konzept der motivationalen Systeme stellt man sich vor, dass der Mensch stets gleichzeitig von mehreren Motivationen angetrieben wird. Befinden wir uns beispielsweise in einer angeregten Gruppendiskussion und nehmen lebhaft teil, so sind in uns mindestens vier der motivationalen Systeme aktiv: Das Bindungssystem hält uns in Beziehung mit den anderen Teilnehmern; das assertive System erlaubt uns, uns kraftvoll mit unseren Meinungen zu behaupten; das aversive System ermöglicht uns zu widersprechen und spendet ggf. den Ärger, den wir benötigen, um uns assertiv durchzusetzen; das System der Regulation innerer Prozesse erlaubt uns, überschießenden Ärger intrapsychisch zu regulieren, z. B. indem die assertiven Motive genügend Kraft erhalten. – Das Beispiel zeigt, dass vier motivationale Systeme gleichzeitig aktiv sein können, miteinander interagieren, einander gegenseitig beeinflussen, unterstützen oder bremsen können. Dabei befindet sich in der Regel nur eines im »Vordergrund«, während die Anderen im »Hintergrund« wirksam sind.

sche Entwicklung folgen muss. Danach befinden sich Mutter und Kind in einer Beziehung, deren zentrales Charakteristikum ist, dass sich beide gegenseitig kontinuierlich und fortlaufend in ihren Gefühlen und Affekten regulieren *(»ongoing regulation«)*. Sie begreifen das Mutter-Kind-Paar als ein *»regulatorisches System«*. Dabei ist es ihr ständiges Bestreben, diese wechselseitige Regulation aufrechtzuerhalten. Tritt eine Unterbrechung *(»disruption«)* der Regulation ein, so ist es das gemeinsame Ziel beider, eine Wiederherstellung *(»repair«)* der fortlaufenden Regulation anzustreben. Unterbrechung und Wiederherstellung erzeugen erhöhte Affektivität, etwa heftige Enttäuschung oder Freude. Die Unterbrechung der Beziehung zwischen Mutter und Kind und damit ein Versagen der Pflegeperson in ihrer Selbstobjekt-Funktion muss so lange keinen unkorrigierbaren Schaden für die Entwicklung des Kindes anrichten, wie beide um die Wiederherstellung der unterbrochenen Selbstobjektbindung bemüht sind und weiterhin ein regulatorisches System bilden. Ein sicher gebundenes Mutter-Kind-Paar hat das Vertrauen entwickelt, dass es den beiden gelingen wird, eine eintretende Unterbrechung zu reparieren; und umgekehrt lässt die beständige Erfahrung, dass auf Unterbrechung ein ›repair‹ erfolgt, eine sichere Bindung entstehen.

21 Wenn das Kind allerdings kontinuierlich und wiederholt die Erfahrung macht, in seinen motivationalen Bedürfnissen missachtet oder gar zurückgewiesen zu werden, so findet das einen Niederschlag in den motivationalen Repräsentanzen, und ein motivationaler Konflikt entsteht. Dann hat die Mobilisation dieses spezifischen motivationalen Bedürfnisses nämlich *generell* die Erfahrung der Unterbrechung der Selbstobjekt-Bindung zur Folge, d.h. den Verlust der fortlaufenden Regulation in der Mutter-Kind-Dyade. Die Objektbeziehungstheorie hat diese Erfahrung als Angst des Kindes vor dem Verlust der Beziehung zur Mutter konzipiert. Im Verständnis der Selbstpsychologie steht dabei dem Bedürfnis, sich vor der schmerzlichen Erfahrung des Verlustes der Selbstobjektfunktion der Mutter schützen zu wollen, das spezifische motivationale Bedürfnis gegenüber, das den Bestand der Beziehung in Gefahr bringt. Hier gibt es deutliche Berührungspunkte zwischen den beiden Theorien.

22 Der kritische Punkt für die Entstehung des unbewussten Konfliktes wird erreicht, wenn dieselbe Person, die das Bedürfnis nach der Sicherheit gebenden Bindung einschließlich der Selbstobjekt-Bedürfnisse befriedigen soll, selbst zur Gefahr wird und damit zur Ursache von Angst. Dann wird das auslösende motivationale Bedürfnis aufgegeben und ins Unbewusste abgewehrt. Diese Abwehr sichert dem Kind die Selbstobjekt-Funktion der Pflegeperson und die Bindung an sich, die für das Sicherheitsgefühl des Kindes unverzichtbar ist. Damit verbleibt ein Teil des konstitutionellen Selbst (4/27 und Abb. 2) aufgrund seiner mangelnden Spiegelung und ausbleibenden sekundären Repräsentation im Unbewussten, d. h. kann nicht in das Selbst integriert werden.

23 Nunmehr lässt sich generell formulieren: In dyadischen Beziehungen gerät einer der Partner in einen *intrapsychischen Konflikt*, wenn

- seinem Streben nach Konkretisierung eines spezifischen motivationalen Bedürfnisses
- und seinem Bedürfnis nach Schutz des Selbst vor einer Unterbrechung der Selbstobjekt-Bindung an einen Sicherheit gebenden anderen Partner
- die Reaktion eben dieser Person auf das motivationale Bedürfnis als unerträgliche Gefahr erlebt wird.

Daraus wird während der Entwicklung des Kindes ein *unbewusster Konflikt*, wenn diese Erfahrung im selben motivationalen Kontext immer wieder gemacht, generalisiert und als motivationale Repräsentanz zu einem Teil der unbewussten Struktur des Selbst wird.

24 Diese Formulierung erlaubt es, in der psychotherapeutischen Situation die Verbindung zwischen einem aktuellen unbewussten Konflikt und dem ursächlich unbewussten Konflikt herzustellen. Gerät beispielsweise in einer beliebigen Alltagssituation ein Mensch für einen Patienten unbewusst in eine Eltern-Rolle, so wird an ihn ebenso unbewusst das Bedürfnis nach Schutz des Selbst vor einer Unterbrechung der Sicherheit gebenden Selbstobjekt-Bindung gerichtet. Geht nun von eben diesem Menschen eine Gefahr durch seine aversiven Empfindungen aus, die der Patient z. B. hinter einer kritischen Bemerkung vermutet, so kann für den Patienten darin das Erlebnismuster eines unbewussten und ungelösten Konfliktes der Kindheit stecken und die damit verbundenen Erlebens- und Bewältigungsmuster reaktiviert werden:

Frau S., eine hübsche, attraktive junge Frau, leidet unter Versagensängsten, wenn sie sich *»beweisen muss oder zeigen soll«*. Sie findet nicht den Antrieb, sich in eine Berufsausbildung zu begeben, sondern verdingt sich in wechselnden Gelegenheitsjobs, mit denen sie unter ihren Möglichkeiten bleibt und mit denen sie vor allem nicht ihren Interessen folgt. Sie wurde mit einer Mutter groß, die bereits im Vorschulalter der Patientin ihre Arbeit wieder aufnahm und die stets überfordert und gereizt wirkte; sie sei *»hart und kontrollierend gewesen«* und gab der Tochter stets zu verstehen: *»Ich glaub dir gar nichts«* und *»zeig mir erst mal, was du kannst«*. Sie habe die Reaktion entwickelt, sich von der Mutter zurückzuziehen. – Versuchen wir, diese klinische Vignette metapsychologisch zu verstehen, so lässt sich vermuten, dass die Patientin als Kind in ihrem Streben, ihr explorativ-assertives Motivationssystem zu leben, bei dieser als hart, kontrollierend und zurückweisend beschriebenen Mutter eine Unterbrechung der Selbstobjekt-Bindung in diesem Kontext erfuhr; das kann dazu geführt haben, dass das Kind zunehmend darauf verzichtete, sich mit seiner Neugier und seinem Interesse sowie mit seiner Selbstbehauptung zu präsentieren. Um sich vor der Erfahrung der schmerzlichen Reaktion der Mutter zu schützen, zog die Patientin sich aus der Beziehung zurück. Als angehender Lehrling in ihrem Wunschberuf steht ihr diese Konfliktbewältigung voraussehbar nicht mehr zur Verfügung: Die unbewusste Erwartung vor einer Wiederholung der Erfahrung mit der Mutter, auf ihre assertiven Fähigkeiten Zurückweisung durch die Ausbilder (unbewusst = Mutter) zu erfahren, äußert sich in Versagensangst und Rückzug in ein unbefriedigendes Erwerbsleben in sporadischen Jobs. 25

In grober Vereinfachung könnte man nun einwenden, diesem Konzept der Entwicklung unbewusster Konflikte während der Kindheit läge die allgemeine menschliche Spannung zugrunde, wie sie in der Psychoanalyse schon lange im ambivalenten Streben nach Zugehörigkeit und Eigenständigkeit, dem Abhängigkeits-Autonomie-Konflikt beschrieben wird. Aber nicht diese allgemeine Ambivalenzspannung macht einen unbewussten, psychodynamisch wirksamen, noch dazu pathogen wirksamen Konflikt aus. Den Konflikten, wie sie hier beschrieben werden, liegt vielmehr ein Erfahrungsmuster zugrunde, bei welchem dem unverzichtbaren Grundbedürfnis nach Selbstobjekterfahrung mit der geliebten Pflegeperson die unerträgliche Erwartung gegenübersteht, in einem *spezifischen* Kontext deren Zurückweisung in verletzendem Ausmaß zu erfahren. Luborsky (1984, S. 13) spricht in diesem Zusammenhang von einem *»zentralen Beziehungskonfliktthema«*. Als spezifisches 26

Beziehungskonfliktthema nehme ich ein *motivationales* Bedürfnis an. Der unbewusste Konflikt ist die Folge einer generalisierten interaktionell-intersubjektiven Erfahrung, die im Zuge der Entwicklung mit den entscheidenden Pflegepersonen, in der Regel mit den Eltern, gemacht wird. Diese Erfahrung wird, sofern sie bereits im präverbalen Entwicklungszeitraum repräsentiert wird, zum Bestandteil des impliziten Beziehungswissens.

Motivationales Bedürfnis
der Systeme 1-2-3-4-5
in Verbindung mit dem Wunsch
nach (bestätigender) Selbstobjekterfahrung

versus

Bedürfnis nach Selbstschutz
vor Reaktionen der Bindungsperson,
die zur Unterbrechung der Bindung und
zum Verlust der Selbstobjekterfahrung führen

Abb. 3: Schema des neurotischen Konfliktes, zitiert nach Klöpper (2004)

27 Die beschriebenen Erfahrungen des Kindes mit seinen Pflegepersonen werden als motivationale Repräsentanz und mit dem gesamten Konfliktkontext auf der strukturellen Ebene des Selbst in generalisierter Form gespeichert. Die Abbildung 4 stellt den Prozess dieser Repräsentation schematisch-grafisch dar.

28 Den klinischen Praktiker interessiert vorrangig die Frage, wie ein solcher unbewusster Konflikt in der konkreten Situation mit dem Patienten erkannt werden kann. Dazu gebe ich anschließend das Beispiel eines Konflikts, wie er als Folge eines emotional gleichgültigen Pflegeverhaltens der Eltern entstanden ist.

29 Herr I., ein Mann mittleren Lebensalters, gepflegt und offensichtlich Wert auf sein Äußeres legend, zeichnet sich durch sein äußerst korrektes, fast devotes Benehmen und eine gewählte, intellektuelle Sprache aus. Rasch wird im ersten Kontakt deutlich, dass sowohl sein Verhalten als auch seine Sprache Unbeholfenheit verdecken. Die schnell als schizoide Abwehr deutlich werdende Wortwahl, sein Intellektualisieren geraten zu einem flüssigen Gestammel und einer Aneinanderreihung von Sätzen, die gleichzeitig offen-

	Gelingend	Misslingend
Selbst	Motivationales Bedürfnis nach (1) physiologischer Regulation, (2) Bindung, (3) Assertion und Exploration, (4) aversiver Reaktion und (5) sinnlicher und sexueller Erregung	Motivationales Bedürfnis nach (1) physiologischer Regulation, (2) Bindung, (3) Assertion und Exploration, (4) aversiver Reaktion und (5) sinnlicher und sexueller Erregung
Objekt	Mobilisation des Bindungssystems mit Bereitstellung der Selbstobjektfunktion im Hintergrund (!) der Interaktion	Mobilisation des aversiven Systems mit Zurückweisung/Gleichgültigkeit in verletztem/traumatischem Ausmaß im Vordergrund (!) der Interaktion
Selbstzustand	Zufriedenheit	Frustration, Verletzung des Selbst, Fragmentation
Strukturelle Folge	Integration des initialen motivationalen Systems in das Selbst	Unbewusster Konflikt mit Abwehr des initialen motivationalen Systems ins Unbewusste; defizitäre Selbstrepräsentanzen im initialen motivationalen Kontext

Abb. 4: Interpersonelles Geschehen und Repräsentation gelingender und misslingender Integration motivationaler Bedürfnisse in das Selbst. Zitiert nach Klöpper (2004)

baren und verdecken, dass ihm der angemessene verbale Ausdruck seiner Befindlichkeit und Gefühle unmöglich ist, er aber doch wie überzulaufen scheint von Gefühlen. Er findet bald ein Bild für seinen inneren Zustand: Er trage einen Staudamm in sich, der im Laufe seines Lebens immer höher gewachsen sei, und das Wasser stehe bis an die Krone. Dabei rollen zaghaft ein paar Tränen, während der Rest mutig runtergeschluckt zu werden scheint.

Er wurde in einer Kleinstadt groß, gemeinsam mit zwei Geschwistern als Kind beruflich selbstständiger Eltern. Für ein ausreichend komfortables Leben war finanziell gesorgt, die Familie lebte im sicheren Mittelstand im eigenen Haus. Der Alltag war fest strukturiert, regelmäßiges Essen im Familienkreis gehörte zum Ritual, das aber ansonsten leer war. Die Mutter war gemeinsam mit dem Vater in einem akademischen Beruf tätig. Die Kinder waren wesentlich auf sich allein gestellt. Herr I. absolvierte sein Abitur problemlos, wählte sein eigenes Studium und ist seit Jahren in diesem Beruf erfolgreich. Weniger erfolgreich verliefen seine sozialen Kontakte, besonders im Bereich persönlicher Freundschaften und Partnerbeziehungen. Er suchte um Psychotherapie nach, als erneut eine ursprünglich hoffnungsreiche Partnerschaft zerbrochen war. Der Schmerz darüber war für mich zwar nachvollziehbar, ja auch spürbar, aber ich blieb unsicher, ob es mir gelingen würde, ihn mit meiner Empathie zu erreichen, wenn er seinen inneren Zustand mit seiner technisch-intellektuellen Sprache in stenografisch knappen Sätzen zu beschreiben versuchte.

In der Frühphase seiner Psychotherapie brachte er einen Traum mit. »Ich stehe im Feinripp-Unterhemd, sonst bin ich unbekleidet. Ne richtige Jammergestalt, im Freien unter Leuten an einer Schautafel. Mir ist eine Aufgabe gestellt. Mir wird gerade eröffnet, du bist zuständig für diesen Teil der Öffentlichkeitsarbeit. Ich war immer noch diese Jammergestalt im Unterhemd. Dann ein Szenenwechsel. Ich steh jetzt im sehr diskreten Zwirn. Zu distinguiert, unangemessen, dachte ich. Ist das nun der Kompromiss, dachte ich weiter. Ach guck mal, da haben sie dich aufgegriffen, armes Waisenkind, und ausgestattet. Und dachte, da hast du dich verkleidet, zu plump aufgetragen. Dann bin ich aufgewacht.« Einige Zeit später kam er auf diesen Traum kommentierend zurück. Er habe zeitlebens versucht, seine innere Jammergestalt aufzufüllen mit der Vorstellung, Besonderes leisten zu müssen. Er habe stets das Gefühl gehabt, »in der Schuld zu stehen«, »dazu verdammt zu sein, den öffentlichen Auftrag« optimal zu erfüllen. Es sei zeitweise geradezu »grandios« gewesen, was er glaubte, leisten zu müssen.

30 Dieser Fallbericht ist ein Beispiel für einen Konflikt im Bereich des motivationalen Bedürfnisses nach Bindung (7/11), der vermutlich bereits im ersten Lebensjahr seinen Ausgang nahm. Die schizoide Abwehrstruktur des Patienten und seine Symbolisierungsschwäche im Sprachbereich weisen darauf hin, dass die Störung sehr früh angelegt ist. Ferner fällt im ersten Kontakt auf, dass der Patient tief unbewusst handlungssprachlich mit mir kommuniziert, indem er sich eines fast devoten Verhaltens bedient, das unserer Begegnung in keiner Weise angemessen ist. Schließlich deutet er mit dem Bild vom Staudamm an, dass ihm vorbewusst erahnbar ist, was der unbewusste Inhalt seiner Probleme ist: Sein Mangel an emotionaler Wahrnehmungsfähigkeit für sich selbst

sowie ein entsprechendes Defizit an verbalem Kommunikationsvermögen lassen ihn auf seinem emotionalen Erleben gleichsam sitzen bleiben und davon überlaufen. Der Traum, den er schließlich im weiteren Verlauf der Behandlung mitbrachte, symbolisiert diese Zusammenhänge: Er sieht sich als »Jammergestalt«, d.h. zu dürftig mit sekundären Repräsentanzen seiner Gefühlswelt ausgestattet und von der Aufgabe überfordert, so in der Welt einen »öffentlichen Auftrag« auszuführen, also zu sprechen. Im Traum stellt er weiter dar, wie seine Abwehr für dieses Defizit seines Selbst aussieht, nämlich »grandios«, d.h. narzisstisch überhöht.

Das Fallbeispiel stellt insofern einen unbewussten Konflikt im Be- 31
reich des Bindungssystems dar, als die Lebensgeschichte des Patienten zeigt, wie karg die emotionale Beziehung des Kindes zu seinen Eltern war. Kargheit in der Fähigkeit zu emotionaler Intimität auf Seiten der Eltern stellt für das Kind eine Gefahr dar, sich mit seinen Affekten, Gefühlen und Motiven anzuvertrauen und auf angemessene Spiegelungserfahrung, d.h. Selbstobjekt-Erfahrung, zu hoffen. Angesichts dieser Gefahr verzichtet das Kind auf seine Bedürfnisse nach emotionaler Intimität, die dem Bindungssystem inhärent sind, entwickelt aber unbewusst ein Defizit an sekundären Repräsentanzen seiner Affektivität (4/28) und damit einhergehend an emotional-affektiver Reichhaltigkeit seines Selbsterlebens. D.h., dem ins Unbewusste abgewehrten motivationalen Bindungsbedürfnis nach emotional-intimem Austausch über die inneren Selbstzustände mit den Pflegepersonen steht die Erwartung gegenüber, die Pflegepersonen in gerade diesem Zusammenhang als aversiv und damit als Gefahr zu erleben. Unter den Bedingungen einer solchen generalisierten Beziehungserfahrung entsteht für das motivational-funktionale System Bindung eine motivationale Repräsentanz mit dem Inhalt, in Beziehungen die Offenbarung emotionaler Selbstzustände zu vermeiden. Dem unbewussten Bindungsbedürfnis steht die ebenso unbewusste Erwartung einer Gefahr seitens der Bindungspersonen gegenüber, die das konsequente Vermeidensverhalten zur Folge hat und mit Angst einhergeht, die meist jahrelang nicht gespürt wird.

An dieser Stelle setzt die tiefenpsychologische Psychotherapie ein, 32
indem der Therapeut dieses Phänomen als konflikthaft begreift. Wenn er mittels seiner Empathie und der Möglichkeit, dem Patienten dessen Affekte zu spiegeln (= spiegelnde Selbstobjekt-Funktion in markierter

Form), einen »Spielraum« eröffnet, der die bisherige Kargheit der Erfahrungswelt erweitert, so wird er therapeutisch tätig (Kap. 12). Zugleich wird aber auch deutlich, dass das als konflikthaft zu verstehende klinische Material ebenfalls den Blick freigibt auf einen strukturellen Mangel, indem sich nämlich aufgrund defizitärer sekundärer Repräsentanzen (4/30 f.) die Fähigkeit zur Selbstwahrnehmung, die Selbstbild-Differenzierung und die Symbolisierung sowie Kommunikation im Kontext der Bindung nur gering entwickeln konnte. D. h., der Konflikt geht einher mit einer umschriebenen Störung der psychischen Funktionen, ohne deren Reifung eine angemessene Konfliktbewältigung kaum zu erwarten ist.

8.3 Dyadische Konflikte als Folge unbewusster Fantasien

33 Die im präsymbolischen Entwicklungszeitraum entstehenden Repräsentanzen unterliegen im Laufe der Reifung des Kindes einem steten Wandlungsprozess, welcher insbesondere durch die wachsende Fähigkeit des Kindes zur Fantasiebildung und zur Symbolisierung erfolgt. »Als Ergebnis einer allmählichen Entwicklung während des 2. Lebensjahres (die sich im 3. fortsetzt) wird das Kleinkind fähig, psychische Repräsentanzen zu bilden, die dann den Kontext des momentgebundenen Erlebens bilden; sie sollen das repräsentieren, was ich für die ›Grundeinheit des Erlebens‹ halte und was Selbst und Objekt, Affekt und Kognition umfasst« (Lichtenberg, 1991a, S. 57). Diese präsymbolischen Repräsentanzen werden im Laufe der Entwicklung ferner beim Symbolspiel des Kindes im 3. bis 6. Lebensjahr modifiziert (vgl. Meares, 2000). D. h., Repräsentanzen unterliegen in der Kindheit einem kontinuierlichen Wandlungsprozess. Sie sind nicht statisch. Heute wissen wir, dass dieser Wandlungsprozess lebenslang anhält (Beebe und Lachmann, 2002). In diesem Zusammenhang ist auch das gängige psychoanalytische Konfliktmodell zu verstehen. Ich fasse mich mit dessen Darstellung kurz. Es wurde bereits ausführlich in der Literatur beschrieben (z. B. Hohage, 1996; Mentzos, 1984).

34 Der Grundgedanke des Konfliktmodells ist recht einfach zu beschreiben. Ein unbewusster Konflikt ist vor allem unbewusst. D. h., der

Träger dieses Konfliktes weiß nichts von seinem Konflikt, weil es sich dabei ursprünglich um einen Konflikt der Kindheit handelt, welcher zur Zeit seiner Entstehung nicht befriedigend gelöst werden konnte und daher als unbewältigter Konflikt ins Unbewusste verdrängt wurde. Ins Unbewusste verdrängte Konflikte bleiben allerdings latent wirksam. Sie können reaktiviert werden, wenn im späteren Leben Wünsche, Impulse, Affekte oder Fantasien auftauchen, die den gleichen Inhalt haben wie jene, die in der Kindheit ursprünglich als konflikthaft erlebt und verdrängt wurden. Dazu ein Beispiel:

> Herr L. erledigte seine Arbeit seit Jahren bewährt mit Hilfe von Abläufen, **35**
> die ihm vertraut und lieb geworden waren. Es ging rasch, fehlerfrei und produktiv. Einige Abläufe waren an die Kooperation mit einem Kollegen gebunden. Eines Tages musste ein Vertreter diese Kooperation übernehmen und bestand darauf, dass der Arbeitsablauf nach seinen Vorstellungen erfolge. Als Herr L. sich nicht durchsetzen konnte, die Arbeit wie gewohnt zu gestalten, bekam er einen Wutausbruch, allerdings ohne dies zu zeigen. Der Kollege bestand darauf, die Arbeit in seiner Weise zu machen, und Herr L. fügte sich. Noch Stunden nach dem Ereignis bemerkte er, dass er in einer ungewöhnlich erregten, ja rasend-wütenden Verfassung blieb. – Die sorgfältige nachträgliche Reflektion seines Erlebens in der Therapiesitzung ergab, dass Herr L. den Kollegen wie einst den Vater erlebt hatte, der den Sohn häufig und unerträglich in seinem Handlungsspielraum eingeengt hatte. Jetzt erkannte Herr L. in der rasenden Wut auf den Kollegen einen tatsächlich mörderischen Affekt. Und natürlich war ihm klar, dass dieser Affekt weder der aktuellen Situation angemessen war noch dem Kollegen gelten könnte. Langsam begriff er, dass der mörderische Affekt nur dem Vater seiner Kindheit gelten könne, also schon so alt sein muss wie er selbst, und dass diese Wut so lange unentdeckt in ihm verborgen war.

Das Beispiel zeigt die Reaktivierung eines Affektes im Zusammenhang **36**
mit einem unbewussten Konflikt. Er lässt sich in seinen psychodynamischen Zusammenhängen recht gut beschreiben. Die Begegnung mit dem Kollegen hatte in Herrn R. rasende Wut und entsprechende Fantasien (»Ich hatte das Gefühl, ich könnte ihn umbringen«) ausgelöst. Diese sind assoziativ verknüpft mit der ursprünglichen mörderischen Wut des Kindes gegenüber dem Vater. Der Konflikt der Kindheit bestand als Scham-/Schuldkonflikt (s. Tab. 8, Kap. 11): Natürlich wusste das Kind, dass Mord, ja selbst wütend-handgreifliche Auseinanderset-

zung mit dem Vater moralisch nicht vertretbar ist. Aber das Kind hätte das auch gar nicht gewollt, denn seine Liebe zum Vater sowie seine Sehnsucht nach dessen Liebe und Anerkennung hatten ihn daran gehindert. Der Konflikt des Kindes bestand zwischen seinen gegensätzlichen Strebungen, mörderische Wut versus Moral (Schuldkontext) sowie Vernichtungswut versus Liebessehnsucht (Schamkontext) und war für das Kind nicht lösbar. Er musste daher ins Unbewusste verschoben werden. Der Preis für diese unangemessene Konfliktbewältigung per Verdrängung ist heute noch vom Erwachsenen zu bezahlen, indem er keine andere Konfliktlösung zur Verfügung hat, als sich unterzuordnen und sich zu fügen.

37 Eröffnen uns die Theorien der Säuglingsforschung und modernen Entwicklungspsychologie neue Zugänge zum Verständnis? Auf den ersten Blick scheint der Konflikt im obigen Beispiel die Folge einer Beziehungserfahrung mit dem Vater zu sein, nämlich dass dieser den Handlungsspielraum des Sohnes so sehr eingeengt hatte. Aber der Konflikt entstand gerade nicht auf der Ebene realer Auseinandersetzung mit dem Vater, sondern auf der *inneren* Bühne des Kindes in einer Mischung von Fantasien und Affekten, die in ihrem *ganzen* Umfang nie auf die Bühne der realen Auseinandersetzung mit dem Vater gelangten. Der mörderische Affekt des Herrn L. ist mit dem *Modus der Konfliktentstehung als Folge früher Fantasien* zu begreifen: Der Konflikt gelangte während der Kindheit stets nur bis auf die *innere* Bühne der Fantasie, weil die realen Auseinandersetzungen mit dem Vater gerade keinen oder kaum »Spielraum« gaben für aggressiv ausgetragene Situationen miteinander.

38 Fonagy et al. (2004) sind der Auffassung, dass »alle Kinder solche Fantasie [haben], doch normalerweise können diese Vorstellungen mit Hilfe des Spiels, an dem sich die Eltern unterstützend beteiligen, ›metabolisiert‹ werden … und bleiben ohne Konsequenz. Ein Vater lässt sich auf dem Boden nieder, um bei einer Schlacht mitzuspielen, und bekommt zu hören: ›Du bist das Monster – du musst aufstehen, damit ich dich umbringen kann!‹ Wenn er daraufhin brav aufsteht, hilft er seinem Kind, die mörderische Fantasie zu metabolisieren und durchzuarbeiten. Wenn er jedoch sitzen bleibt – und vor allem, wenn er auf die Fantasie mit Missbilligung reagiert, mit Ärger, Traurigkeit oder Angst, und das Gefühl des Kindes, dass die Fantasie allzu real werden könnte, auf diese Weise verstärkt –, können die mörderischen Gedanken nicht metaboli-

siert werden. Sie nehmen eine rückläufige Entwicklung zum Modus der psychischen Äquivalenz, und dem Kind wird die Gelegenheit, seine *Vorstellung als Vorstellung* wahrzunehmen, genommen« (S. 287; Hervorhebung M. K.).

Können also aggressive Affekte wie im Beispiel des Herrn L. nicht in 39
den Beziehungen mit den primären Pflegepersonen metabolisiert werden (WIE-Dimension, vgl. 9/7 f.), so hat das zur Folge, dass weder der Affekt (WAS-Dimension, 9/25 f.) angemessen in das Selbst integriert noch die Fähigkeit erworben werden kann, das Ausmaß der Erregung dieses Affektes (die Mordswut) zu regulieren. Die Fähigkeit zur Regulation innerer Erregungszustände wird als generelles Vermögen bereits früh im ersten Lebensjahr erworben (4/5). Sie stellt die Grundvoraussetzung dafür dar, dass das Kind später auch das Erregungsausmaß spezifischer Affekte steuern kann, im Beispiel von Herrn L. die mörderische Wut. All diese Fähigkeiten (hier: Regulation des Erregungsausmaßes, Integration des spezifischen Affektes und der zugehörigen Fantasien in das Selbst = WIE-Dimension) können nur im kontinuierlichen Austausch mit den Eltern erworben werden. Misslingt diese Entwicklung, so kann die Auseinandersetzung des Kindes mit seinen Affekten nur auf der inneren Ebene der Fantasie und nur mit sich allein stattfinden. Und die begrenzte Fähigkeit des Kindes, Erregungsspitzen seiner Affekte zu regulieren, führt dann dazu, dass gerade hoch erregte Affektzustände die Inhalte der Fantasien prägen. Mit diesen Zusammenhängen wird klar, dass Konfliktbewältigung zutiefst eine Beziehungsleistung ist, dass sie eine inhaltliche (WAS-) und eine funktionale (WIE-)Dimension hat und dass die zugehörigen Beziehungsmodi und -erfahrungen repräsentiert werden.

Wir können jetzt zusammenfassend begreifen, dass unbewusste 40
Konflikte doppelt determiniert sind: (1) Ihnen liegt eine oft bis in die präverbale Entwicklungszeit zurückreichende Erfahrung mit den Pflegepersonen dergestalt zugrunde, dass diese spezifische Aspekte der unbewussten Motivation des Kindes nicht angemessen förderlich begleiten konnten oder sie gar zu unterbinden trachteten; diese Erfahrung wird über die Bildung präverbaler Repräsentanzen zum Bestandteil des impliziten Beziehungswissens. (2) Mit der zunehmenden Fähigkeit des Kindes, seine Erfahrungen im Als-ob-Modus des Mentalisierens (= Fantasie) intrapsychisch zu bearbeiten, kann eine angemessene Konflikt-

bewältigung gefunden werden, oder der Affektgehalt des Konfliktthemas kann entgleisen, abhängig davon, ob und wie die Pflegepersonen auf diese, zumeist spielerische Verarbeitung des Kindes reagieren; deren Reaktion kann den Konflikt für das Kind ebenso entschärfen wie eskalieren lassen. – Mit diesen Überlegungen haben wir die Entwicklungssituation des Kindes vor allem unter dem Aspekt einer defizitären Begleitung durch Pflegepersonen betrachtet. Wie stellt sich die Situation des Kindes aber dar, wenn es mit missbrauchenden oder traumatisierenden Eltern groß wird?

41 Ich habe beschrieben (Kap. 5), dass sich die mentalen Funktionen des Kindes schrittweise im kontinuierlichen Austausch mit den Pflegepersonen entwickeln und dabei die Fähigkeit zum reifen Mentalisieren über Jahre entsteht; dabei taucht das Vermögen zur Wahrnehmung der psychischen Realität anderer und von sich selbst langsam als eine Funktion des Selbst auf. Wenn aber die Pflegeperson über ängstigende Eigenschaften verfügt, die für das Kind unerträglich sind (5/27), kann das Kind im Als-ob-Modus der Mentalisierung verbleiben. Der Als-ob-Modus dient dem Kind dann dazu, seine Erfahrungen mit der Umwelt psychisch, d.h. mental i.S.e. Abwehr, zu verarbeiten. Dann ist die Denkweise des Kindes mit den Worten zu beschreiben: Ich tu so, als ob es eine ganz andere Sichtweise und Wahrheit meiner Eltern gibt, und dies halte ich vor mir selbst als die einzige Wirklichkeit aufrecht. Auf diese Weise persistiert der Als-ob-Modus, geht mit einer Verleugnung eines Teilaspektes der Realität einher und lässt zugleich unter Zuhilfenahme der Fantasie eine Vorstellung entstehen, die subjektiv als vollkommen wirklich erlebt wird, die aber von außen betrachtet oft ohne Bezug zur faktischen Realität ist (Beispiel bei 5/28). Diese Als-ob-Vorstellung, die dann zur bleibenden subjektiven Realität werden kann, kann nicht mehr von der faktischen äußeren Realität unterschieden werden: Die Vorstellung kann nicht als Vorstellung erkannt werden, sondern wird für wirklich gehalten.

42 Das Konzept des Als-Ob-Modus des Mentalisierens erlaubt es also, die Entstehung dyadischer Konflikte als Folge unbewusster Fantasien besser zu verstehen. Verfügt ein Elternteil des Kindes über unerträgliche Eigenschaften wie beispielweise eine psychische Krankheit oder die Neigung zu unkontrollierbaren Wutausbrüchen, so wird das Kind einerseits vermeiden, irgendetwas dazu beizutragen, dass die Mutter bzw. der

Vater diese Seite in sich aktiviert; andererseits aber lässt der Als-ob-Modus Fantasien entstehen, die eine Verarbeitung der Erfahrung mit diesem Elternteil darstellt. Diese Fantasien verzerren das innere Bild der betreffenden Person, z.B. in Gestalt einer Idealisierung. So hielt die Tochter einer alkoholkranken Mutter bis in ihr viertes Lebensjahrzehnt an einer unkritischen Idealisierung der Mutter (»lieb und verständnisvoll«) fest. Sie suchte erst therapeutische Hilfe, als sie das enorme Ausmaß ihrer Ängste und Selbstzweifel nicht länger allein aushalten konnte. Diese Form der Verarbeitung hat für die Reifung des Kindes den Nachteil, dass in den Spielfantasien des Kindes die Regulation der Erregungsquantitäten der Affekte nicht mehr im Wechselspiel mit einer Bedeutung gebenden Beziehungsperson abgestimmt werden kann. Hat das Kind darüber hinaus möglicherweise bereits im ersten Lebensjahr ein generelles Defizit in der Fähigkeit zur Regulation seiner Erregungszustände erworben, so ist davon auszugehen, dass sich seine konfliktregulierenden Fantasien um überschießende Affektzustände und um deren Beherrschung drehen: Auf diese Weise kann verständlich werden, warum es dem Kind der Alkoholikerin vertraut war, stets mit einem hohen Erregungspegel seiner Ängste zu leben.

Diese Form der Mentalisierung kann weiter dazu führen, dass das 43
Kind auch sich selbst tatsächlich für das hält, was es in seiner Fantasie gestaltet. Im Fall von Herrn L. (8/35) muss man annehmen, dass er als Kind tatsächlich glaubte, nicht nur mörderische Impulse gegenüber dem Vater in sich zu tragen, sondern auch so handeln zu können, ohne dass er wusste, ob und wie er diese Impulse bremsen, d.h. regulieren könnte. Deren Verdrängung ins Unbewusste blieb ihm dann als einziger Lösungsweg. In der Bearbeitung der geschilderten Episode erfolgte die Wiederkehr des ursprünglich verdrängten mörderischen Affektes.

Einen ähnlichen Weg der Verarbeitung wie bei Herrn L. nahm ein 44
Konfliktthema im folgenden Beispiel, wenn auch mit anderem Ausgang:

> Frau E. wurde in einem durch Freundlichkeit, Hilfsbereitschaft und hohe ethisch-moralische Regeln geprägten Elternhaus groß. Die Beachtung eigener Bedürfnisse und Wünsche wurde nicht sonderlich gepflegt, wenngleich alles sauber, ordentlich und gepflegt zuging. Sie hatte im Therapieverlauf bereits herausgefunden, dass viele der Regeln weniger durch Worte vermittelt wurden als vielmehr durch Betonungen in der Sprache, Mimik und im

akzentuierten Verhalten der Eltern. Regeln wurden implizit vermittelt und eher selten explizit betont. Man hatte sozusagen zu wissen, was sich schickt und was eben nicht.

So hatte Frau E. mit der Zeit auch gelernt – wenngleich erst rückblickend begriffen –, dass Sexualität nicht schicklich ist. Besonders die Mutter schien ihr in freundlicher Weise zu vermitteln, dass man sich »dafür keine Zeit zu nehmen« brauche. Als junges Mädchen und Frau hatte die Patientin stets gern geflirtet, »aber mehr auch nicht«. Noch als Studentin fiel es ihr schwer, einem Mann gegenüber ihre erotischen oder sexuellen Wünsche und Sehnsüchte zu zeigen. Lieber verbarg sie diese. Und lange hatte sie den Eindruck, deren Befriedigung auch gar nicht zu brauchen. Das änderte sich erst in der Beziehung mit ihrem späteren Ehemann. Allerdings erlebte sie ihre Sexualität erneut konflikthaft, nachdem sie Kinder bekommen hatte. Dies war einer der Gründe für sie, um Behandlung nachzusuchen.

Während der Therapie berichtete Frau E.: Sie hatte an einem Wochenende die Mutter als Babysitterin zu Besuch, weil sie zur Hochzeitsfeier ihrer Freundin wollte. Als sie mit ihrem Festkleid vor dem Spiegel stand, fand sie es plötzlich zu eng, zu körperbetont, den Ausschnitt zu gewagt und den Rock zu kurz. Es war einfach zu verführerisch! Zweifel befielen sie, ob sie es tragen könne. Ihre Mutter wäre sicher entsetzt, wenn sie die Tochter in diesem Aufzug sähe. Sie zeigte sich ihr aber und fragte die Mutter, die ja als Babysitterin für den Abend zugegen war, nach ihrem Eindruck. Sie war vollkommen überrascht, als diese fand, dass das Kleid ihr prächtig stünde. Auch der Ausschnitt sei nicht zu gewagt.

45 Das Beispiel zeigt sehr schön, wie die wohl bereits in der frühen Kindheit auf der Ebene des Handlungsdialogs entstandene Verarbeitung der impliziten Regeln eine zweite Form der Verarbeitung *in der Fantasie* des Kindes gefunden hat, die zu einem Bild der Mutter geführt hat, das zumindest heute nicht mehr mit der Realität übereinstimmt. Es ist nicht ausgeschlossen, dass Frau E.s Fantasie über ihre Mutter durchaus Züge beinhaltet, welche für die Mutter der Kindheit sehr wohl zutrafen; jedoch wird das Kind unter diesen Bedingungen mit seinen erotischen Gefühlen und Fantasien nicht den »Spielraum« mütterlicher Begleitung gefunden haben, der angemessen gewesen wäre. So hat sich das Kind unbewusst mit den Vorstellungen der Mutter identifiziert und diese in der Fantasie so ausgestaltet, wie sie es bis in die Gegenwart tut. Gleichzeitig ringt sie im bewussten Vordergrund des Erlebens um einen freieren Umgang mit ihrer Sexualität. Dieses Nebeneinander stellt einen Kern ihres unbewussten Konflikts dar.

Der Kern dyadischer Konflikte als Folge unbewusster Fantasien stellt 46
also eine Mischung dar aus der Repräsentation einer Interaktionserfahrung im Zusammenhang von Affekt oder Motivation und der Modifikation dieser Repräsentation durch intrapsychische Verarbeitung im Zuge des *misslungenen (!)* Versuchs, den Konflikt zu bewältigen. Zur Konfliktbewältigung werden dann Modi der Mentalisierung eingesetzt, psychische Äquivalenz und Als-ob; dies prägt die WIE-Dimension, die sorgfältig vom Inhalt (WAS) des Konfliktes zu unterscheiden ist. Das Beispiel von Herrn L. zeigt, dass das Kind geneigt sein kann, seinen überschießenden Erregungszustand, den es nicht regulieren kann, für seine psychische Realität zu halten: Im Modus der psychischen Äquivalenz hält das Kind für die ganze Realität, was es im Augenblick in sich erlebt; diese innere Wirklichkeit ist für das Kind so bedrohlich, weil unbeherrschbar, dass es diesen Inhalt ins Unbewusste abwehrt. Das Beispiel von Frau E. zeigt, wie das Kind im Modus der Als-ob-Mentalisierung überschießende Fantasien über die Mutter bildet und sie für die Wirklichkeit hält (Äquivalenzmodus), deren Bedrohung das Kind durch Identifikation damit zu entgehen sucht. Zu beiden Lösungen kommt das Kind, weil es diese Dimensionen von Verarbeitung mittels Fantasie nicht im »Spielraum« mit den Eltern ausbreiten und daher von diesen auch keine Spiegelerfahrungen bekommen kann, welche korrigierend, d. h. den Konflikt bewältigend, wirksam sind. Damit enthalten dyadische Konflikte als Folge unbewusster Fantasien stets ein strukturelles Element, nämlich die Persistenz des Nebeneinanders von Äquivalenzmodus und Als-ob-Modus des Mentalisierens. Dieser Zusammenhang ist irrelevant, wenn man als Therapeut von der Vorstellung der Triebtheorie ausgeht, dass in den Fantasien des Patienten *ausschließlich* unbewusste Inhalte des Es zum Ausdruck kommen, jene »mythische[n] Wesen«, die »großartig in ihrer Unbestimmtheit« (Freud, 1932, S. 101, zit. n. Laplanche und Pontalis, 1972, S. 528) sind, denn unter dieser theoretischen Annahme kann man geneigt sein anzunehmen, dass der Modus, WIE die Fantasie zustande kommt, nicht bedeutsam ist für den Inhalt dessen, WAS die Fantasie zum Ausdruck bringt. In diesem Zusammenhang liegt vermutlich ein Kern der unterschiedlichen Positionen, die Analytiker und Psychotherapeuten bei der Bestimmung dessen, was sie für *›das Unbewusste‹* halten, einnehmen.

Entscheidet man sich allerdings, auch den Modus des WIE der 47

Konfliktbewältigung als unbewusst anzusehen und in der therapeutischen Situation ins Auge zu fassen, so stellt die beschriebene Therapieszene von Frau E. zugleich auch ein Beispiel dar für den Einstieg in die Bearbeitung solcher Konflikte. Offensichtlich ist dabei der Als-ob-Modus der Mentalisierung in Verbindung mit dem Äquivalenzmodus wirksam. Die Vorstellung, dass es auch andere Möglichkeiten der Reaktion geben könnte als die fantasierte, kam der Patientin nicht wirklich in den Sinn (siehe Erleben im Äquivalenz-Modus, 5/16f.). Dies zu besprechen, d.h. den Modus der Verarbeitung in der Fantasie *als Fixierung* der Mentalisierung bewusst werden zu lassen, ist ein Teil der therapeutischen Aufgabe. Indem der Modus der Verarbeitung angesprochen wird, das unbewusste ›Wie‹ darin, arbeitet der Therapeut auch auf der Ebene der psychischen Funktion (Kap. 9), d.h. strukturbezogen. Psychotherapie vermag die (bei dieser Patientin partielle) Fixierung der Mentalisierung dadurch aufzuheben, dass sie die Fähigkeit des Patienten, *›mit der Realität [zu] spielen‹* (Fonagy et al., 2004, S. 258ff.), in einem größeren »Spielraum« als bisher wieder in Gang setzt. Dazu wird die Patientin angeregt, während der Sitzung von ihrer Fantasie Gebrauch zu machen, und sie so dabei unterstützt, die Fähigkeit der Realitätswahrnehmung zu verbessern, die eben im Fantasieren ihren Ausgang nimmt.

8.4 Triadischer Konflikt

8.4.1 Ödipuskomplex: Versuch einer Integration der neuen Theorien

48 Dem mit der Theorie der klassischen Psychoanalyse vertrauten Leser wird nicht entgangen sein, dass den oben beschriebenen Konflikten von Herrn R. und Frau E. das ödipale Thema unterliegt. Hier kann sich der Leser die Frage stellen, ob die Anwendung eines selbstpsychologischen Modells des Antriebserlebens bedeutet, dass Reflektionen über den Ödipuskomplex in der Entwicklung des Kindes in meinem Arbeitsmodell vom Konflikt keine Rolle spielen. So jedenfalls lautet ja ein weit verbreitetes Vorurteil gegenüber der Selbstpsychologie. Ich möchte daher der Frage nachgehen, welche Bedeutung der Ödipuskomplex hat,

wenn der Therapeut mit einem Konzept arbeitet, das nicht auf den Annahmen der Triebtheorie[23] basiert.

Dazu stelle ich zunächst stellvertretend für die reichhaltige Literatur 49
zu diesem Thema eine Position von Wellendorf (2005) vor, der zeigt, »dass der Begriff des Ödipuskomplexes … in seinem Kern ein Kampfbegriff ist«, dessen »Anerkennung … das Schiboleth geworden [ist], welches die Anhänger der Psychoanalyse von ihren Gegnern scheidet« (S. 54). Nach seiner Auffassung ist »der Ödipuskomplex … in seiner psychischen und sozialen Mächtigkeit nur zu verstehen, wenn wir die gewaltige und Strukturen sprengende Macht, ja Gewalt der menschlichen Sexualität im Blick behalten« (S. 56). Und »vielleicht werden wir der zentralen Bedeutung des Ödipuskomplexes näher kommen, wenn wir besser verstehen, wie in ihm die sprengende Kraft der Sexualität und der Einbruch des Todes miteinander verflochten sind«. Bei einer Ersetzung des Ödipuskomplexes durch andere theoretische Positionen bestehe die Gefahr, »dem psychoanalytischen [und psychotherapeutischen] Denken das Geschichtsmoment auszutreiben« (S. 57, [Einfügung] M. K.). Der Ödipuskomplex ist nach weitgehender Übereinstimmung unter Psychoanalytikern als ein symbolisches Narrativ dessen aufzufassen, welche Entwicklungsaufgaben das wachsende Kind im Vorschulalter sowie in der Pubertät und Adoleszenz zu bewältigen hat: Eine kulturell akzeptable Integration von sexuellem Begehren und vernichtendem Hass in das Selbst, das sich dabei in einer triangulären Beziehungskonstellation mit den ersten Bezugspersonen des Lebens, den Eltern, befindet. Der Komplex ist nach dieser Auffassung aber auch ein treffendes Narrativ für die *unausweichlichen* Konflikte auf dem Weg seiner Bewältigung und für die Klippen, an denen sie scheitern kann. Das Scheitern dieser Entwicklungsaufgabe mündet in Neurose ein. Und das historische Moment, dass die Ödipussage zu den ältesten tradierten Mythen der westlichen Kultur zählt, wird als Beleg dessen angesehen, dass darin zentrale Schicksalswendungen des Mensch-Seins in eine erzählbare Geschichte gebracht sind, die Epochen überdauert und Gültigkeit behält. So verstanden beschreibt der Ödipuskomplex nicht eine individuelle Thematik, die in allen Einzelheiten für jedes Individuum

[23] Der Leser kann sich im Glossar unter den Begriffen ›Ödipuskomplex‹ und ›Triebtheorie‹ eine kurze Orientierung verschaffen, welche Annahmen sich hinter diesen Begriffen verbergen.

zutrifft, sondern stellt eine überindividuell generalisierende Geschichte dar. Sie enthält diejenigen Elemente, welche *alle* Menschen von Kindheit an emotional, affektiv, intentional und *in der Fantasie* beschäftigen, jedoch jeden Einzelnen in jeweils individuell unterschiedlicher Ausgestaltung und Umfang. Dieses Erleben und diese Fantasien unterliegen allerdings weitgehend der Verdrängung und finden auf diese Weise Eingang ins Unbewusste.

50 Aggression und Sexualität sind im klassischen psychoanalytischen Verständnis triebhafte Motivationen, welche das Kind mit mächtigen Konflikten konfrontiert, die es in der ödipalen Entwicklungszeit zu bewältigen hat. Welche Bedeutung haben diese Konflikte in selbstpsychologischer Perspektive? Wenn man Aggressivität als die *übergreifende* Bezeichnung von assertiven, explorativen sowie aversiven Motivationen versteht und sexuelle Libido als den *übergreifenden* Begriff für sinnliche, erotische und sexuelle Motivationen sowie für das Bindungsbedürfnis i. S. d. Theorie der motivationalen Systeme von Lichtenberg (Kap. 7), so lässt sich über die Reifungsentwicklung von Sexualität und Aggressivität folgende Aussage machen, die für beide psychoanalytischen Konzepte zutrifft, die Objektbeziehungspsychologie und die Selbstpsychologie:

51 Das Erleben von Sexualität und Aggressivität ist wie alle affektiven und intentionalen Phänomene grundsätzlich weder in ihrem Inhalt (WAS-Dimension) noch in ihrer Intensität (strukturelle WIE-Dimension) begrenzt. Das kommt in triebtheoretisch formulierten Texten in Begriffen wie ›polymorph-pervers‹, ›destruktiv‹ oder ›tödlich‹ zum Ausdruck, mit denen beschieben wird, dass der Trieb noch »keine Ordnung der Ziele und der Objekte kennt« (Wellendorf, 2005, S. 62). Sexuelle und aggressive Affekte sowie Fantasien können grundsätzlich jeden Inhalt und jede Mächtigkeit an Erregung besitzen. Die Fähigkeit zur Begrenzung der Intensität (Erregungsmenge) von Affekten (›arrousal‹ i. S. d. Säuglingsforschung) und den mit ihnen verknüpften Intentionen stellt eine Reifungsfunktion des Selbst dar, die erst während der Kindheit erworben werden muss (Kap. 4.1). Diese Fähigkeit entwickelt der Säugling in seinen Grundzügen bereits früh im Austausch mit den Pflegepersonen, in der Regel den Eltern. Der Erwerb der Fähigkeit zur Regulation von Affektintensitäten ist aber grundsätzlich nicht an die Qualität des einzelnen Affektes (z. B. Trauer, Scham, Wut, Lust, Freude usw.) gebunden, sondern stellt eine generelle Funktion des Selbst dar, die

darüber entscheidet, WIE gut diese spezifische Leistung vollbracht werden könne; dabei ist aber zu bedenken, dass dies für die einzelnen Affekte eine sich unterschiedlich entwickelnde Toleranz des Selbst für Erregungsmengen zur Folge hat. Sexualität und Aggressivität nehmen hier keine besondere Position ein.

Erwachsene Sexualität und Aggressivität, verstanden als Begriffe, die 52
jeweils komplexe psychische Phänomene bestehend aus Affekten, Fantasien, Intentionen und Handlungen beschreiben, fügen sich ein in ein Konzept motivational-funktionaler Systeme, wenn man sie als die Folge der Reifung von rudimentär-primären Motivationen und Affekten auffasst, wie dies zum Konzept von Lichtenberg gehört. Dann stehen allerdings sexuelle Libido und Aggression/Destruktion nicht mehr am Beginn eines dualen Motivationssystems mit triebhaftem Charakter, wie Freud es konzipiert hat, sondern beide *entwickeln* sich aus primären Affekten (siehe auch Kernberg, 1997) und der primären Urheberschaft des Kindes, vor allem aber aus dessen im Laufe der Entwicklung zunehmenden regulativen Fähigkeit sowie dem Vermögen, Fantasien im Als-ob-Modus der Mentalisierung zu bilden, in denen das Kind sich selbst als aggressiv oder sexuell handelnd (mit der Realität spielend, S. Kap. 5.4) erleben lernt. Je weniger das kindliche Selbst im Entwicklungsverlauf solche Affekte und damit im Zusammenhang stehende Fantasien im Ausmaß ihrer Erregung regulieren kann, desto eher entstehen unkontrollierbare triebhaft-sexuelle, polymorph-perverse oder destruktiv-aggressive, eventuell sogar mörderische oder sexuell-deviante Motivationen, die in der Regel ins Unbewusste abgewehrt werden oder die im Fall der Entwicklung von Pathologie Eingang finden in die manifesten Handlungen von Menschen.

Zumeist sind Eltern das erste Ziel kindlicher Sexualität und Aggres- 53
sivität. Von ihren Reaktionen ist es abhängig, welche Erfahrungen das Kind damit macht; die primären Pflegepersonen entscheiden, ob in den Beziehungen mit ihnen »Spielraum« für Sexualität und Aggressivität besteht, vor allem in welchem Umfang bzw. in welcher Art. Die Reaktion der Eltern und ihre Entscheidung, was sie für kindgemäß halten, ist abhängig von ihrer eigenen Toleranz für aggressiven und sexuell-libidinösen Austausch. So wie bei der markierten Spiegelung von Affekten (4/29) und Fantasien im Als-ob-Modus (5/23) sekundäre Repräsentanzen gebildet werden, werden auch in diesem Erfahrungszusammenhang

Repräsentanzen gebildet, die dem Kind die Bildung von Regulations- und Kontrollstrukturen ermöglichen. Damit geht im günstigsten Fall die Integration von sicherer Bindung (d.h. von emotionaler Intimität im Rahmen einer stabilen Beziehung), von Sexualität (d.h. von Sinnlichkeit, Erotik und genitaler Sexualität in deren differenzierter Vielfalt in Fantasie und Handlung) und von Aggressivität (d.h. von Aversion, Assertion und Exploration und deren differenzierender emotional-affektiver Vielfalt in Fantasie und Handlung) in das Selbst einher. Der Erwerb dieser motivationalen Funktionen während der Reifungsentwicklung geht allerdings auch immer damit einher, dass solche sexuellen oder aggressiven Affekte, Intentionen und Fantasien, für die in den primären Beziehungen kein Platz gefunden werden kann, abgewehrt werden müssen: Damit können sie nicht differenziert in das Selbst integriert werden! Für ihre Erregungsintensität kann das Kind dann in der primären Beziehung auch nicht die Fähigkeit der Regulation erwerben, sondern nur eine Form der Abwehr finden. Die reifste Form der Abwehr besteht in der Verdrängung, die pathologischste Variante ist die Spaltung.

53a Lassen sich diese Erklärungen zur Integration von Sexualität und Aggression in das Selbst unter dem Blickwinkel der dargestellten neuen Theorien mit dem bisherigen psychoanalytischen Verständnis des Ödipuskomplexes verbinden? Behält das Narrativ jene »psychische und soziale Mächtigkeit«, von der Wellendorf (2005) spricht, und können wir auch mit diesen Konzepten verstehen, »wie in ihm die sprengende Kraft der Sexualität und der Einbruch des Todes miteinander verflochten sind«? Ich meine ›Ja‹, allerdings nur, wenn wir auch den Beginn des Mythos von Ödipus[24] ins Auge fassen. Danach war Laios, der Vater des Ödipus, weit bevor er Vater wurde, ein Kindesentführer mit pädophilen Neigungen. Das Orakel hatte ihm daher vorausgesagt, es sei der Wille Zeus', dass sein eigener Sohn ihn töte; dies sei die Sühne für seinen Kindesraub. Gemeinsam mit Iokaste, seiner Frau und Ödipus' Mutter, beschloss er aufgrund dieses Orakelspruches, das Kind mit durchstochenen Fersen in den Bergen auszusetzen, um so zu verhindern, dass Ödipus zum Mörder an ihm wird. Begreifen wir diese Vorgeschichte des Ödipusdramas, das zum Ödipuskomplex wurde, ebenfalls als ein symbolisches Narrativ, welches den Komplex *ergänzt*, so berichtet uns der

[24] Im Anhang des Buches ist der Text des Mythos abgedruckt.

Mythos, WIE Ödipus zu dem wurde, als der er in die Geschichte der Psychoanalyse einging. Danach hat er einen pädophilen Kindesentführer zum Vater, eine Mutter, die ihr Kind nach der Geburt weggibt, und Eltern, die ihr Kind verstümmeln; sie bereiten ihm die ersten Schritte ins Leben, angetrieben von der Fantasie (wenn man den Orakelspruch so deutet), dass das Kind einmal ein (Vater-)Mörder werden würde. Kann ein psychodynamisch denkender Therapeut oder Analytiker über eine solche *»Biografie«* hinwegsehen? Muss er sich nicht fragen, was dieses Narrativ über die elterlichen Qualitäten der frühen Objekte aussagt? Und muss er sich nicht weiter fragen, wie diese Eltern in der Lage sein können, eine gesunde strukturelle Entwicklung ihres Kindes zu fördern? Die Skizze mag genügen, um zu zeigen, dass der Ödipuskomplex nur einen Teil, nämlich den kindlichen Teil, des Komplexes beschreibt, dass er aber diejenige Perspektive, welche die ursächlichen Hintergründe darstellt, nämlich den Teil der Eltern, vollkommen unberichtet lässt. Damit ist die Geschichte, die zum Ödipuskomplex wurde, nicht nur unvollständig, sondern sie lässt gerade jenen Teil weg, der Aufschluss darüber geben kann, WIE Ödipus zu dem geworden ist, was das Narrativ als angeblich *allgemein gültig* für die kindliche Entwicklung tradieren und darstellen soll. Das Narrativ scheint mir also gerade das zu verhüllen, was es nach Auffassung der Psychoanalyse vorgibt zu tun: Das Denken des Geschichtsmoments.

Wenn man die Formulierungen über die Integration von Sexualität **54**
und Aggressivität in das Selbst und die Entwicklung der dazu notwendigen psychischen Funktionen, wie hier dargestellt (8/50–53), als eine Leistung versteht, die nur in der Triade Mutter-Vater-Kind gelingen kann, dann lässt sich die *gesamte Sage des Ödipus* als ein Narrativ auffassen, das auf einer überindividuellen Ebene symbolisch beschreibt, wie die komplexe Reifungsentwicklung des Kindes *scheitern* kann und »welche gewaltige und Strukturen sprengende Macht, ja Gewalt der menschlichen Sexualität« (Wellendorf, 2005, S. 56) und Aggressivität der menschlichen Natur dann innewohnt. In diesem Verständnis beschreibt der Ödipuskomplex in seiner bisherigen Variante nur einen Teil der Entwicklungsrisiken, mit denen das Kind konfrontiert ist. Erst der ganze Mythos offenbart die risikoreiche und schicksalhafte Verstrickung der Eltern-Kind-Triade, die es für beide Seiten gemeinsam zu bewältigen gilt.

8.4.2 Triadischer Konflikt als Folge unbewusster Fantasien

55 Es ist nun offensichtlich, dass die dritte Reifungsaufgabe des Kindes im Zuge der Entwicklung seiner Fähigkeit zur Konfliktbewältigung darin besteht, Konflikte aus Erfahrungen in triadischen Beziehungen zu lösen. Neu und anders als bei den oben beschriebenen Entwicklungsmodi des Konfliktes ist das Element der Triangulation der Beziehung als Ursache für konflikthaftes Erleben. Köhler (2004) weist unter Bezug auf Fonagy et al. (2004) darauf hin, dass das Kind aufgrund seiner fortschreitenden Mentalisierungsfähigkeit erst etwa ab dem vierten Lebensjahr die Fähigkeit entwickelt, die psychische Wirklichkeit der Eltern als eigenständige und vom Kind unabhängige Personen zu begreifen. Das Kind ist dadurch mit völlig neuen *Inhalten* konflikthaften Erlebens konfrontiert! Denn dieser Entwicklungsschritt versetzt es in die Lage, affektiv relevante Wahrnehmungen zu machen, zu denen es vorher noch nicht fähig war. Die Erfahrung von realer Ausgeschlossenheit, von Rivalität und der Affekt des Neides als Reaktion auf real gemachte Beziehungserfahrung, besonders im Bereich libidinöser Bedürfnisse, spielen jetzt eine wesentliche Rolle. All die Themen, wie sie im ödipalen Mythos beschrieben sind, kommen dem Kind jetzt nahe. Dabei geht es neben den Affekten um *Inhalte*, d.h. um Reifungsaufgaben, wie sie in der entwicklungspsychologischen und analytischen Literatur bereits ausführlich beschrieben worden sind (z.B. Ahrens, S. und Schneider, W., 1997; Blanck, G. und Blanck, R., 1974; Mahler, M. et al., 1975; Mentzos, S., 1982; Mertens, W., 2000) und die hier nur zusammenfassend benannt werden sollen: Entwicklung der geschlechtsspezifischen Identität, Auseinandersetzung mit Körperlichkeit und sexuellen Inhalten, Entwicklung der Fähigkeit zur Rivalität, Reifung der Gewissensinstanz.

56 Ähnlich wie bereits im Abschnitt über die Entwicklung der dyadischen Konflikte als Folge unbewusster Fantasien beschrieben, greift das Kind auch bei den Konflikten im triadischen Beziehungskontext zu dessen Bewältigung auf seine Fantasie zurück, besonders im Als-ob-Modus. Und wie dort benötigt das Kind auch in diesem Kontext die Reaktionen Bedeutung gebender Eltern, die ihm eine Orientierung dabei ermöglichen, über die Angemessenheit seiner Lösungen nachzudenken und Entscheidungen zu treffen.

Dornes (2004) fasst in einem Übersichtsaufsatz mit brillanter Klarheit den Ansatz der Arbeitsgruppe von Fonagy zusammen und zeigt die Schritte auf, mit deren Hilfe das Kind die reife Form der Mentalisierung und damit die Fähigkeit entwickelt, *psychische Realität* bei sich selbst und anderen zu erkennen und zu unterscheiden. Diese Entwicklung des Kindes steht insofern im Zusammenhang mit seiner Fähigkeit, Konflikte zu bewältigen, als beide Reifungsprozesse (Mentalisierung und Bewältigung triangulärer Konflikte) zeitlich parallel ablaufen und sich ergänzen. Für beide Entwicklungsprozesse ist der Erwerb der Fähigkeit zur Affektregulation von entscheidender Bedeutung. Denn gelingende Affektregulation stellt eine zentrale psychische Funktion zur Bewältigung von Konflikten dar. Dabei geht es nicht allein um das Vermögen des Kindes, einzelne Affekte regulieren zu können, sondern vor allem darum, verschiedene, eventuell auch konkurrierende Affekte und Motivationen miteinander in die Balance zu bringen (siehe 8/18 f.). Diese Zusammenhänge werden im Folgenden skizziert. 57

Der Erwerb der Fähigkeit zur Affektregulation erfolgt auf den drei Ebenen der biologischen, der spiegelnden und spielerischen sowie der symbolischen Regulation (Dornes, 2004, S. 184 ff.). Biologische Affektregulation erfolgt fernab aller Bewusstheit im unmittelbaren Mutter-Kind-Austausch über Prozesse der unwillkürlichen Imitation, beispielsweise von Gesichtsausdruck, Körperhaltung oder Stimmfall, -melodie und -rhythmus (Beebe und Lachmann, 1988; siehe Kap. 4.1). »Die Affektspiegelungstheorie beschreibt darüber hinaus, wie Affekte durch spielerischen Umgang mit ihnen reguliert werden, […] Die regulative Kraft dieser ›spielerischen‹ Form zwischenmenschlicher Interaktion beruht […] auf zwei Merkmalen: 1. Der *Markierung* bzw. dem Als-ob-Umgang mit den Affekten durch die Eltern; 2. dem daraus resultierenden Gefühl der Kontrolle über das Geschehen auf Seiten des Säuglings. Beim Spielen kommt noch ein drittes Merkmal hinzu: das der aktiven *Modifizierung* des Geschehens. Sowohl im Umgang mit Spielfiguren als auch in dem mit Spielpartnern kann das Kind das Geschehen nicht nur *markieren* und *kontrollieren*, sondern darüber hinaus aktiv *modifizieren.* […] Diese drei Eigenarten – der Als-ob-Umgang mit der Realität, die Kontrolle über die Situation und ihre aktive Modifizierung – sind nicht nur für das Spiel kennzeichnend, sondern auch für die symbolische Tätigkeit. Im Tagtraum, in der Fantasie und im inneren Sprechen 58 behandeln wir die Realität im Als-ob-Modus. [...] Zwischen den drei Formen des Umgangs mit Affekten – Affektspiegelung, Spiel und Fantasie – besteht also ein innerer Zusammenhang« (Dornes, 2004, S. 185, Hervorhebung im Original).

59 »Mängel in der Affektspiegelung führen [...] zu fehlenden oder verzerrten Repräsentanzen primärer Affektzustände, d.h. zu Nicht- oder Fehlrepräsentation eigenen Erlebens. Dies beeinflusst nicht nur die interaktive Affektregulierung, sondern auch diejenige im Spiel und in der Fantasie, weil das Kind mit verzerrten Selbstrepräsentanzen nicht spielerisch umgehen kann, sondern sie loswerden will. [...] Aber nicht nur das Spiel, sondern auch die Fantasietätigkeit ist eingeschränkt. Zum einen, weil das unzureichend gespiegelte Kind eher fantasiearm und konkretistisch denkt; zum anderen, weil es selbst dort, wo es fantasiert, *im Äquivalenzmodus verhaftet* bleibt. In ihm aber kann die *regulatorische Kraft der Fantasie* nicht genutzt werden, weil sie nicht als Fantasie erlebt wird, sondern so konkret wie die Realität« (ebd., S. 186, Hervorhebung von mir, M. K.).

60 Mit diesen Ausführungen liefert uns Dornes die Brücke zum Verständnis der Entwicklung der kindlichen Konfliktbewältigungsfähigkeit im triangulären Beziehungskontext. Denn »erst mit ca. 4 Jahren werden Kinder fähig, ihr egozentrisches Weltbild zu erweitern und die Perspektive eines anderen einzunehmen, indem sie eine Dezentrierung von der eigenen Person einnehmen« (Köhler, 2004, S. 171). Damit wird ihnen die »Einsicht möglich, dass es Realitäten geben kann, die für die eigene Person stimmen, aber für die Andere nicht [...] Wenn man sich nun klar macht, dass das Alter von 4–5 Jahren genau das ödipale Alter ist, kann man sich vorstellen, warum Freud zu seiner Zeit Recht hatte, als er sagte, mit dem Ödipus fange alles an. Im ödipalen Alter fängt, neben anderen Aspekten der psychischen Entwicklung, auch die mentale Geschichte eines in der Zeit erstreckten Selbst an« (ebd., S. 172). Mit anderen Worten: Wenn (1) die Entwicklung der Affektregulation und damit einhergehend die der Mentalisierung zur Folge hat, dass das Kind die Fähigkeit zum »Spiel mit der Realität« entwickelt, indem es lernt, Fantasien im Als-ob-Modus von solchen im Äquivalenzmodus zu unterscheiden, und wenn (2) diese Entwicklung zur Folge hat, dass das Kind dadurch seine »theory of mind« bildet, in der es die eigene psychische Realität von der anderer Personen unterscheiden kann, und wenn (3) dieser

Prozess frühestens etwa im fünften Lebensjahr seinen vorläufigen Abschluss findet, dann sind *reife* Bewältigungsformen für Konflikte im triangulären Beziehungskontext erst danach zu erwarten. Denn für angemessene Bewältigungsmuster dieser Konflikte benötigt das Kind die gelingenden psychischen Funktionen der Affektregulation *und* der Mentalisierung. Dann erst kann das Kind die Inhalte der Konflikte im triangulären Beziehungsfeld mit Hilfe des »Spiels mit der Realität« im konkreten Spiel, in der Fantasie oder im Tagtraum psychisch bearbeiten und auf diese Weise nach angemessenen Bewältigungsmustern suchen.

Für die gelingende Bewältigung der Inhalte triangulärer Konflikte ist 61
das Kind also zwingend darauf angewiesen, dass es zunächst die dafür notwendigen psychischen Funktionen entwickelt hat; diese bestehen im Kern aus der Fähigkeit zur Affektregulation (Affektgeneration, Affektwahrnehmung, Affektregulation), der Fähigkeit zur reifen Mentalisierung (Unterscheidungsvermögen von Als-ob-Modus und psychischer Realität, Fähigkeit zum »Spiel mit der Realität«, Entwicklung einer »theory of mind«, damit einhergehend Entwicklung von ganzheitlichen und kohärenten Selbst-, Objekt- und Beziehungsrepräsentanzen) sowie der Fähigkeit, in diesen Kontexten reflexiv zu denken. Somit beinhaltet die theoretische Vorstellung von der Fähigkeit zur Konfliktbewältigung zwei Dimensionen, die des spezifischen Inhaltes, der den Konflikt ausmacht, und die der psychischen Funktionen, die zu seiner Bewältigung notwendig sind. Die reife Bewältigung von Konflikten setzt also eine gut integrierte Struktur des Selbst voraus. Dieser Zusammenhang lässt deutlich werden, warum in der tiefenpsychologischen Psychotherapie (ebenso wie in der analytischen) stets drei Ebenen der Reifung des Selbst zu reflektieren sind, die der Struktur, des Konfliktes und der Entwicklung (siehe Kap. 11).

8.5 Klinische Bedeutung: Zentraler Beziehungskonflikt und Konfliktzentrierung

In der analytischen Psychotherapie wird von einem »zentralen Bezie- 62
hungskonflikt« gesprochen, wenn das gleiche unbewusste Konfliktthema in allen bedeutsamen Beziehungen des Patienten auftaucht und psychodynamisch wirksam ist. Der Begriff geht auf Luborsky (1984, dt.

1988) zurück. Er hat dargestellt, dass ein Beziehungsthema als zentraler Beziehungskonflikt angenommen wird, wenn es mit gemeinsamer Konfliktstruktur in den »frühen Beziehungen«, in den »gegenwärtigen Beziehungen außerhalb der Therapie« und in der »gegenwärtigen therapeutischen Beziehung« auftaucht (S. 70f.). Seine Arbeit ist wissenschaftlich anerkannt und im Zusammenhang der analytischen und tiefenpsychologischen Psychotherapie umfassend diskutiert (z.B. Brandl, Y. et al., 2004). »Das zentrale Beziehungskonfliktthema setzt sich aus zwei Klassen von Komponenten zusammen, die oft zueinander in Widerspruch stehen: Klasse A: ein Wunsch, ein Bedürfnis oder eine Absicht. Diese werden von psychoanalytischen Theoretikern gewöhnlich als Derivate von Es-Impulsen bezeichnet. [...] Klasse B: eine Kontrollfunktion mit Zugang zu Informationen über die inneren und äußeren Bedingungen, die für die Äußerung und die mögliche Befriedigung des Wunsches, des Bedürfnisses oder der Absicht von Bedeutung sein könnten. Psychoanalytische Theoretiker betrachten diese Kontrollfunktion als eine wesentliche Eigenschaft des Ich und seines Abkömmlings, des Über-Ich. Die Kontrollfunktion bestimmt die Reaktion der Person auf ihren Wunsch, ihr Bedürfnis oder ihre Absicht. Diese Reaktionen werden in diesem Schema unterteilt nach den Reaktionen des Objekts (RO) und den Reaktionen der Person selbst (RS)« (Luborsky, 1988, S. 13).

63 Die beiden miteinander in Konflikt stehenden ›Klassen‹ erlauben nach Luborsky ein Design, mit dem Psychotherapie aussagekräftig beforscht werden kann. »Einige Änderungen im zentralen Beziehungskonfliktthema [...] liegen gewöhnlich [...] im Bereich der Reaktionen und Konsequenzen, während sich die Komponente des Wunsches [...] relativ wenig ändert [...] Die Veränderungen [...] umfassen: ein besseres Verständnis der zentralen Konfliktmuster; eine verbesserte Bewältigung mancher ihrer Komponenten; einige Komponenten werden fallen gelassen oder hinzugefügt. [...] ›Wo Es war, soll Ich werden‹ (Freud, 1932)« (ebd., S. 13).

64 Die von mir vorgestellten Modi der Konfliktentstehung lassen sich problemlos mit diesem Konzept des zentralen Beziehungskonfliktes verknüpfen und zu einem Modell der Konfliktzentrierung auf der Basis der motivational-funktionalen Systeme erweitern. Ich werde in Kap. 11 darstellen, wie der zentrale Beziehungskonflikt im Kontext mit der Inte-

gration der motivationalen Systeme bestimmt werden kann. Und ich werde weiter darstellen, wie eine Konzentration des Behandlungsprozesses der tiefenpsychologischen Psychotherapie auf den so bestimmten Konflikt erfolgen kann. In Kap. 11.2 wird skizziert, wie die Psychotherapie auf der Basis dieser Konfliktzentrierung konzipiert wird.

Weiterführende Literatur:

Luborsky, L. (1984, dt. 1988). Einführung in die analytische Psychotherapie. Ein Lehrbuch. Heidelberg: Springer.

Klöpper, M. (2004). Konfliktzentrierte Psychotherapie. Ein selbstpsychologischer Ansatz. Selbstpsychologie, 5, 13–32.

9. Kapitel

Reifung und Struktur des Selbst

1 Das Selbst entwickelt sich während der gesamten Lebensspanne des Menschen, wie sich auch das Selbsterleben des Individuums zeitlebens wandelt. Mit diesem steten Wandlungsprozess geht im günstigsten Fall eine ständige Veränderung des Selbst und seiner Binnenstruktur einher, die sich als Reifung beschreiben lässt. Der Begriff ›*Reifung*‹ soll vor allem ein prozesshaftes Geschehen der Wandlung des Selbst zum Ausdruck bringen, dem zugleich auch ein qualitativer Wandel der Binnenstruktur des Selbst innewohnt, wie dies eben für die Veränderungen während der Reifung typisch ist.

2 Der Begriff ›*Selbst*‹ wird in der psychoanalytischen Literatur nicht einheitlich benutzt. Und es ist »bislang keine vereinheitlichte, allgemein akzeptierte und in sich schlüssige Theorie des Selbst entwickelt« worden, »weder in der Psychoanalyse noch sonst wo« (Denecke, 1999, S. 131). Allerdings besteht die Gefahr, das Selbst als ein real existierendes Gebilde aufzufassen, statt sich dessen bewusst zu sein, dass es sich dabei um ein theoretisches Konstrukt zum besseren Verständnis des psychischen Geschehens und der intrapsychischen Prozesse handelt. Darum sei daran erinnert, dass ich ›*Selbst*‹ und ›*Selbsterleben*‹ in spezifischer Weise verstehe (2/6 f.): Mit dem Begriff ›*Selbst*‹ erfasse ich das Gesamt der Binnenstruktur der psychischen Phänomenologie auf einer überindividuellen Ebene; Binnenstruktur verstehe ich als ein theoretisches Konstrukt, das nur immateriell besteht und als emergentes Phänomen ständig von neuem im Individuum gebildet wird. Damit beschreibt der Begriff ›*Selbst*‹ einen Inhalt, wie er nur als theoretische und generalisierende Abstraktion derjenigen psychischen Phänomenologie existiert, welche tatsächlich erlebbar ist. Somit ist das Selbst das theoretisch und abstrakt gedachte Funktionszentrum der psychischen Organisation des Menschen. In einem bildhaften Vergleich könnte man sagen: So wie die Anatomie den Körper des Menschen von der makroskopischen bis zur mikroskopischen Ebene beschreibt, so beschreibt die Theorie des Selbst

die psychische Organisation des Menschen in ihren Details, allerdings mit dem Unterschied, dass diese Details nicht dinghaft fassbar sind. Dem ›*Selbst*‹ steht das ›*Selbsterleben*‹ gegenüber, welches als Begriff das subjektive und individuelle Erleben des psychischen Innenraumes einer Person beschreibt. Ähnlich wie das Körpererleben nicht den Körper und dessen Anatomie zu beschreiben vermag, sagt auch das Selbsterleben wenig über die Struktur des Selbst aus.

Wenn wir das Selbst in der skizzierten Weise als ein theoretisches 3
Konstrukt verstehen, welches vor allem dazu geschaffen ist, um die wissenschaftlich fundierte Diskussion über die Psyche des Menschen, über intrapsychisches Geschehen und dessen Störungen zu ermöglichen, dann können wir fortfahren, die innere Struktur des Selbst und das Verständnis von deren Reifung als Wandlungsprozess zu beschreiben.

9.1 Die Struktur des Selbst

Die psychische Entwicklung des Kindes lässt ein Selbst entstehen, das 4
wir uns als komplex strukturiert vorstellen müssen. Ich gehe von einem Vorstellungsmodell der Innenstruktur des Selbst aus, das den Charakter eines Systems hat (Selbst-System) und das seine Organisation zeitlebens und kontinuierlich weiterentwickelt (Beebe und Lachmann, 2002; Denecke, 1999; Emde, 1991; Lichtenberg, 1991a). Man kann sich das Selbst-System bildhaft als zweigeteilt vorstellen: Ein Selbstkern ist gleichsam von einer Hülle der ›*psychischen Funktionen*‹ (Rudolf, 2004) umgeben. Das nachfolgende Schema soll dies illustrieren. Die grafische Darstellung dient dem Zweck, die metatheoretische Abstraktion der Vorstellung des Selbst als System auch bildhaft greifbar werden zu lassen; zugleich wird damit verdeutlicht, dass wir mit dem Begriff ›*Selbst*‹ stets von einem Konstrukt sprechen, welches in dieser Form nicht real existiert.

Mittels der psychischen Funktionen tritt das Selbst mit sich selbst 5
und mit seiner Umwelt in Kontakt; dazu wird es ständig angeregt von Motivationen und Affekten, die dem Selbstkern innewohnen. Der Selbstkern trägt am Beginn des Lebens angeborene Inhalte (z. B. angeborene Affekte) in sich, später auch den Niederschlag von Erfahrungen sowie die Ergebnisse seiner mentalen Verarbeitung; das sind die Reprä-

Struktur des Selbst
(Selbst-System)

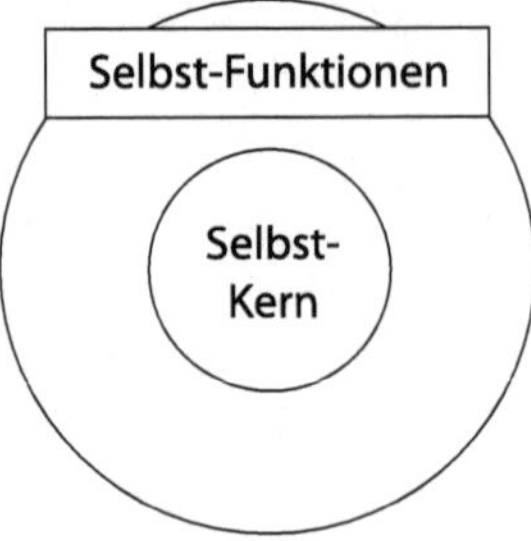

Abb. 5: Grundmodell der Struktur des Selbst-Systems

sentanzen. Psychische Funktionen und Selbstkern sind ihrerseits strukturell hoch differenziert und nur zum Teil bewusst; ihr überwiegender Teil ist unbewusst. Beide sind einem lebenslangen Wandel unterworfen, der im geglückten Fall eine Reifung des Gesamtsystems zur Folge hat. Rudolf (2004) spricht im Kontext der Reifung des Selbst von »4 Niveaus der strukturellen Integration« (S. 78), welche unterschiedliche Qualitäten der strukturellen Reifung des Selbst unterscheiden: »gut integriert, mäßig integriert, gering integriert, desintegriert« (siehe Tabelle 4). Die den beiden Strukturelementen Hülle und Kern innewohnende Differenzierung bildet sich im Zuge der infantilen Entwicklung aus und reift lebenslang weiter. Die psychischen Funktionen sowie die Inhalte des Selbstkerns zeichnen sich durch Eigenschaften aus, die im Folgenden und unter Bezug auf die Darstellung in den Vorkapiteln zusammenfassend beschrieben werden.

6 Ich folge in diesem Buch dem Grundgedanken, die Bildung und Struktur des Selbst aus der Perspektive der Entwicklung zu reflektieren, was die Beachtung der zeitlichen Abläufe während der Reifungsentwicklung des Kindes zur Folge hat. Darin stellt sich zugleich die sukzessive Entfaltung von Fähigkeiten des Kindes dar, die sich metapsychologisch als Funktionen des Selbst begreifen lassen; während Fähigkeiten mehr oder weniger bewusste reale Eigenschaften des Kindes im Detail bezeichnen, beschreibt der Begriff ›*Funktion*‹ überindividuelles und kategorisiertes Können oder Möglichkeiten des Selbst, mit sich selbst oder anderen umzugehen (vgl. Rudolf, 2004, S. 50: strukturelle Funktionen).

Ich habe in den zurückliegenden Kapiteln bereits mehrfach dargestellt, in welcher Weise psychische Funktionen reifen oder defizitär bleiben können. Dabei lässt sich darstellen, welche psychischen Funktionen das Kind entwickelt und welchen Grad der Reife sie erreichen. Insgesamt zielt die metatheoretische Konzeption der psychischen Funktionen darauf ab zu beschreiben, ***»wie«*** das Selbst die Aufgaben bewältigt, vor die es gestellt ist. Demgegenüber beschreibt das ***»was«*** die Inhalte der Aufgaben, die das Selbst zu bewältigen hat. Der erfahrungsmäßige Niederschlag von bewältigten Aufgaben wird in den Repräsentanzen gespeichert. In meinem Denkmodell von der Struktur des Selbst schlage ich ein Bild vor, das die Inhalte des »*Wie*« und des »*Was*« in zwei Abteilungen darstellt, der Hülle und dem Kern. Die Gestalt von zwei Kreisen, einer im anderen versenkt, soll dabei symbolisieren, dass die Inhalte beider Abteilungen einem komplexen System gleich miteinander ursächlich und funktionell verwoben sind und lebenslang miteinander interagieren. Dieses Denkmodell trägt dem gegenwärtigen Stand der Forschung, Theoriebildung und Kenntnis über die menschliche Psyche und dem der Hirnreifung Rechnung, aber auch dem Umstand, dass es bislang noch nicht möglich ist, innerhalb und zwischen verschiedenen Wissenschaftsrichtungen zu einer umfassenden Übereinkunft vom Verständnis des psychischen Geschehens zu gelangen. Insofern stellt mein ›*Grundmodell von der Struktur des Selbst*‹ ein momentanes Vorstellungsmodell dar, das dem Ziel dient, aktuelle Kenntnisse integrierend bündeln und diskutieren zu können, ohne den Anspruch zu erheben, damit die menschliche Psyche real oder deren theoretisches Verständnis komplett abzubilden.

Psychische Funktionen beschreiben, ***wie*** das Selbst funktioniert. Sie 7
stellen einen Teil der Struktur des Selbst dar. »Struktur ist definiert als die Verfügbarkeit über psychische Funktionen, welche für die Organisation des Selbst und seine Beziehungen zu den inneren und äußeren Objekten erforderlich sind« (Rudolf, 2004, S. 58). Nach Rudolf, dessen Konzept der »*Strukturbezogenen Psychotherapie*« in der gegenwärtigen Fachdiskussion eine wesentliche Rolle spielt, beschreibt der Begriff »Struktur … nicht Inhalte (z.B. bestimmte Typen des neurotischen Selbsterlebens oder der konflikthaften Beziehungsgestaltung), sondern das Organisationsniveau der psychischen Funktionen, welche das Selbsterleben und das Beziehungsverhalten regulieren« (ebd., S. 67). Der

Strukturbegriff, wie ich ihn hier verwende, schließt sich dieser engen Sicht Rudolfs nicht an, denn ich fasse die Inhalte dessen, ***was*** das Selbst bewegt, motiviert und als Repräsentanz seiner Erfahrungsgeschichte abspeichert, als Teil des Selbst als System auf. Aber ich stimme mit ihm in der Sicht der grundlegenden Bedeutung der psychischen Funktionen des Selbst für das Verständnis unbewusster Prozesse überein.

8 Die in diesem Buch dargestellten Forschungsergebnisse und Theorien über die Entwicklung des Selbst erlauben es, eine Reihe von psychischen Funktionen aus deren spezifischer entwicklungspsychologischer Perspektive zu beschreiben. Dazu gehören die

- Kommunikation,
- Regulation,
- Bindung,
- Affektwahrnehmung,
- Fantasietätigkeit und Mentalisierung,
- die differenzierte Wahrnehmung und Unterscheidung von sich selbst und den Objekten sowie das
- Denkvermögen.

Die weiteren psychischen Funktionen der

- Abwehr und der
- Autonomie

werden hier aus Gründen der Vollständigkeit der Aufzählung genannt, weil sie im weiteren Verlauf meiner Darstellung zu einem theorieintegrierenden Konzept der tiefenpsychologischen Psychotherapie herangezogen werden.

9 Der Blick auf die Ergebnisse der Säuglingsforschung (Kap. 4.1) zeigt mit überzeugender Eindeutigkeit, dass Mutter[25] und Kind von Geburt an eine interaktionelle Einheit darstellen, ein sich ständig gegenseitig beeinflussendes System bilden und dass das Kind diese Erfahrungen in seinen Primärbeziehungen komplex und vielfältig repräsentiert (4/17).

---

[25] Der Begriff ›*Mutter*‹ wird hier prototypisch verwandt und bezeichnet die bedeutsame Pflegeperson, wie sie auch der Vater, Großeltern, Ammen u. a. sein können.

Die Inhalte dieser Erfahrungen werden im prozeduralen Gedächtnis als implizites Beziehungswissen (6/1) abgespeichert. Die sich daraus ergebenden präverbalen Repräsentanzen speichern stets generalisierte Aspekte der affektiven Zustände der beiden Beteiligten ab sowie die Interaktion zwischen beiden in diesem Kontext. D.h., vom Beginn des Lebens an werden **Was**- und **Wie**-Informationen über die Erfahrung in der Dyade im Selbst als dem theoretisch gedachten Zentrum der psychischen Organisation des Kindes gespeichert. Indem diese beiden Informationsqualitäten gespeichert werden, ist es m.E. unverzichtbar, das Selbst und seine Binnenstruktur als ein Vorstellungsmodell zu konzipieren, welches dies beides abbildet. Die Differenzierung und Entfaltung der Vielfalt psychischer Funktionen (Wie-Dimension) und Repräsentanzen (Was-Dimension), wie sie sich prozesshaft in und aus der Mutter-Kind-Dyade heraus entwickeln und reifen, ist das Ergebnis eines kontinuierlichen Austausches zwischen beiden, der am Anfang interaktionell, später symbolisiert (überwiegend verbal) kommuniziert wird, aber dabei immer die Verbindung von Wie- und Was-Dimension beibehält. Diese grundsätzliche strukturelle Zusammengehörigkeit der beiden Dimensionen als ein (subjektiv erlebtes) Ganzes ist nur für den Zweck der theoretisch abstrahierenden Diskussion aufzulösen und in die beteiligten Elemente des Wie und des Was zu abstrahieren.

Am Anfang der Entwicklung stehen in der Mutter-Kind-Dyade **10**
erkennbar vier funktionale Themen im Vordergrund des Austausches: Kommunikation, Regulation, Bindung und Affekt; später treten vier weitere hinzu. Daraus erwachsen dem Kind individuell subjektive Fähigkeiten, die sich für unsere Zwecke als Funktionen des Selbst konzipieren lassen. Vom ersten Lebensmoment an kommunizieren Mutter und Kind miteinander, entwickeln rasch spezifische Muster des ›*rhythm-time-matching*‹ (5/6f.) und legen damit die Grundlage zur ge- oder misslingenden Kommunikation auf der Ebene des Handlungsdialogs (implizit-prozeduraler Modus). Über Zwischenschritte wie das ›*affect-attunement*‹ (4/20) oder die Entwicklung des Denkens entsteht die Fähigkeit zur Symbolisierung und damit der Wortsprache (explizit-deklarativer Modus). **Kommunikation** stellt eine zentrale psychische Funktion dar.

Vom ersten Lebenstag an vollzieht sich in der Mutter-Kind-Dyade **11**
ein permanenter Austausch, welcher die **Regulation** innerer Zustände zum Ziel hat. Die Säuglingsforschung beschreibt fünf spezifische Erre-

gungszustände (4/2), um die bzw. in und mit denen Mutter und Kind immer wieder miteinander ringen. Dabei erwirbt das Kind schrittweise sein Regulationsvermögen über Spiegelungsprozesse (4/28) mit der Mutter. Die dabei erworbenen Regulationsmuster für innere Zustände (Selbstzustände) werden später zur Matrix der Regulation von Erregung (Wie-Modus) verschiedener physiologischer Zustände wie Hunger, Durst, Wachheit u.a., aber auch für die Regulation spezifischer Affekte. D.h., die Funktion der Regulation wird grundsätzlich, also ohne den spezifischen Inhalt dessen, was reguliert wird, erworben und stellt damit eine eigenständige psychische Funktion dar. Sie tritt allerdings in der Realität des subjektiven Erlebens nie ohne den Inhalt dessen, was reguliert wird, auf. Hier wird deutlich, wie die abstrahierende Theorie, so auch die metapsychologische Theorie, eine andere Perspektive der Betrachtung wählt, als eine empathisch begreifen wollende therapeutische Haltung sie einnimmt, welche den gesamten Kontext und das subjektive Erleben eines Menschen zu erfassen trachtet.

12 Die Säuglingsforschung konnte nachweisen (4/6), dass nur solche Mutter-Kind-Paare, denen die Regulation ihrer Kommunikation im Erregungszustand mittleren Ausmaßes gelingt, eine sichere **Bindung** aufbauen können. Die Qualität der Sicherheit der Bindung (Kap. 3) entwickelt sich bereits im ersten Lebensjahr in der Mutter-Kind-Dyade und bleibt von da an unter gleichbleibenden Bedingungen in der Beziehung relativ konstant. Sichere Bindung stellt eine zentrale Voraussetzung dafür dar, dass das Kind eine gesunde Reifungsentwicklung nehmen kann. Die entstehende Bindungsfähigkeit des Kindes beschreibt aber auch eine Funktion der Psyche, in Beziehung Bindung entstehen zu lassen: Die Bindungstheorie beschreibt mit dem Konzept der Feinfühligkeit (Kap. 3.2), wie diese entscheidend zur Bindungsqualität beiträgt. Bindung und emotionale Offenheit und Intimität in Beziehungen stehen in einem unmittelbaren Zusammenhang miteinander.

13 Die Arbeiten der Forschungsgruppe um den englischen Psychoanalytiker Peter Fonagy und den ungarischen Entwicklungspsychologen György Gergely (Kap. 4.2) haben in jüngster Zeit ein Modell ergeben, das ein recht präzises Verständnis dessen ermöglicht, wie das Kind lernt, seine Affekte intrapsychisch zu verarbeiten. Dabei entwickelt und differenziert sich die **Funktion der Affektwahrnehmung**. Indem Motivationen des Kindes, wie sie den motivational-funktionalen Systemen

(Kap. 7) entspringen, meist durch Affekte bemerkbar werden (7/26 f.), gehören auch sie zum Inhalt dessen, was die Funktion der Affektwahrnehmung zum Inhalt hat.

Während die funktionalen Themen der Kommunikation, Regula- 14
tion, Bindung und Affekt bereits im ersten Lebensjahr zu den zentralen Entwicklungsaufgaben des Kindes gehören, treten danach weitere hinzu: Die Fantasietätigkeit und Mentalisierung mit den unbewussten Vorläufern der Repräsentanzenbildung, die Fähigkeit zur differenzierten Wahrnehmung und Unterscheidung von sich selbst und seinen Objekten, das Denkvermögen sowie die Ausbildung der Abwehr. Die Entwicklungspsychologie beschreibt, dass die psychischen Funktionen in ihren Grundzügen bereits während der Vorschulzeit des Kindes angelegt werden. Der differenzierende Reifungsprozess vollzieht sich allerdings noch bis zum Ende des zweiten Lebensjahrzehnts und unterliegt selbst danach noch Wandlungen.

Die Arbeiten von Fonagy, Gergely et al. haben wesentlich dazu bei- 15
getragen, die Prozesse der **Fantasietätigkeit und Mentalisierung** als funktionale Abläufe zu erhellen (Kap. 5) und ihre Bedeutung für die Entwicklung der Fähigkeit herauszuarbeiten, innere Bilder zu schaffen und darin Realität von Imagination (Als-ob-Modus) trennen zu können. Fantasietätigkeit und Mentalisierung stellen komplexe Funktionen des Selbst dar (5/32), deren Reife von zentraler Bedeutung ist für die Bewältigung der Aufgaben, vor die das Selbst als der zentralen psychischen Organisationsstruktur des Menschen gestellt ist.

Mit dem Erwerb der Fähigkeit, bei sich selbst und anderen die psy- 16
chische Realität zu begreifen, geht etwa im 5. Lebensjahr auch ein vorläufiger Abschluss der Selbst-Objekt-Differenzierung einher, sodass die inneren Vorstellungsbilder von sich selbst und anderen kohärent, komplex und bleibend werden können. Das Kind ist nun beginnend in der Lage, ein eigenes Denkmodell (›theory of mind‹) der Welt zu bilden, d.h., das Selbst hat die Funktion der **Selbst-Objekt-Differenzierung** entwickelt. Es ist zur differenzierten Wahrnehmung und Unterscheidung von sich selbst und seinen Objekten in der Lage. Rudolf (2004, S. 66) weist darauf hin, dass die Fähigkeit zur Empathie eine wesentliche Funktion im Rahmen der Objektwahrnehmung ist.

Die Funktionen der *Fantasietätigkeit und Mentalisierung* auf der 17
einen und der *Selbst-Objekt-Differenzierung* auf der anderen Seite sind

eng miteinander verbunden und sollten doch als getrennte Funktionen reflektiert werden, da die eine teils bewusste, teils unbewusste Abläufe der Kognition als *Prozess der Verstehens* beschreibt, während die Andere Abläufe der *Wahrnehmung im eigenen Innenraum* beschreibt, bei der es um die Fähigkeit des Erhalts von bereits errichteten Grenzen geht. Während also mit Hilfe der einen Funktion kognitive Differenziertheit gebildet und/oder geprüft wird, dient die andere dem Erhalt des Entstandenen. So gesehen befinden sich die beiden Funktionen in einem steten dialektischen Wechselspiel miteinander, indem sie einander bedingen.

18 Symbolisieren, mentalisieren, reflektieren (Kap. 5) und abstrahieren sind Vorgänge, welche die unterschiedlichen Abläufe im **Denkvermögen** des Menschen beschreiben. Das Denkvermögen ist als Funktion des Selbst aufzufassen. Mit Hilfe der Fähigkeit zur **Symbolisierung** kann eine Phänomenologie von einer Modalität (z. B. Affektwahrnehmung) in eine andere (z. B. verbale oder bildhafte Abstraktion) transponiert werden. Ein Beispiel für eine verbale Symbolisierung der Affektwahrnehmung ist der Satz: *Ich fühle mich traurig.* Ein Beispiel für den Wandel von der verbalen Modalität der Symbolisierung in eine bildhafte ist dieser Satz: *Bei dir bin ich wie auf Rosen gebettet.* **Mentalisierung** ermöglicht mehr als Symbolisierung; sie erlaubt es, komplexere Zusammenhänge in ihren Bestandteilen emotional und kognitiv zu erfassen, bei sich selbst wie bei anderen. Beispielsweise: *Ich fühle mich traurig, weil du mich jetzt verlässt und wohl lange nicht wiederkommen wirst.* Oder: *Wenn du jetzt für ein Jahr nach England gehst, musst du schon ganz schön selbstständig sein.* Die Fähigkeit zum **Reflektieren** ermöglicht es, mentalisierend erkannte Zusammenhänge einer sekundär denkenden und damit auch einer infrage stellenden Betrachtung zu unterziehen. Beispielsweise: *Stimmt es, dass er schon selbstständig ist, nur weil er jetzt nach England geht?* Oder: *Bin ich eigentlich nur deswegen traurig, weil er mir gerade offenbart hat, dass er nach England geht?* Die letzte Formulierung beschreibt eine Sonderform der Reflektion, die **Selbstreflektion**; auf sie werde ich im Kapitel 9.2 näher eingehen, da sie für das Verständnis der Reife des Selbst eine besondere Bedeutung hat. Schließlich gehört noch die Fähigkeit zur **Abstraktion** zu den Denkfähigkeiten: Das Selbst zu denken, wie ich es in diesem Buch vorschlage, ist ein Beispiel dafür.

19 Neben den genannten sieben gehören ferner die **Abwehr** und die **Autonomie** zu den psychischen Funktionen. Sie fallen hier insofern ein

wenig aus der Reihe, als ich mich bis hierher auf neue Forschungsansätze und -ergebnisse und deren Beiträge zum Verständnis der Entwicklung des Selbst beschränke, die überwiegend die Frühzeit der infantilen Entwicklung betreffen. Allerdings zielt meine Darstellung ferner darauf ab, die Eigenständigkeit in der Konzeption der tiefenpsychologischen Psychotherapie und ihrer Behandlungsplanung aufzuzeigen; die Beachtung der psychischen Funktionen und deren Bearbeitung ist ein wesentlicher Bestandteil dessen. Daher werde ich kurz auf die Abwehr und die Autonomie eingehen.

Ich schließe mich im Wesentlichen dem selbstpsychologischen Ver- **20**
ständnis der **Abwehr** an und verstehe sie als eine zentrale Funktion des Selbst. Danach dient diese zuvörderst dazu, das infantile Selbst vor dem Gewahrwerden oder dem Wiedererinnern solcher Erfahrungen mit den Pflegepersonen zu schützen, welche verletzenden oder gar traumatischen Charakter haben können; diese Form der Abwehr wird als ›*defensiv*‹ bezeichnet. Daneben gibt es Abwehrstrukturen, die in natürlichen Begabungen des Kindes (Ressourcen) gründen und die sich trotz der im Zuge der Entwicklung erlittenen Defizite, Verletzungen oder Traumata entfalten und »*zu einem Entwicklungsfortschritt*« führen; sie werden zu einem Bestandteil der »*sekundären Autonomie*« (Kohut, 1987, S. 194f.) des Selbst und werden als ›*kompensatorisch*‹ bezeichnet. Für die Beurteilung der strukturellen Reife des Selbst (s. Tab. 4, 9/28a) ist es außerdem hilfreich, die spezifischen Abwehrmechanismen der *Spaltung* und der *Dissoziation*[26] als Leitabwehr bei schwereren Störungen der Struktur (Persönlichkeitsstörungen oder posttraumatische Belastungsstörungen) zu verstehen.

Die Entwicklung von Autonomie stellt eine zentrale Aufgabe des **21**
Kindes dar. Mahler et al. (1975) haben in ihrer Arbeit »*Die psychische Geburt des Menschen – Symbiose und Individuation*« den Prozess der Autonomieentwicklung herausgearbeitet und gezeigt, dass er im Wesentlichen aus zwei ineinander verwobenen Reifungsschritten besteht, dem

[26] »Das Ziel beim Splitting [gemeint ist Spaltung, M. K.] einer Objektvorstellung ist es, die gute Objektrepräsentanz vor den Impulsen eines wütenden und maßlos enttäuschten Selbst zu schützen, während die Dissoziation die Gesamterinnerung [an ein traumatisches Ereignis, M. K.] von dem um ständige Kohärenz und Integration bemühten Ich bzw. Selbst trennt«, formuliert Mertens (1998, S. 115) zu der Frage: »Werden manche traumatischen Erfahrungen anders enkodiert als unbewusste Fantasien?«

einen der Separation des Kindes von den frühen Pflegepersonen, dem anderen der zunehmenden Individuation des Kindes, wie wir heute sagen würden *im Spiegel* der frühen Pflegepersonen. In der Beschreibung dieser Aufgaben der Reifung hat ihre Arbeit noch heute eine herausragende Bedeutung, auch wenn neue Forschungsergebnisse einigen ihrer Befunde überzeugend widersprechen. Dabei entwickeln sich

Tabelle 1: Prüfliste der psychischen Funktionen

23	**Kommunikation**	**erfolgt im implizit-prozeduralen Modus durch** – Symptombildung – Enactment, Inszenierung **explizit-deklarativen Modus durch** – Verbalisierung und Gebrauch von Symbolbildern
	Regulations-vermögen	**für innere Erregung** – der physiologischen Bedürfnisse – der Affekte – der motivationalen Antriebe – gegensätzlicher Empfindungen und Motive – von Erregung und Spannung – des Selbstwertempfindens
	Bindungs-fähigkeit	**zeigt sich als** – sichere Bindung – unsicher-vermeidende Bindung – ambivalent-vermeidende Bindung – desorganisierte Bindung
	Wahrnehmung des Selbst	**zeigt sich als differenzierte Innenraum-wahrnehmung des Selbst und seiner** – Affekte und Gefühle – motivationalen Antriebe und Bedürfnisse – spontanen Fantasien
	Fantasie-tätigkeit und Mentalisierung	**zeigt sich als** – Modus der psychischen Äquivalenz – Als-ob-Modus – Fähigkeit zum Begreifen der psychischen Realiät – Fähigkeit zum Generieren innerer Bilder von sich selbst und anderen (Verfügbarkeit einer ›theory of mind‹)

Selbst-Objekt-Differenzierung	**zeigt sich als** **– Fähigkeit innerlich festzuhalten an** – dem Set ganzheitlicher Objektrepräsentanzen – dem Set einer ganzheitlichen Selbstrepräsentanz – sicher verfügbaren psychischen Funktionen
Denkvermögen	**zeigt sich als** – Symbolisierungsfähigkeit – Abstraktionsvermögen – Reflektionsvermögen – Selbstreflektion
Abwehr	**zeigt sich als** – defensive oder – kompensatorische Abwehr – im Dienste des Kohärenzerlebens des Selbst – als Spaltung oder Dissoziation
Autonomie	**zeigt sich als eigenständige** – Affekte, Aktionen, Kognitionen, Gedanken und Kreationen

Tabelle 2: Strukturdimensionen und Strukturfokuspunkte nach OPD (Heidelberger Fokusliste), n. Rudolf, 2004 (S. 66)

Selbstwahrnehmung Selbstreflektion Selbstbild Identität Affektdifferenzierung	**Objektwahrnehmung** Selbst-Objekt-Differenzierung Empathie Ganzheitliche Objektwahrnehmung Objektbezogene Affekte
Selbststeuerung Affekttoleranz Selbstwertregulierung Impulssteuerung Antizipation	**Kommunikation** Kontaktaufnahme Verstehen von Affekten Mitteilung von Affekten Reziprozität
Abwehr Internale versus interpersonale Abwehr Flexibilität der Abwehr	**Bindung** Internalisierung Loslösung Variabilität der Bindung

die **autonomen Funktionen des Selbst**, die ich inhaltlich beschreiben möchte mit den Begriffen *Aktion, Kreation* und *Kognition*. Diese Begriffe sollen Fähigkeiten des Kindes in den drei Bereichen beschreiben, die eine zunehmend differenzierende und reifende Entwicklung nehmen und die es dem Kind ermöglichen, die autonome Entfaltung der Separation und Individuation zu vollziehen.

22 Nach der Beschreibung der psychischen Funktionen des Selbst ist es nunmehr möglich, sie für die klinische Anwendung in einen tabellarischen Überblick zu bringen (Tabelle 1). Darin sind die Funktionen in 9 Kategorien dargestellt. Demgegenüber gibt Rudolf (2004) diese in einer anders gefassten Sammlung als »*Heidelberger Fokusliste*« mit 6 Kategorien wieder (siehe Tabelle 2). Daraus wie auch aus der »*Struktur-Checkliste*« (Rudolf 2004, S. 78 ff.) wird deutlich, dass er mit dem Begriff »*Struktur*« sehr wohl die Wie- und die Was-Dimension des Selbst erfasst, aber nicht konsequent getrennt voneinander als zwei eigenständige Aspekte untersucht. Das ist offensichtlich beabsichtigt, um stets die funktionale Verschränkung beider miteinander zu verstehen, denn das entspricht dem Erleben des Patienten. Damit besteht allerdings die Gefahr, dass der Therapeut diese beiden Dimensionen nicht genug differenziert und sie auch nicht mehr als Ergebnis eines entwicklungspsychologisch verständlichen Reifungsprozesses sieht, sondern lediglich deren funktionalen Kontext begreift. Indem ich versuche, in meiner Zusammenfassung der psychischen Funktionen den Blickwinkel der Entwicklungsaufgaben des Kindes mit dem metapsychologischen Verständnis des klinischen Materials, das der Patient unbewusst und unstrukturiert im Erstgespräch anbietet, zu verbinden, ergeben sich andere Kategorien. Diese gegenüber Rudolf leicht veränderte Perspektive hat den Vorteil, dass beide, das im Kopf des Therapeuten vorgestellte Kind, das der Patient einmal war, ebenso wie der aktuelle Mensch, der Patient, aus derselben Perspektive reflektiert werden können, nämlich derjenigen der Reifung der Struktur des Selbst entlang der gedachten Entwicklungslinie während seines bisherigen Lebens. Bei dieser Betrachtungsweise werden die Symptomatik, die biografischen Daten und die aktuelle therapeutische Beziehung konsequent unter dem Blickwinkel der Entwicklung und Reifung der psychischen Funktionen des Selbst gesehen.

23 Während die psychischen Funktionen in meinem Vorstellungsmodell der Struktur des Selbst-Systems die Hülle um den Kern bilden, be-

zeichnet der Kern jenen (real nicht existenten) Ort im Selbst, welcher die **Was**-Dimension des Selbst birgt. Damit enthält der Kern die Inhalte der repräsentierten Beziehungserfahrungen des Kindes, die Objekt- und die Selbstrepräsentanzen. Letztere beinhalten die anlagebedingten Qualitäten, die sich durch Austausch- und Spiegelungsprozesse aus dem *»konstitutionellen Selbst«* entwickelt haben (4/28 f.) und die auf diese Weise sekundär in das Selbst integriert werden konnten. Diese inhaltlichen Qualitäten der Selbstrepräsentanzen werden vor allem von Affekten und motivationalen Bedürfnissen gebildet. Sie bilden im Fall, dass sie im Zuge der Reifungsentwicklung nicht in das bewusst erlebende Selbst integriert werden können, die *»Wurzeln des ›falschen Selbst‹«* (Fonagy und Target, 2002, S. 857) im Sinne von Winnicott (1960) und bleiben unbewusst (4/30). Das weist darauf hin, dass das Selbst nur zu einem Teil bewusstseinsfähig ist. Der andere Teil des Selbst muss als unbewusst gedacht werden; das gilt sowohl für den Kern wie für die Hülle. Die Wie- und Was-Dimensionen des Selbst sind also nur partiell bewusstseinsfähig.

Mit dem Begriff Selbstkern wird die **Was**-Dimension bezeichnet. **24**
Dazu gehören die Niederschläge der Erfahrung und deren Verarbeitung während der präverbalen Entwicklung. Ich habe dargestellt, welche Bedeutung die Integration der Affekte durch Ausbildung sekundärer Repräsentanzen während der präverbalen Entwicklungszeit hat (4/29). Die daraus resultierenden Strukturelemente des Selbst lassen sich beschreiben als Ausbildung von

- **Präverbalen Repräsentanzen** (das sind mental gespeicherte Affekt-Handlungs-Komplexe *ohne bildhafte* Vorstellungen, welche Erfahrungsinhalte der prägenden Beziehungen beinhalten und die grundsätzlich unbewusst sind) wie
  - RIGs (Representated Interactions that have been Generalised; 4/17),
  - implizites Beziehungswissen (Kap. 6),
  - interaktionelle Repräsentanzen,
- **Affektkompetenz,** d. i. die unbewusste, aber grundsätzlich bewusstseinsfähige Verfügbarkeit der vielfältigen eigenen, zunehmend differenzierter werdenden Affekte, wie sie vor allem in der frühen Mutter-Kind-Dyade entstehen,

- **motivationale Kompetenz,** d.i. die unbewusste, aber grundsätzlich bewusstseinsfähige Verfügbarkeit der vielfältigen eigenen, zunehmend differenzierter werdenden motivationalen Antriebe, wie sie vor allem in der frühen Mutter-Kind-Dyade entstehen,
- **Handlungskompetenz,** d.i. die unbewusste, aber grundsätzlich bewusstseinsfähige Fähigkeit zu den vielfältigen eigenen, zunehmend differenzierter werdenden Handlungen, wie sie aus Affekten und motivationalem Antrieb resultieren und vor allem in der frühen Mutter-Kind-Dyade getätigt werden.

Mit dem Begriff ›Kompetenz‹ soll zum Ausdruck gebracht werden, dass die »sekundären repräsentationalen Strukturen … die kognitiven Möglichkeiten für den Zugang zu emotionalen Zuständen und deren Attribuierung ans Ich [schaffen]; dies wiederum legt die Basis für die auftauchende Fähigkeit des Säuglings, seine dispositionellen Emotionszustände zu kontrollieren und über sie nachdenken zu können« (Gergely und Watson, 2004, S. 183). Kompetenz beschreibt also das Set sekundärer Repräsentanzen im Selbst, welche das Kind im frühen Mutter-Kind-Austausch als Abbild seiner dispositionellen Emotionszustände und aufgrund der angemessenen ›markierten‹ Spiegelung seitens der Mutter in sich bilden konnte. Mit anderen Worten: Ohne die Erfahrung des spiegelnden Biofeedback kann das Selbst von den primären Affekten und dispositionellen Anlagen, wie sie im konstitutionellen Selbst angelegt sind, später keinen Gebrauch in Beziehungen machen (vgl. 4/28 f.).

25 Neben der repräsentationalen Abbildung der präverbalen Entwicklung gehört auch die symbolisierte Erfahrungswelt des Kindes zur **Was**-Dimension des Selbst:

- **symbolische Repräsentanzen,** das sind bewusste und unbewusste generalisierende, szenisch-bildhafte, verbal kommunizierbare, affektbeladene Vorstellungs- und Erfahrungskomplexe, die in den prägenden Beziehungen gebildet wurden, wie
  - Selbstbilder (Vorstellungsbilder von sich selbst)
  - Objektbilder (Vorstellungsbilder von bedeutsamen Anderen)
  - Bilder vom Selbst mit dem Anderen in Interaktion

- **affektives und motivationales Erleben und Wissen darüber**, d.i. das Erleben der vielfältigen eigenen, zunehmend differenzierter werdenden Gefühle und Motivationen, welches erst durch die Funktion der Selbstwahrnehmung bewusst und verfügbar werden kann, sowie Dimensionen von dessen Verbot und/oder Vermeidung,
- **rational-kognitive mentale Prozesse und Wissen darüber**, d.i. das vielfältige eigenständige, zunehmend differenzierter werdende Gedankengut über sich selbst und die äußere Welt, welches erst durch die Funktion der Selbstwahrnehmung bewusst und verfügbar werden kann, sowie Dimensionen von dessen Verbot und/oder Vermeidung,
- **kreative mentale Prozesse und Wissen darüber**, d.i. die Symbolisierung vielfältiger Vorstellungsinhalte in wechselnder und multimodaler Form, welche erst durch die Funktion der Selbstwahrnehmung bewusst und verfügbar werden kann, sowie Dimensionen von dessen Verbot und/oder Vermeidung,
- **Gewissen**, d.i. das Wissen und die Verfügbarkeit ethischer und sozialer Werte,
- **Kohärenz-Empfinden**, d.i. die Verfügbarkeit der Erfahrung und Gewissheit, im Erleben des Selbst zeitlich und inhaltlich kohärent zu bleiben.

Die Verfügbarkeit der beschriebenen Wie- und Was-Dimensionen des **26**
Selbst markiert eine reife Entwicklung der Selbststruktur. Sie ist anzunehmen, wenn die beschriebenen Inhalte in der Selbstpräsentation eines Patienten während der diagnostischen Phase der Erstgespräche mit ausreichender Sicherheit erkannt werden können. Fehlen hingegen einzelne dieser Inhalte, so kann ihre Identifikation zur Diagnostik und Indikationsstellung für die Psychotherapie verwandt werden (Kap. 11).

27 **Tabelle 3:** Prüfliste der Was-Dimension der Struktur des Selbst

Präverbale Repräsentanzen

- RIGs (Representated Interactions that have been Generalised)
- implizites Beziehungswissen
- interaktionelle Repräsentanzen

Affektkompetenz
motivationale Kompetenz
Handlungskompetenz

Symbolische Repräsentanzen

- Selbstbilder
- Objektbilder
- Bilder vom Selbst mit dem anderen in Interaktion

affektives und motivationales Erleben und Wissen darüber
sowie Dimensionen von dessen Verbot und/oder Vermeidung,
rational-kognitive mentale Prozesse und Wissen darüber
sowie Dimensionen von dessen Verbot und/oder Vermeidung,
kreative mentale Prozesse und Wissen darüber
sowie Dimensionen von dessen Verbot und/oder Vermeidung,
Gewissen
Kohärenz-Empfinden

28a Tabelle 4: Strukturniveaus des Selbst (modifiziert und ergänzt nach Rudolf, 2004, S. 78 f.)

Gut integriert	Mäßig integriert	Gering integriert	Desintegriert
Selbst und Objekt können sicher differenziert werden und werden als kohärent und über die Zeit als beständig erlebt	Selbst- und Objektbilder sind auf wenige Muster reduziert	Selbst- und Objektbilder sind durch Gegensätze geprägt: Bedürftigkeit, Verletzbarkeit und Sehnsucht stehen Bedrohlichkeit, Impulsivität und Verfolgung gegenüber	Fehlende Kohärenz der Selbst- und Objektbilder; positive Objekte fehlen, eher stehen gegensätzliche Selbst- und Objektvorstellungen unverbunden nebeneinander
Es sind ausreichend gute und **sichere Objekte** vorhanden und in der Gegenwart verfügbar; Fähigkeit zur Empathie	Gute innere Objekte sind vorhanden, aber unsicher und auf Bestätigung in der Realität angewiesen (Harmoniestreben); eingeschränkte Fähigkeit zur Empathie	Kaum gute, sichere innere Objekte, aber intensive Sehnsucht nach illusionär positiven Objekten; verlässliche Objekte sind in der Gegenwart kaum verfügbar; Empathie ist kaum möglich	Die inkohärente Welt der inneren Bilder drückt sich in sprunghaft wechselnden Selbstzuständen aus; fehlende Fähigkeit, sich in die innere Welt anderer hineinzuversetzen: Empathielosigkeit
Nähe und Distanz zu den Objekten kann gut reguliert werden; es gibt vielfältige trianguläre Beziehungen	Regulation von Nähe und Distanz sowie Sicherheit in Bindung bereitet Schwierigkeiten; dyadische Beziehungen überwiegen	Nähe und Distanz wird nach einem Entweder-oder-Muster reguliert; wechselnde dyadische Beziehungen, häufig ohne Dauer	Nähe und Distanz werden willkürlich reguliert; wechselnde Beziehungen, häufig mit einer Attitüde von Beliebigkeit und Bedeutungslosigkeit

Fortsetzung nächste Seite

Tabelle 4: *Fortsetzung*

Gut integriert	Mäßig integriert	Gering integriert	Desintegriert
Relativ **autonomes Selbst** und reife Selbstverantwortlichkeit mit differenzierter (reifer) Struktur	Eingeschränkte Fähigkeit zur Autonomie und reduzierte Differenzierung der Struktur bei ausreichender Selbstverantwortlichkeit	Ausgeprägte Autonomie steht neben partiellem autonomen Unvermögen bei geringer Differenzierung der Struktur und reduzierter Selbstverantwortlichkeit	Partielle Autonomie steht neben eklatantem autonomem Unvermögen verbunden mit sehr beschränkter Selbstverantwortlichkeit und einer zerrissen anmutenden Struktur
Der **Binnenraum** (Affekte, motivationale Antriebe) kann gut und differenziert **wahrgenommen** werden	Eingeschränkte Fähigkeit zur Wahrnehmung des psychischen Innenraumes bei sich selbst und anderen	Auffallend eingeschränkte Binnenraumwahrnehmung mit Tendenz zu spontanem, impulsivem Handeln ohne bewusste Wahrnehmung für andere (= Inszenierung)	Zeitweise wie ›Blindheit‹ anmutendes Unvermögen, den eigenen Binnenraum wahrzunehmen, oft mit einem Handeln gepaart, das wie unverbunden (dissoziativ) wirkt
Das **Regulationsvermögen** für Selbstzustände ist differenziert entfaltet	Schwierigkeiten bei der Selbstregulation und Tendenzen zur Autoaggression und Selbstentwertung	Selbstzustände kippen zwischen Extremen und werden als nicht beeinflussbar erlebt; Ziel der Selbstregulation: Vermeiden der inneren Extreme	Überflutende Emotionalität kann nicht in das bewusste Erleben integriert werden, sondern muss dissoziativ abgewehrt werden

Tabelle 4: *Fortsetzung*

Gut integriert	Mäßig integriert	Gering integriert	Desintegriert
Reifes **Denk- und Reflektionsvermögen**; Fähigkeit zur angemessenen Selbstreflektion	Einschränkung der Fähigkeit zur Selbstreflektion; externalisierendes Denken über andere	Denken über Wissen von der Welt ist intakt; Kritikvermögen, insbesondere kritische Selbstreflektion ist schwer beeinträchtigt	Denken und Wissen von der Welt ist (begrenzt) intakt; kritische Reflektion, insbesondere Selbstreflektion ist überwiegend nicht möglich
Mentalisierung und Fantasie können zur Bewältigung von Konflikten genutzt werden	Zeitweise Regression auf die Ebene der Persistenz des Äquivalenz- und Als-ob-Modus der Mentalisierung	Reife Mentalisierung und Persistenz des Äquivalenz- und Als-ob-Modus der Mentalisierung bestehen häufig nebeneinander	Überflutende Vorstellung im Äquivalenz- und Als-ob-Modus der Mentalisierung beherrschen oft das Erleben; reifere Denkprozesse können gelingen und beziehen sich auf nicht personenbezogene Sachthemen
Reife Formen der **Bewältigung intrapsychischer Konflikte** – unbewusste Konflikte haben keine (oder keine schwerwiegende) Symptombildung zur Folge	Zeitweise Zusammenbruch der Fähigkeit zur Bewältigung intrapsychischer Konflikte – Persistenz unbewusster Konflikte mit Symptombildung	Intrapsychische Konflikte müssen als ubw. Versuch der Bewältigung interpersonell inszeniert werden; wenig bis kein Reflektionsvermögen dafür	Innere Konflikte werden durch Verleugnung aus dem Bewusstsein beseitigt, da deren Wahrnehmung die Struktur des Selbst mit psychosenaher Fragmentation bedroht
Reife **Abwehr**	Vorkommen projektiver Abwehrmechanismen	Spaltung und alle Formen der externalisierenden Abwehr	Dissoziation, Spaltung und alle Formen der externalisierenden Abwehr

9.2 Narzissmus – Die Fähigkeit zur reflexiven Selbstbeziehung

28 Die Darstellung der Reifungsentwicklung des Selbst gestattet es jetzt, diesen Prozess aus der Perspektive der neuen Forschungsergebnisse zusammenzufassen und als ein Kontinuum zu sehen, worin eigenständige Charakteristika der Entwicklung und Reifungsschritte des Selbst erkennbar sind:

- Das Selbst ist eine komplexe Struktur der Psyche, die zunächst
- in der Dyade der Mutter-Kind-Beziehung reift.
- Reifung bezeichnet einen mehrjährigen Prozess, der die
- Entwicklung und Integration vielfältiger psychischer und mentaler Funktionen umfasst.
- Die interaktiven Prozesse in der Mutter-Kind-Dyade werden vom Selbst als Strukturelemente repräsentiert (RIGs).
- Dabei wird insbesondere der systemische Charakter der Interaktion repräsentiert; d.h. vor dem Entstehen eines erzählbaren Inhaltes wird bereits das WIE der Modalität in der Beziehung repräsentiert.
- Das WIE lässt bereits im 1. Lebensjahr Muster der Sicherheit in der Bindung entstehen, die lebenslang prägend sein können.
- Diese Zusammenhänge bilden die Grundlage für das, WAS sich in der Beziehung entfalten (Spielraum) und in das Selbst als Struktur integriert werden kann.
- Affekte und Antriebe (Trieb im klassischen Verständnis/Motivation im selbstpsychologischen) sind die ersten Inhalte dessen, WAS neben den Prozessen selbst in generalisierter Form als Strukturelemente in das Selbst integriert wird.
- Diese Prozesse formen im 1. Lebensjahr das implizite Beziehungswissen des Kindes, das Inhalt des implizit-prozeduralen Gedächtnisses wird und vollkommen nichtbewusst ist. Gleichwohl sind deren Inhalte lebenslang psychodynamisch wirksam.
- An diese präverbale Entwicklung schließen sich die vielfältigen Reifungsschritte der Entwicklung der Symbolfähigkeit an, welche zur Folge haben, dass
- psychische Funktionen, Repräsentanzen als Niederschlag von Beziehungswissen und symbolisierte Gedächtnisinhalte als Nieder-

schlag von Weltwissen entstehen, welches alles z. T. bewusst, z. T. unbewusst ist.

- Diese Entwicklung geht einher mit einer ständigen Erweiterung des teils bewussten, teils unbewussten Wissens über das eigene Selbst (Selbstrepräsentanz),
- das als Ausdruck gelungener Reifung des Selbst kritisch reflektiert werden kann.

An diesem Punkt der Skizze von den Reifungsprozessen des Selbst sind einige Gedanken über den Narzissmus einzufügen, der in der aktuellen Literatur als *Fähigkeit zur Selbstreflektion* beschrieben wird. Dieses Verständnis des Narzissmus ergänzt meine Reflektionen zur Reifung des Selbst. Ich habe es bereits (Klöpper, 2005) in Auszügen dargestellt.

Bislang gibt es in der psychoanalytischen Literatur kein einheitliches 29
Verständnis für die Phänomenologie des Narzissmus. Altmeyer (2000) stellt die unterschiedlichen Sichtweisen und Theorien zum Narzissmus ausführlich dar. Im klassischen psychoanalytischen Verständnis wird er als libidinöse Besetzung des Selbst verstanden. Es wird davon ausgegangen, dass der Säugling regelhaft im Zustand des primären Narzissmus auf sich selbst konzentriert ist, ohne dass er sich in einer wesentlichen Beziehung zu seinen Pflegepersonen befindet. Jedes Kind durchläuft nach dieser Auffassung diesen Zustand, den *primären Narzissmus*, der ein objektloser Zustand ist. Aus diesem Verständnis wird eine pathologische Variante abgeleitet, indem der ursprüngliche, primäre Zustand über das erste Lebensjahr hinaus bis ins Erwachsenenalter bestehen bleibt und so als Zustand objektbeziehungsloser Selbstbezogenheit beschrieben werden kann. Die gesunde Entwicklung hingegen ermöglicht es dem Kind nach diesem Verständnis, in eine libidinös gefärbte, also sehnsuchtsvolle Beziehung zu anderen (den Objekten) treten zu können und damit den Zustand des selbstverliebten primären Narzissmus hinter sich zu lassen. Der mit diesem Entwicklungsschritt erreichte *sekundäre Narzissmus* bezeichnet die Fähigkeit des Kindes, das Selbst libidinös zu besetzen, sich also selbst zu lieben, *ohne* dass dabei die Fähigkeit verloren geht, mit geliebten anderen Menschen in Beziehung treten und bleiben zu können.

Allerdings lässt sich heute mit *Altmeyer* (2000) »der Narzissmus … 30
nicht länger als objektlose Selbstbezogenheit konzipieren« (S. 228).

Vielmehr wurzelt Narzissmus von Geburt an in Gefühlen und Wünschen von »*Versorgtwerden, Gesehenwerden, Geliebtwerden, Anerkanntwerden*« (ebd.) und sucht seine Quelle dafür im Anderen. Die »*intersubjektive*« Spur des Narzissmus ist bereits im Beginn seines Entstehens unübersehbar. Altmeyer spricht dem anderen als Begleiter der kindlichen Entwicklung eine »*konstitutive Funktion*« (S. 229) zu, die sich in der Struktur des Kindes als »*identitätsbildendes Gefühl von Einzigartigkeit und individueller Besonderheit*« festsetzt und so zu einem Teil der »*selbstverständlichen seelischen Grundausstattung des Selbst*« (ebd.) wird. Das werdende Selbst des Kindes nimmt dabei die *psychischen Funktionen* des Objekts in sich auf und entwickelt wie das Objekt die Fähigkeit, sich selbst zu betrachten, als wäre das eigene Selbst ein anderer. Hierin sieht Altmeyer einen Kernpunkt der Entwicklung des Narzissmus: »Die Konzeption des Narzissmus als ein intersubjektiv vermitteltes Selbstverhältnis bedeutet, das Selbst als etwas zu betrachten, das sich selbst anschaut, das Selbst also als Selbst und zugleich Objekt zu begreifen.« (S. 183). So gelangt er zu seiner zentralen These: »Der Narzissmus kann als intersubjektiv vermittelte Selbstbeziehung verstanden werden, die an die Erfahrung der Anerkennung durch Objekte gebunden ist; er setzt Selbstreflexivität voraus, also einen Blick auf das Selbst aus der Perspektive des Anderen« (S. 227).

31 Diese Definition macht im Kern und mit anderen Worten drei zentrale Aussagen über die reflektiven Fähigkeiten des Selbst, die den Narzissmus als Kennzeichen für ein reifes Selbst ausmachen: (1) Der Begriff »*Selbstbeziehung*« nimmt eine zentrale Stellung ein. Dabei geht es um die Beziehung des Subjekts zu sich selbst, allerdings nicht als libidinöse Besetzung, sondern als Beziehung zum eigenen Innenraum in seiner strukturellen und funktionellen Beschaffenheit, als sei dieser ein Objekt außerhalb seiner selbst. (2) Dazu muss das Subjekt sich selbst *denken* können. Es muss sich ein differenziertes Bild von sich selbst machen können, sich also mit all seinen Fähigkeiten und Mängeln kritisch betrachten können. (3) Diese Fähigkeit ist gebunden an die Erfahrung der *Anerkennung*, die das Ergebnis eines langen Austauschprozesses mit Pflegepersonen ist, die in der Lage waren, die emotionale Welt des Kindes anzuerkennen und zu fördern. Dadurch entstehen die bedeutsamen Gefühle desjenigen Selbstzustandes, der in der klassischen psychoanalytischen Literatur als *sekundärer Narzissmus*

beschrieben wird: Selbstwertempfinden, Selbstsicherheit und Selbstvertrauen.

Die Quintessenz dieser definitorischen Aussagen zum Narzissmus lässt sich auch in eine entwicklungspsychologische Sprache bringen. 32
Danach ist Narzissmus ein komplexer innerpsychischer Selbstzustand, der erst im Zuge einer langen Entwicklung und nur in ständiger Beziehung mit Pflegepersonen entstehen kann, wenn zwei Bedingungen gegeben sind: (1) dass die Pflegepersonen kontinuierlich in der Lage sind, das Kleinkind in seinen Gefühlen und Affekten empathisch und in der Entfaltung seiner motivationalen Aktivität wertschätzend zu begleiten und zu fördern; (2) dass im Rahmen dieser Beziehung ein imaginärer dritter Raum entstehen kann, in welchem für beide an der Beziehung Beteiligten etwas Neues entstehen kann. Dieser als *»Intersubjektivität«* bezeichnete Raum ist ein immer von Neuem zu schaffender *Möglichkeitsraum*, in dem sich beide, Pflegeperson und Kind, in Fantasie, Spiel oder Sprache erproben und gestalten können. Dieser Möglichkeitsraum stellt eine entscheidende Voraussetzung dar für das Gelingen der Entwicklung des Subjektiven im Kind, das zu einem Teil des Selbst wird (vgl. ›Spielraum‹, 4/9).

Betrachtet man Altmeyers Definition des Narzissmus kritisch, so 33
muss man sagen, dass im Zuge der Entwicklung der kindlichen Psyche zweierlei entsteht: der (wie ich weiterhin sagen würde[27]) sekundäre Narzissmus, verstanden als Fähigkeit zur reflexiven Selbstbeziehung, und eine Reifungsebene Selbst, verstanden als komplexe intrapsychische Struktur. Das *erlebte Selbst* hingegen, das Selbsterleben, ist der (nicht dinghafte) Gegenstand, der im Fall der Entwicklung des sekundären Narzissmus vom Subjekt reflektiert werden kann, als wäre es ein äußeres Objekt.

Wenn wir die beschriebenen Zusammenhänge in den klinischen Zu- 34
sammenhang der täglichen Praxis bringen, dann ergibt die sorgfältige Reflektion, dass das Selbsterleben in jedem Moment durch drei Aspekte

[27] Ich halte es für sinnvoll, bei dem Begriff *›sekundärer Narzissmus‹* zu bleiben, weil mit dem Adjektiv zum Ausdruck gebracht wird, dass ein Selbstzustand beschrieben wird, wie er nicht primär (ähnlich den primären Affekten des Säuglings) besteht, sondern als Ergebnis eines Entwicklungsprozesses entsteht, so wie dies auch bei der Mehrzahl der Gefühle der Fall ist, die als *sekundäre Gefühle* eine entwicklungsbedingte Ableitung der ursprünglichen primären Affekte sind.

geprägt ist: (1) bewusste und unbewusste Bilder von sich selbst sowie Gefühle, Gedanken und Fantasien gegenüber anderen (Selbstaspekt); (2) Reflektionen bezogen auf den momentanen Zustand des Selbst sowie Emotionen im Zusammenhang mit eben diesen Reflektionen (Narzissmusaspekt); (3) und ein motivationaler Impuls. Zum Beispiel:

35 Stellen Sie sich vor, Sie befinden sich im Theater. Gerade findet der Schlussapplaus statt. Ihnen haben aber weder das Stück noch die Schauspieler gefallen, Sie ärgern sich (= Selbstaspekt). Sie sind sich Ihrer Meinung und kritischen Position etwas unsicher und fragen sich, ob es in Ordnung ist, Ihren Unmut zu äußern (= Narzissmusaspekt). Sie spüren, dass Ihr Ärger mächtig ist, und haben das Bedürfnis, Ihrem Unmut durch Buh-Rufen Ausdruck zu verleihen (= motivationaler Aspekt). – Jetzt brauchen Sie sich nur noch zu entscheiden, was Sie tun wollen.

36 Wenn wir an dieser Stelle den Wurzeln des Narzissmus-Begriffs folgen, so wird es möglich, den *primären* Narzissmus von seiner reifen Form als Ergebnis der Reifungsentwicklung abzugrenzen. Das wird uns ermöglichen, pathologische Selbstzustände unserer Patienten besser zu begreifen. Der Begriff geht zurück auf Ovid (P. Ovidius Naso), der in seinen »Metamorphosen« berichtet, dass Artemis den Narkissos mit unerfüllbarer Selbstliebe strafte. Daher verliebte er sich, als er eine klare Quelle fand, in sein Selbstbildnis und schaute Stunde um Stunde verzückt in das Wasser. Doch wie konnte er es ertragen, seine Liebe zu besitzen und doch nicht zu besitzen? Kummer quälte ihn endlos, und er erfreute sich an der Qual, bis er sich, vom Schmerz übermannt, den Dolch in die Brust stieß.

37 Dieser Ausschnitt des Mythos stand Pate für den Begriff Narzissmus als Bezeichnung für eine unerfüllbare Selbstliebe. Doch er schildert eben nur einen Ausschnitt und lässt den Beginn unerwähnt. Danach war Narkissos der Sohn der blauen Nymphe Leiríope, die der Flussgott Kephissos einst mit seinen gewundenen Flüssen umschlungen und hernach vergewaltigt hatte. Der Seher Teiresias sagte Leiríope, als sie ihn um Rat fragte, dass Narkissos sehr alt werde – »aber nur, wenn er sich niemals selber kennt« (Buch III, Vers 348).

38 Sein ›Sich-selbst-nicht-Kennen‹ ist es, was das Wesen des Narkissos nach dem Mythos auszeichnete. Wollte man versuchen, seine Psychodynamik zu verstehen, so müsste man annehmen, dass sein ›Sich-selbst-nicht-Kennen‹ ihn unbewusst furchtbar gequält haben muss. So würde

jedenfalls verständlich, dass Narkissos froh und glücklich war, als er sich in der klaren Quelle erkannte. Endlich hatte er gefunden, wonach er so lange gesucht hatte, ein Bild von sich selbst. Freilich hatte er unbewusst gesucht und nur vermeintlich gefunden: Ihm war der Blick auf sich selbst freigegeben, allerdings nur auf das, was er für sich selbst hielt, sein optisches Spiegelbild. Die Dimension dessen, was er unbewusst gesucht hatte, das Gewahrwerden seiner selbst, musste er verfehlen. Diese Unentrinnbarkeit seiner inneren Leere ließ jene suizidale Depressivität entstehen, der er schließlich erlag. Die innere Leere, die Ausdruck des ›Sich-selbst-nicht-Kennens‹, kennzeichnet den *›primären Narzissmus‹*, verstanden als Selbstzustand eines Säuglings, der am Anfang seiner Entwicklung stehend vor die Aufgabe gestellt ist, aber eben auch die Chance hat, sich im kontinuierlichen Austausch mit den Pflegepersonen selbst zu entdecken.

Betrachten wir die Entwicklung des Selbst unter Verwendung der 39
Spiegelmetapher des Narzissmus. Verkürzt – quasi schlagwortartig – kann man sagen: Das Selbst entsteht durch den Blick in den Spiegel, welcher der Andere für das Kind ist, die Mutter oder der Vater. Freilich handelt es sich um einen gebrochenen Spiegel, der Bilder entwirft, aber auch Brüche entstehen lässt. Und eben dieses Nebeneinander von treffender und brechender Spiegelung ist es, was das Selbst entstehen lässt, ihm aber gleichzeitig auch ermöglicht, schrittweise die Kränkung auszuhalten, die es bedeutet, mit dem Anderen nicht eins zu sein. Im Blick in den immer wieder gebrochenen Spiegel, im Blick auf die Mutter, den Vater und ihre Reaktionen entsteht das Selbst des Kindes. Und im Erblicken der Brüche, in der Erfahrung des Scheiterns der treffenden Spiegelung, mit Irritation, Schmerz und Wut entsteht der Andere, das Objekt. Wenn aber beide darüber im ständigen Austausch sind, über die Spiegelung ebenso wie über die Brüche, so entsteht das Dritte, von dem Altmeyer spricht, eine gemeinsame Selbstreflexivität, die schrittweise vom Kind verinnerlicht wird und die zugleich die Erfahrung der Intersubjektivität entstehen lässt. Dieses Verständnis der Entwicklung des Selbst und des Narzissmus steht in der Tradition der psychoanalytischen Objektbeziehungstheorie und der Selbstpsychologie, verstanden als deren Fortentwicklung. Und diese Sichtweise entspricht der der Bindungstheorie, der Säuglingsforschung und der kognitiven Entwicklungspsychologie, wie ich sie in den vorangegangenen Kapiteln dargestellt habe.

Hätte sich Ovids Narkissos in dieser Weise erblicken können, selbstreflexiv, so wäre er vermutlich eines natürlichen Todes gestorben.

40 Es bleibt eine verwirrende Nutzung des klinischen Begriffs ›*Narzissmus*‹, der von der entwicklungspsychologischen Dimension unterschieden werden sollte. Mit Mentzos lässt sich Narzissmus auch als ein »*System des Selbst*«[28] verstehen, das in seiner gesunden Entwicklung ein reifes Selbst entstehen lässt; das ist eine für das Verständnis hilfreiche Definition, da sie den Selbst-Begriff mit dem System-Begriff verknüpft. Wenn wir mit Altmeyer unter dem Narzissmus die »*intersubjektiv vermittelte Selbstbeziehung*« verstehen, die sich durch Selbstreflexivität auszeichnet und die es dem Subjekt ermöglicht, auf sich selbst aus der Perspektive des Anderen so zu schauen, als wäre es ein Objekt, dann lässt sich klarer beschreiben, was unter einer narzisstisch-defizitären Störung zu verstehen ist. Narkissos Leiden gehen allerdings bei beiden Begriffsdefinitionen verloren. Bleiben wir jedoch dabei, Narzissmus als ›Leere des Selbst‹ zu verstehen, so wie der Mythos es berichtet, als ein ›Sich-selbst-nicht-Kennen‹, so hätten wir eine definitorisch klare Situation: Das Selbst ist ein komplexes *System* (sensu Mentzos), das in seiner gesunden Entwicklung über die Fähigkeit zur »*intersubjektiv vermittelten Selbstbeziehung*« (sensu Altmeyer) verfügt, das aber im Fall des Misslingens seiner Entwicklung ein unbewusstes ›Sich-selbst-nicht-Kennen‹, eine Leere unterschiedlichen Ausmaßes in sich trägt, dem der klinische Begriff ›*Narzissmus*‹ oder ›*narzisstische Störung*‹ vorbehalten bleibt.

9.3 Entwicklungsaufgaben im Zuge der Reifung

41 Im Verlauf seiner Reifung hat das Kind eine Reihe von Entwicklungsaufgaben zu bewältigen, ehe es gegen Ende des zweiten Lebensjahrzehnts den vorläufigen Höhepunkt seiner Reifung erreicht und ein adultes[29] Selbst entwickelt. Die analytische Entwicklungspsychologie beschreibt

[28] »*Narzissmus als System des Selbst* meint ... alle Bedürfnisse, Befriedigungen, Affekte, Mechanismen usw., die bei der Selbstkonstitution, Selbstentfaltung und insbesondere der *Regulation des Selbstgefühls* beteiligt sind. Mit dem Adjektivum narzisstisch werden ... z. B. Objektbeziehungen, die zur Erhöhung des Selbstwertgefühls oder Selbstidentität beitragen, bezeichnet« (Mentzos, 1984, S. 52, Hervorhebung im Original).

[29] adultus, -a, -um (lateinisch): erstarkt, erwachsen, herangewachsen, vorgerückt.

diese Aufgaben ausführlich und unterscheidet dabei verschiedene Phasen des Prozesses der Reifung des Kindes. Deren Darstellung würde den Rahmen dieses Buches sprengen; darum führe ich diese Zusammenhänge nicht detailliert aus. Es liegt eine reichhaltige Literatur dazu vor; der Leser findet einen gelungenen zusammenfassenden Überblick bei Hartkamp und Stuhr (2002). Ich gehe allerdings darauf ein, weil das Verständnis der Reifungsaufgaben des Kindes hilfreich und wichtig ist, wenn es im Verlauf der Behandlungsplanung einer tiefenpsychologischen Psychotherapie darum geht zu entscheiden, welche Inhalte und Ziele die Behandlung verfolgen soll. In Kapitel 11 ist dargestellt, dass die Beachtung von vier Kontexten, in denen das Selbst des Patienten betrachtet werden sollte, notwendig ist, damit die tiefenpsychologische Psychotherapie thematisch zentriert werden kann. Die Frage, wie der Patient als Kind die zentralen Reifungsaufgaben während seiner Entwicklung bewältigen konnte, ist einer dieser vier Kontexte. Ferner gehört dazu die Einschätzung der beiden Dimensionen des Selbst (Wie und Was) sowie die Einschätzung der Integration der motivational-funktionalen Systeme in das Selbst.

Im Folgenden skizziere ich sehr kurz diejenigen Entwicklungsauf- 42
gaben des Kindes, deren gelingende Bewältigung zur Reifung des Selbst wesentlich beiträgt. Sie werden später (Kap. 11) als »*Themen der Entwicklung*« wieder aufgegriffen und in den Zusammenhang der Planung der Behandlung gestellt.

Die frühkindliche Entwicklung (1. Lebensjahr) ist durch eine Reihe 43
von Aufgaben gekennzeichnet, die schon beschrieben wurden und vor allem zur Ausbildung und Differenzierung von psychischen Funktionen führt. In dieser Zeit stehen (1) die Aufgaben der kommunikativen Feinabstimmung und die Ausbildung gelingender Kommunikationsmuster, (2) die Kreation gelingender Regulationsmuster der Erregung von physiologischen, affektiven, motivationalen und handlungsmäßigen Zuständen, (3) die inhaltliche Abstimmung der Affekte und Motivationen und (4) die Entwicklung von Bindungssicherheit im Zentrum der Entwicklung. In dieser Phase erfolgen bereits die ersten Schritte der Integration zweier motivationaler Systeme in das Selbst: die Notwendigkeit zur Regulation innerer Zustände und das Bedürfnis nach Bindung. Das affektive Erleben des Kindes ist in dieser Zeit besonders durch hocherregte Zustände geprägt, die verschiedenste Affekte oder Körperempfin-

dungen zum Inhalt haben können, die gelegentlich Stress-Charakter haben und mit denen das Kind darauf angewiesen ist, dass die Mutter ihm dabei hilft, die Erregung zu regulieren, und dadurch Muster zur Selbstregulierung vermittelt.

44 Die Entfaltung der **Fähigkeit zur Separation** leitet am Übergang in das zweite Lebensjahr den mehrjährigen Prozess der Entwicklung der Selbst-Objekt-Differenzierung ein und stellt einen Teil dieser Differenzierungsaufgabe dar. Im Zentrum dieser Entwicklung steht die Fähigkeit des Kindes, sein »*Nein*« in der Beziehung zu verwirklichen. Dies ist nicht allein eine Aufgabe des Symbolisierungsvermögens, zu dem es sowohl affektiv und intentional als auch verbal fähig wird. Vielmehr tritt dabei das motivational-funktionale System der aversiven Reaktion besonders häufig aus dem Hintergrund des Erlebens in den Vordergrund der Auseinandersetzung mit sich selbst und anderen. Dabei geschehen entscheidende erste Schritte der Integration dieser motivationalen Bedürfnisse in das Selbst: Die Aversion wird in der Beziehung durch Zurückweisung des Gegenübers ausgedrückt oder durch Rückzug aus der Beziehung agiert. Offene Aggression in Gestalt von Ärger, Wut, Zorn und gelegentlich verzweifelt anmutendem Hass auf der einen oder Ohnmacht, Kränkung und Groll auf der anderen Seite können das Erleben des Kindes in dieser Zeit prägen.

45 Von der Mitte des zweiten bis an den Beginn des vierten Lebensjahres vollzieht sich eine Entwicklung, die Mahler et al. (1975) als Wiederannäherungsphase beschrieben haben; Köhler (2005, S. 59 unter Hinweis auf Steele und Steele, 1998, sowie S. 64) wirft die Frage auf, ob Mahlers diesbezügliches Verständnis heute nicht als Irrtum angesehen werden muss, indem das Verhalten unsicher-ambivalent gebundener Kinder beobachtet und als ein zu generalisierendes Phänomen verstanden und fehlgedeutet wurde. Stern (1992) versteht diese Zeit als Symbolisierungskrise, indem das Kind zwar lernt, seine Gefühlszustände zunehmend gut in Worte zu fassen, aber doch gleichzeitig unter dem Missverhältnis leidet, dass der verbale Gefühlsaustausch deutlich hinter dem zurückbleibt, was die körpersprachliche Interaktion zu kommunizieren vermochte. Beiden Sichtweisen ist das Verständnis inhärent, dass die Aufgabe des Kindes darin besteht, gegensätzliche Empfindungen gegenüber ein und derselben Person integrieren zu lernen. Traditionell wird dies als der Beginn der **Entwicklung der Ambivalenzfähigkeit**

verstanden. Damit geht die unbewusste Entwicklung des Vermögens einher, die grundsätzliche und unentrinnbare Dialektik allen Fühlens und Erlebens zu akzeptieren, was zugleich aber verbunden ist mit einem Erleben des Kindes, das wiederkehrend geprägt ist durch ein quälendes Ausmaß an Irritation, Unsicherheit und Angst, was die Suche nach Schutz, Sicherheit und Trost bei gerade dem Objekt auslöst, dem die widerstreitenden Gefühle gelten.

Im Entwicklungsmodell von Mahler et al. folgt ab dem dritten Le- 46
bensjahr die **Aufgabe der Individuation**. Die Fähigkeit zu Getrenntheit und Individuation ist heute als jeweils eigenständige Entwicklungsaufgabe zu sehen, die unterschiedlichen Zielen dient und nicht als auf jene Zeit begrenzt anzusehen ist, wie Mahler es vorschlug. Gleichwohl ist die Entwicklung beider Aufgaben als grundlegender Reifungsschritt zu verstehen. Die Fähigkeit des Kindes zur Abgrenzung seiner selbst von anderen stellt die Voraussetzung dafür dar, dass es damit beginnen kann, eigenen Interessen, Zielen und Absichten zu folgen. Dabei wird es vor allem durch die motivationalen Bedürfnisse des assertiven Systems unterstützt. Neugieriges Explorierenwollen und standhaftes Streben danach, sich mit seinen Absichten, Zielen oder auch Ansichten durchsetzen zu wollen, also Selbstbehauptung (= Assertion), prägen in dieser Zeit das Erleben und Verhalten des Kindes. Diese Entwicklung führt das Kind in ersten Schritten dazu, dass es seine Individualität entdeckt und entfaltet, einhergehend mit Gefühlen von Stolz und Freude, aber auch mit hoher Verletzbarkeit und der steten Gefahr, Scham zu erleben.

Im Zuge der Entwicklung der Individuation begreift das Kind zu- 47
nehmend seine Geschlechtlichkeit, setzt sich in der Fantasie und im Spiel mit der Mann-Frau-Differenzierung auseinander und erweitert das Erleben und Verständnis seiner Individualität um die **Entwicklung der Geschlechtsidentität**. Dazu parallel vollzieht sich die zunehmend bewusster werdende Auseinandersetzung mit der triangulären Struktur der Familienbeziehung und den in Kap. 8.4 beschriebenen Konfliktthemen. Zunehmende Fantasietätigkeit, Neugier, Scham und Beschämungsangst sind typische Selbstzustände des Kindes in dieser Periode.

Die **ödipale Entwicklung** führt das trianguläre Erleben des Kindes 48
und seine Fantasietätigkeit im Zusammenhang mit seiner erstarkten Geschlechtsidentität zu reichhaltigen Vorstellungsbildern. Themen der Rivalität und Sexualität beherrschen immer wieder die Spiel- und Fan-

tasiewelt und stellen damit die Was-Dimension dessen dar, was mit Hilfe der mentalisierenden Funktionen im Als-ob-Modus (Kap. 5.4) nach einer Bewältigung und Integration in das kindliche Selbst sucht. Im Vermögen des Kindes, mit der Realität zu spielen, reift in dieser Phase gleichzeitig die psychische Funktion, sich selbst und andere als eigenständige, abgegrenzte Wesen mit je eigenen Gefühlen, Gedanken und Antrieben sehen zu können, sowie eine erste emotionale Einsicht in die sexuelle, assertive und aversive Dimension des eigenen Seins. Damit gelangen mehrere Reifungsschritte gleichzeitig zu einem ersten, vorübergehenden Abschluss[30]: Auf der funktionalen Ebene wird die Fähigkeit erworben, psychische Realität zu erfassen (5/32); ferner können jetzt umfassende Selbst- und Objektbilder gebildet und sicher voneinander unterschieden werden (9/16f.). Inhaltlich können Affekte, affektbezogene Fantasien und Handlungsimpulse jetzt sicher als voneinander getrennte Elemente des Selbsterlebens gefühlt werden. Indem in dieser Zeit die motivational-funktionalen Systeme der Exploration und Assertion sowie des Bedürfnisses nach sinnlichem, erotischem und sexuellem Erleben besonders häufig aus dem Hinter- in den Vordergrund treten, ist die ödipale Zeit für die Integration von deren Antriebserleben in das Selbst von großer Bedeutung. Außerdem findet die Bildung des Gewissens (9/26f.) als eigenständige Substruktur des Selbst, das reflektiert werden kann, einen vorläufigen Abschluss.

49 Die **Entwicklung der Adoleszenz** ist ähnlich wie die Entwicklung während der ödipalen Zeit nicht durch eine einzelne, sondern durch eine Reihe von Aufgaben zu beschreiben. Dazu gehören besonders (1) die Loslösung von den Eltern sowie (2) die Individuation ihnen gegenüber, (3) die Entfaltung des eigenen nunmehr genitalen Sexualverhaltens und die Aufnahme erster intimer Beziehungen, (4) der Erwerb und die Entfaltung berufsbezogener Qualifikationen, (5) der Aufbau zuverlässiger Sozialkontakte sowie (6) die Entwicklung und Differenzierung eigener ethischer und sozialer Wertvorstellungen (modifiziert nach Stuhr, 2002, S. 146). In der Adoleszenz wiederholen sich Entwicklungsaufgaben, die bereits während der frühen Kindheit und Vorschulzeit bedeutsam werden, die nun aber unter dem zunehmenden Triebdruck der

[30] Damit soll zum Ausdruck gebracht werden, dass dieser Reifungsprozess auch in späteren Lebensabschnitten ständig weiter differenzierend fortschreitet.

Gonadenreifung neue Bedeutung und neue affektive und motivationale Inhalte bekommen. Damit einher geht eine andere, existenziellere Bedeutung der Themen Separation und Individuation, indem der zukunftsorientierte Aspekt eines eigenverantwortlichen Lebens in von den Eltern unabhängigen ökonomischen Zusammenhängen und im Rahmen einer eigenen Partnerschaft ins Bewusstsein tritt.

Psychotherapeuten müssen in der Lage sein, sich ein genaues Bild 50
von Entwicklungsaufgaben und dazugehörigen Zuständen des Selbst zu machen, die unsere Patienten in der Regel in mancher Hinsicht verpasst haben. Dafür ist die Kenntnis der entwicklungspsychologischen Zusammenhänge und deren Abfolge unverzichtbar. Vor allem aber müssen sie eine Vorstellung davon, besser noch Erfahrung damit gemacht haben, *wie* solche reifen Zustände des Selbst erreichbar sind, im Zuge der kindlichen Entwicklung ebenso wie in der Psychotherapie. Denn inzwischen setzt sich die Auffassung durch, dass in der Psychotherapie Haltungen, Handlungen und Interventionen notwendig sind, die denjenigen Prozessen ähneln, die in der Eltern-Kind-Beziehung eine gelingende Entwicklung des Selbst gewährleisten. Ich werde in Kapitel 12 anhand aktueller Literatur einige Ergebnisse der Säuglingsforschung vorstellen und zeigen, welche Behandlungsstrategien bereits konzeptualisiert wurden, die diesen Bedingungen entsprechen.

Weiterführende Literatur:

Altmeyer, M. (2000). Narzissmus und Objekt. Göttingen: Vandenhoeck & Ruprecht.

Hartkamp, N. und *Stuhr, U.* (2002). Psychoanalytische Entwicklungspsychologie. In: *S. Ahrens & W. Schneider* (Hg.). Lehrbuch der Psychotherapie und Psychosomatischen Medizin (S. 115–149). Stuttgart: Schattauer.

Rudolf, G. (2004). Strukturbezogene Psychotherapie. Leitfaden zur psychodynamischen Therapie struktureller Störungen. Stuttgart: Schattauer.

10. Kapitel

Zum Verständnis der Störungen des Selbst

1 Im diagnostischen Erstgespräch sind wir Psychotherapeuten anders als im Verlauf der Behandlung nicht allein darum bemüht, den Patienten in seinem subjektiven Erleben zu *begreifen* (s. Einleitung), sondern wir wollen auch *verstehen*, wie seine Psychodynamik auf der Metaebene der Theorie zu erfassen ist. Denn wir benötigen dieses Verstehen ja, wenn wir Überlegungen darüber anstellen, welche Psychotherapie für unseren Patienten indiziert ist. Daher skizziere ich einige Gedanken zum psychodynamischen Verständnis von Störungen des Selbst, die eine grobe Orientierung dafür geben sollen, wie wir uns in der diagnostischen Situation einstellen können, wenn wir versuchen, erste Hypothesen zu formulieren über die Genese der Störung des Selbst, die der Patient uns hinter der Präsentation seiner Symptome und Probleme zu erkennen gibt.

10.1 Reifungszustände des Selbst

2 Ich schlage vor, das neue Wissen über die Entwicklung des Selbst dazu zu nutzen, den Selbstzustand des Patienten in der tiefenpsychologischen Psychotherapie ständig unter dem Aspekt seiner Reifung zu reflektieren. Das erlaubt es, den momentanen Reifungszustand des Selbst stets unter drei verschiedenen Gesichtspunkten zu betrachten, dem systemischen, dem funktionalen und dem inhaltlichen. Das sind konzeptionelle Erweiterungen der vertrauten Gesichtspunkte, unter denen das Selbst im psychoanalytischen Verständnis schon immer betrachtet wurde, wenn es aus der Perspektive der Abwehr, des Abgewehrten und der Beziehung untersucht wurde. Diese Perspektive ist besonders während der biografisch-anamnestischen bzw. probatorischen Sitzungen hilfreich, aber auch während therapeutischer Sitzungen, wenn uns der Eindruck entsteht, dass der Bericht des Patienten, die Beziehungssitua-

tion mit ihm oder auch der Patient selbst für uns unverständlich wird. In solchen Situationen können wir den Patienten, seinen Bericht oder die Situation, die er mit uns herstellt und in die wir uns verwickeln lassen (die therapeutische Szene), unter den Aspekten *System* (analog Beziehung), *Funktion* (analog Abwehr) und *Inhalt* (analog Abgewehrtem) betrachten. Auf diese Weise gelangen wir zu einem tieferen Verständnis des Selbst unseres Patienten, das uns erlaubt, die Struktur seines Selbst mit seiner Entwicklungsgeschichte und den spezifischen Beziehungsbedingungen, unter denen er groß wurde, in Zusammenhang zu bringen. Ich habe diese Aspekte bereits (2005) beschrieben.

Systemischer Aspekt: Die Säuglingsforschung zeigt mit großer 3
Eindeutigkeit auf, dass ein kontinuierlicher, wechselseitiger kommunikativer Austausch zwischen Mutter und Kind zur Förderung der Entwicklung und damit zur Konstitution des Selbst notwendig ist. Charakteristikum der Wechselseitigkeit ist dabei, dass sich *beide* Beteiligte voneinander beeinflussen und verändern lassen. Diese spezifische Qualität des Systems geht in die präsymbolischen Repräsentanzen des kindlichen Selbst ein, die deswegen heute als *Repräsentanz des ganzen Systems* gedacht werden. Ferner liefert die Bindungstheorie mit ihrer Beschreibung der Bindungssicherheit eine Orientierung zur Einschätzung der Qualität der Verbindung im System. Wenn wir davon ausgehen, dass dies – wenn auch mit Modifikationen – analog für den reifungsfördernden Prozess der psychotherapeutischen Behandlung gilt, so lässt sich das Erleben des Patienten in der Übertragung ebenso wie das Erleben des Therapeuten in der Gegenübertragung stets mit der Frage reflektieren, welches implizit-prozedurale und damit unbewusste Beziehungswissen über die Qualität des kontinuierlichen systemischen Austausches in der therapeutischen Dyade zum Ausdruck gebracht wird.

Frau M. befindet sich in stationärer Behandlung. Das Therapeutenteam ist 4
ratlos, irritiert, befremdet, aber auch voller Mitleid für die Patientin. Es gelingt bislang nicht, ein kohärentes Verständnis der Psychodynamik zu entwickeln, das den Eindruck entstehen lässt, damit dem Erleben und der Erfahrung der Patientin gerecht zu werden. Die Vorstellung in der Stationssupervision folgt dem Bedürfnis, die Patientin besser verstehen zu wollen. Sie wurde wegen einer Essstörung in Verbindung mit selbstverletzendem

Verhalten aufgenommen. Die Patientin wird vor allem als *»ganz leer«* erlebt und sie erzeuge auch im Gegenüber ein Gefühl von *»gähnender Leere«*. Irritiert wird berichtet, dass die Patientin nicht einmal Verwicklungen herstelle und nicht zum Agieren neige, wie man es sonst von Patientinnen mit diesem Symptombild kenne. Die Gestaltungstherapeutin beginnt die Vorstellung der Patientin mit der Präsentation ihrer Gestaltungen: Collagen, die Blut und Chaos zeigen und von der Patientin kommentiert wurden mit der Bemerkung, sie sei *»verletzt bis auf die rohen Knochen«*. Im therapeutischen Gespräch entstünde der Eindruck, dass sie ihr Wissen aus der Presse bezogen und *»als identitätsstiftend genutzt«* habe; so kalt und leer sei es, was sie sprechen und berichten könne. Aus der Anamnese der Patientin ist bekannt, dass sie als Sechsmonatskind zur Welt kam, einige Wochen im Brutkasten verbrachte und in dieser Zeit nicht von der Mutter besucht wurde, die ihrem Beruf als Akkord-Arbeiterin weiter nachging. Die ersten Monate des Lebens habe sie ferner wegen einer schweren Keuchhusten-Erkrankung im Krankenhaus verbracht. Die Beziehung zur Mutter beschreibt sie als ein *»Nichts«* und als *»Beziehungslosigkeit«*.

5 Wenn man den Verlauf dieser Supervisionssitzung und die Gefühle der Therapeuten als eine Szene auffasst, welche als unbewusste Inszenierung die innere Welt der Patientin und ihrer Beziehungen abbildet, so kann es gelingen, darin Aspekte ihres unbewussten Erlebens und deren Verarbeitung zu erkennen. »Was auf den ersten Blick wie unerwünschtes Verhalten oder wie Ereignisse aussehen mag, die den Behandlungsrahmen sprengen, entpuppt sich bei genauerer Betrachtung als eine wichtige Dimension des kommunikativen Austausches […]. Das Verhältnis des Patienten zu seiner inneren und mitmenschlichen Welt gibt sich dann nicht im ›Austausch von Worten‹ zu erkennen, sondern in szenischen Darstellungen, Enactments und handelnd und mithandelnd herbeigeführten Verstrickungen. Sie führen vor Augen, was mit lexikalisch-symbolischen Mitteln nicht gesagt wird und sich der sprachlichen Mitteilung entzieht. Es sind Werkzeuge der Kommunikation« (Streeck et al., 2000, S. 13). Mit anderen Worten: Inszenieren und Agieren von Patienten lässt sich auf der Ebene unbewusster Kommunikation als Mittel der Kommunikation (Wie-Modus, 9/7 f.) verstehen und bringt damit eine entwicklungspsychologisch zu verstehende Ebene der funktionalen Reifung des Selbst zum Ausdruck, nämlich die Unfähigkeit, bestimmte intrapsychische Inhalte (Was-Dimension, 9/24 f.) in symbolisierter Form zu kommunizieren. Diese funktionale Verfassung des Selbst führt dazu, dass Patienten spezifische Inhalte ihrer Lebenserfahrung, nämliche Inhalte des impliziten Beziehungswissens (Kap. 6), nur in der Weise mit ihrem jeweiligen Gegenüber austauschen können, wie es der Säugling mit seiner Pflegeperson tut (4/3 f.). Das stellt eine unbewusste regressive Fixierung des Patienten auf einem sehr frühen funktionalen Entwicklungsniveau dar, zu dem vor allem der handlungsdialogische Austausch von affektiven Verfassungen gehört.

In der therapeutischen Situation macht der Patient davon inten- 6
siven Gebrauch, was zur Folge hat, dass der Therapeut, in diesem Fall das Therapeutenteam, agierend von Gefühls- und Affektzuständen überflutet wird, die zunächst irritieren oder ängstigen und selten gleich als einzelne Gefühle identifiziert werden können. Der agierende Charakter der Kommunikation und die unmittelbare affektive Betroffenheit des Therapeuten kennzeichnen den entwicklungspsychologisch funktionalen frühen Reifungszustand des Patientenselbst und sind als Ausdruck eines unbewussten dyadischen Beziehungssystems zu verstehen, in den der Patient seinen Therapeuten mangels reiferer Kommunikationsfähigkeit verwickelt. In der geschilderten Supervisionssitzung konnte das Team, das in dieser Weise mit der Patientin verwickelt war, diese Zusammenhänge nicht aus eigener Kraft erkennen und sich davon mit Hilfe der Selbstreflexion befreien; vielmehr waren die meisten Mitarbeiter erfüllt von Gefühlen, die ihnen in dieser Art und Intensität fremd waren und daher nach Klärung verlangten. Das Verständnis der Dyade von Patient und Therapeut als einem System ermöglicht es, die Gegenübertragungsgefühle zu reflektieren als ein affektives Phänomen, welches Affekte aus dem Kontext der primären Beziehungserfahrung des Patienten zum Ausdruck bringt: Wie der Corpus der Gitarre durch Resonanz die Schwingungen einer Saite verstärkt, aber auch im Klang einfärbt, so gerät der Therapeut als Resonanzkörper seines Patienten in emotionale Schwingung und wird damit ungewollt zum Teil des unbewussten Beziehungssystems, das der Patient im Hier und Jetzt reinszeniert. Therapeuten, die sich auf diese Weise gleichsam kontaminiert fühlen von befremdlichen, irritierenden oder gar ängstigenden Affekten und die dabei den Eindruck haben, sich von diesen Gefühlszuständen nicht befreien zu können, sollten im Rahmen ihrer Selbstreflexion in Erwägung ziehen, von ihren Patienten agierend in deren

Beziehungssystem verwickelt worden zu sein, sodass sie Gefühlszustände in sich tragen, die ursprünglich in die Erfahrungswelt des Patienten gehören, die aber bislang noch nicht mit Worten auszudrücken sind. Das sind im geschilderten Beispiel die Empfindungen der Ratlosigkeit, Irritation und Befremden in Verbindung mit dem Bemerken, nicht verstehen zu können, was geschieht und wie das geschieht; aber auch das Erleben der Leere in Verbindung mit Entsetzen, das beim Anblick der Gestaltungen aufblitzt. Diese Empfindungen der Therapeuten können als erste Annäherung an die Gefühlswelt eines Kindes verstanden werden, das emotionale Kälte und Isolation im Brutkasten sowie möglicherweise Todesängste bei Keuchhustenanfällen erlebte, ohne auch nur ansatzweise begreifen zu können, was mit ihm geschieht.

7 **Funktionaler Aspekt:** Unter diesem Aspekt werden die unbewussten psychischen Funktionen des Selbst des Patienten betrachtet, die sich während seiner kindlichen Entwicklung schrittweise gebildet haben. Im Laufe seiner Beziehungserfahrung entwickelt das Kind neben den bekannten Abwehrmechanismen (A. Freud, 1936) *›innere Arbeitsmodelle‹* (Brisch, 1999; Fonagy & Target, 2001; Fonagy, 2003), individuelle Funktionsweisen psychischen Erlebens und Reagierens, womit es auf seine soziale Umwelt antwortet und sich auf sie einstellt. Das Kind entwickelt seine Art des *›Wie‹* es in der Welt, besonders in Beziehung, ist (9/6 f.). Mit der Entwicklung der Symbolisierungsfähigkeit nutzt das Kind darüber hinaus später seine zunehmende Fähigkeit zum Fantasieren, um dieses individuelle ›Wie‹ des ›In-der-Welt-Seins‹ zu modifizieren und differenzieren (Dornes, 1993; Meares, 2000), aber auch zu reflektieren. Die Beurteilung dieses ›Wie‹ der unbewussten Be- und Verarbeitung des Patienten im psychotherapeutischen Prozess ermöglicht die Einschätzung der funktionalen Reife der Struktur des Selbst (9/27) im jeweiligen Moment der Betrachtung und gibt eine Antwort auf die Frage, ob der Patient sich in einem regressiven Selbstzustand befindet, der ihn im implizit-prozeduralen Erleben der unbewussten Wiederbelebung präverbaler Repräsentanzen (9/25) bindet, oder ob er auf diejenigen mentalen Funktions- und Verarbeitungsformen Zugriff hat, die den expressiv-deklarativen Modus der Symbolisierungsfähigkeit prägen, der mit einer Aktivierung der symbolischen Repräsentanzen einhergeht. Der implizit-prozedurale Modus zeigt sich im psychotherapeutischen

Dialog dadurch, dass der Patient vollkommen unbewusst und ich-synthon Handlung und Affekt *direkt* miteinander verknüpft[31].

> Patienten können vorübergehend auf den implizit-prozeduralen Modus des Erlebens und Reagierens regredieren: Beispielsweise hatte eine Patientin, die diagnostisch als strukturell gering integriert und also früh gestört eingeschätzt wurde, während ihrer Behandlung die Fähigkeit entwickelt, ihre Affekte zunehmend gut zu kontrollieren und regulieren, bis ihre Therapeutin in den Urlaub ging. Danach fand die Therapeutin sie *›völlig verändert‹* vor. Sie war erregt, verunsichert und latent aggressiv und berichtete davon, dass sie *›wieder viel Scheiß‹* gemacht habe. Vor allem sei sie in belastenden Situationen erneut heftig wütend geworden, habe das weder kontrollieren noch regulieren können und habe sich dadurch manches kaputt gemacht. Die Therapeutin war ihrerseits irritiert und verstand die Veränderung ihrer Patientin nicht. Aber sie erinnerte sich, dass ihre Patientin bereits oft auf Unterbrechungen von Beziehungen mit heftiger Wut reagiert hatte, meist in Verbindung mit einem Einbruch ihrer autonomen Fähigkeiten, Gefühlen von Ratlosigkeit und ängstlicher Irritation und oft in Verbindung mit dem Impuls, die betreffende Beziehung aufzugeben. Das hatte sie lange als ein aggressives Problem der Patientin verstanden und versucht, den Ursachen der destruktiven Affekte, Fantasien und Impulse nachzugehen. Dabei war ihr aufgefallen, dass es der Patientin schwer fällt, sich und die Erfahrungen ihrer Vergangenheit in diesem Kontext zu reflektieren. In der aktuellen Situation hingegen fiel ihr auf, dass ihre Patientin dieses Mal zwar von ihrem Einbruch berichtete, auch erregt und irritiert wirkte und der Therapeutin sagen konnte, dass es ihr schwer gefallen sei, mit der Urlaubspause zurechtzukommen, sich aber dann noch während der Sitzung fing, ruhig wurde und signalisierte, dass sie über die Rückkehr der Therapeutin erleichtert und beruhigt sei. Nun ließ sich in der Supervision dieser Episode erarbeiten, dass die Patientin den Urlaub als Unterbrechung einer bis dahin Sicherheit gebenden Beziehung erlebt hatte und dies unbewusst eine Wiederholung von Erfahrungen mit der Mutter in frühester Kindheit darstellte. Darauf konnte sie nur mit einer Regression auf den implizit-prozeduralen Modus reagieren, denn derartige Erfahrungen sind der symbolisiert erinnerbaren Bearbeitung nicht zugänglich. Die Selbstreflexion der Patientin kann allerdings den *aktuellen* (!) Zusammenhang ihrer Reaktion erfassen, nicht jedoch die darin enthaltene unbewusste Dimension von verursachender Erfahrung. 8

---

[31] Diese direkte Verknüpfung von Handlung mit Affekt oder umgekehrt von Affekt mit Handlung ohne Zwischenschaltung der Selbstreflexion ist das Charakteristikum des implizit-prozeduralen Modus des Erlebens.

Die Therapeutin hatte in dieser Situation jeden Versuch unterlassen, psychodynamisch relevante (d.h. biographisch als ursächlich anzunehmende) Zusammenhänge erarbeiten zu wollen, und war stattdessen ganz im Gespräch über den aktuellen Kontext geblieben. Das stabilisierte die Fähigkeit der Patientin zur Selbstreflexion, gab Raum für den Ausdruck der Gefühle gegenüber der Therapeutin und sicherte die Bindung in der therapeutischen Beziehung erneut. Dies bewirkte die Stabilisierung der Patientin.

9 Von der Einschätzung der beiden Modi des aktuellen Erlebens ist es abhängig, welche unbewussten Zusammenhänge der Patient mit Hilfe seiner Fähigkeit zur Selbstreflexion, also der therapeutischen Spaltung im Dienste des Ich[32], erarbeiten kann. Denn erst die Fähigkeit zur Selbstreflexion schafft ja die Voraussetzung für das Vermögen, solche deklarativen Deutungen des Therapeuten anzunehmen, die das Selbst zum Objekt der Beobachtung *und* Reflexion macht. Im Fall, dass der Funktionszustand des Selbst im Prozessverlauf regressiv und als implizit-prozedural geprägt einzuschätzen ist, sind Interventionen indiziert, die *den Affektzustand oder psychische Funktionen* zum Inhalt der Deutung haben. Bei diesen Deutungen nutzt der Therapeut die unbewusste Selbstobjekt-Übertragung des Patienten und macht von der Selbstobjekt-Beziehung[33] deutenden Gebrauch. Deklarative Deutungen der psychischen Funktionen (9/23, Tab. 1) setzen allerdings voraus, dass der Patient sicher genug von seiner Selbstreflexion Gebrauch machen kann.

10 Im oben geschilderten Beispiel wurde während der Supervision ver-

[32] »Eine Voraussetzung für die Durchführung der psychoanalytischen Arbeit ist die Fähigkeit des Patienten, zwischen dem Arbeitsbündnis und den neurotischen Übertragungsreaktionen hin und her zu pendeln. Die Fähigkeit läuft parallel der Spaltung im Ich des Patienten: zwischen einem vernünftigen, beobachtenden, analysierenden Ich und einem erlebenden, subjektiven, irrationalen Ich« (Greenson, 1975, S. 60).

[33] Die Begriffe ›Selbstobjekt-Übertragung‹ und ›Selbstobjekt-Beziehung‹ werden in ihrer Abgrenzung zu den Begriffen ›Übertragung‹ und ›Beziehung‹ häufig missverstanden. Der Begriff ›Selbstobjekt‹ beschreibt kein Objekt, sondern die Funktion des Objekts. Kohut verstand darunter »diejenige Dimension im Erleben von einem Mitmenschen, die mit dessen Funktion als Stütze des eigenen Selbst verbunden ist. Das Selbstobjekt ist der subjektive Aspekt einer das Selbst erhaltenden oder fördernden Funktion, die durch die Beziehung zwischen Selbst und Objekt ermöglicht wird« (Milch, 2001, S. 65). Diese selbstkonstitutive Funktion übernimmt der Therapeut, wenn der Patient durch die unbewusste Präsentation defizitärer Funktionen seines Selbst das Bedürfnis zum Ausdruck bringt, in diesem Moment vom Therapeuten Angebote zur Nachreifung der Selbststruktur erhalten zu wollen. Das stellt die Mobilisation einer Selbstobjekt-Übertragung dar.

ständlich, dass der Fokus der Behandlung verlagert werden muss von der Arbeit an den destruktiven Aspekten des aggressiven Erlebens und deren psychodynamisch relevanten Zusammenhängen hin zu den funktionalen Defiziten im Bereich der Affektwahrnehmung, des Regulationsvermögens und des Reflektionsvermögens. Erst wenn es der Patientin gelingen kann, die Vielfalt ihrer Gefühle und Affekte im Zusammenhang mit Situationen der aktuell empfundenen Verlassenheit wahrzunehmen und sie auch regulieren zu können, kann die Möglichkeit entstehen, den nächsten therapeutischen Schritt zu gehen und die unbewussten Ursachen zu erforschen.

Alle diese Überlegungen sind sowohl für die Indikationsstellung des **11**
zu wählenden Behandlungsverfahrens vor der Therapie wichtig, sie können aber wie gezeigt auch während jeder einzelnen Sitzung nötig und hilfreich sein.

Inhaltlicher Aspekt: Unter dem inhaltlichen Aspekt werden diejeni- **12**
gen Inhalte des unbewussten Erlebens und Wissens betrachtet, die während der Kindheit des Patienten als persistente und psychodynamisch wirksame Bestandteile des Unbewussten entstanden sind. In der kindlichen Entwicklung führt sowohl die Auseinandersetzung mit sich selbst (z. B. in der Fantasie oder im Selbstgespräch; vgl. Kap. 5.4 und 8.3) wie auch die mit den Pflegepersonen zur Differenzierung dessen, ›*Was*‹ erlebend miteinander kommuniziert wird. Dieses ›*Was*‹ prägt später den **›Inhalt des Unbewussten**‹, das als **dreigeteilt** gesehen werden kann:

(1) Am Anfang der kindlichen Entwicklung spielen basale Inhalte eine zentrale Rolle wie die Unterscheidung von körperlichen Bedürfnissen, Affekten und Handlungsimpulsen sowie die Regulation ihrer Intensität. Misslingt der Austausch mit den primären Pflegepersonen über essenzielle Affekte, Motivationen oder körperliche Bedürfnisse und Notwendigkeiten, so finden diese keinen Eingang in die Prozesse der Repräsentation und sind nur noch in verzerrter Weise Inhalt der präverbalen Kommunikation. Sie können später nicht symbolisiert werden und bleiben als primär Ungewusstes ein unbewusster Bestandteil des Selbst (4/29).

(2) In der weiteren kindlichen Entwicklung geht es häufig um konflikthafte oder ambivalente Themen, beispielsweise Aversion gegenüber der benötigten und geliebten Bindungsperson, Bindungsbedürfnis

versus Explorationsstreben oder Rivalitätslust innerhalb einer liebenden Beziehung. Solche unausweichlichen konflikthaften Spannungen entstehen zu einem Teil aus realen Beziehungserfahrungen, die ins Unbewusste verdrängt werden, wenn in der konfliktbeladenen Beziehung keine Lösung dafür gefunden wird (8/7.1). Konflikte können aber auch das Ergebnis infantiler Fantasietätigkeit sein, die ins Unbewusste verdrängt werden muss, wenn das Kind für die widerstreitenden Pole in der Beziehung keine Lösung findet (8/7.2).

(3) Die Auseinandersetzung mit der Affektspiegelung in der frühen Kindheit zeigt noch eine weitere Dimension von Unbewusstheit auf. Das Verpassen der Markierung kindlicher Affekte durch die Mutter kann zur Übernahme mütterlicher Affektzustände (d.h. deren Depression, Angst, Psychose, Traumaerfahrung u.a.) führen und anstelle der sekundären Repräsentation eigener Affekte ins Selbst aufgenommen werden (Fonagy & Target, 2002). Diese Affektzustände, die ursprünglich solche der Mutter (oder anderen prägenden Pflegeperson) waren, können nicht mehr ausreichend sicher von den eigenen Affektzuständen unterschieden werden, bleiben aber als Bestandteil des Selbst erhalten und können klinisch als Dissoziation oder Derealisation in Erscheinung treten (s.u., Kap. 10.3).

13 Herr E. hat die Urlaubsvertretung seines Chefs übernommen. Bislang eher ängstlich und entscheidungsschwach in Anwesenheit des Vorgesetzten, fühlt er sich während dessen Abwesenheit frei und erleichtert. Er trifft einige grundlegende Entscheidungen und beginnt Projekte, die nach der Rückkehr des Chefs fortgesetzt werden müssen. Allerdings fürchtet er gegen Ende der Vertretungszeit zunehmend dessen Reaktion, vor allem Kritik, und erwartet, dass der *»kaputt machen«* werde, was er begonnen hat. Wider Erwarten reagiert der Chef anders. Er lässt ihn gewähren, und mehr noch, es scheint ihm schlecht zu gehen, ohne dass er das direkt zu erkennen gibt. Gleichwohl geht die Fantasie mit dem Patienten durch. Er spürt Hass gegenüber dem Chef. Und er findet sich wieder in *»boshaften Fantasien«*, worin er den Mann von einer Klippe stürzt. Er ist entsetzt und betroffen von den Fantasien, die er in sich trägt, und hat heftige Schuldgefühle. Dazu reflektiert er, er habe *»Angst, in die offene Rivalität mit ihm zu gehen«*. Er gerät erneut in Spiralen sorgenvoller Gedanken, die ihn zunehmend binden und lähmen.

Dieses Beispiel soll den inhaltlichen Aspekt verdeutlichen. Wenn uns ein Patient ein Symptom schildert wie hier die Ängstlichkeit und Entscheidungsschwäche, so können wir zunächst noch nicht wissen, welcher unbewusste Hintergrund dafür als Ursache anzunehmen ist. Erst wenn wir den Raum dafür schaffen, dass der Patient erzählen kann, breitet sich ein Narrativ aus, das wie hier dargestellt Zusammenhänge herstellt, die uns Rückschlüsse und erste metapsychologische Hypothesen erlauben. So erfahren wir, dass ihm die Entfaltung seines assertiven Potenzials (motivationale Dimension des Selbst, 7/13) erst bei Abwesenheit des Chefs möglich wurde. Das stellt einen Hinweis auf einen unbewussten Konflikt dar, der in erster Annäherung etwa so formuliert werden kann: Die Fähigkeit zur Selbstbehauptung im Selbst des Patienten ist durch Objektrepräsentanzen (Was-Dimension des Selbst, 9/26) beeinträchtigt, denen er sich ohnmächtig ausgeliefert sieht und die seine Fantasien überfluten (Wie-Dimension des Selbst, 9/15). Von diesen Fantasien bekommen wir im Bericht vorläufig nur das zu sehen, was dem Patienten bewusst ist, nämlich seine »boshaften Fantasien« gegenüber dem Chef. Wir dürfen aber annehmen, dass die Angst des Mannes durch Fantasien ausgelöst ist, welche eine ebensolche Boshaftigkeit des Chefs ihm gegenüber zum Inhalt haben. Wenn wir also annehmen, dass die unbewusste Fantasie des Patienten durch die Vorstellung geprägt ist, auch der Chef wolle ihn von der Klippe stürzen (siehe Kap. 8.4.2 Triadischer Konflikt als Folge unbewusster Fantasien), so nähern wir uns der Hypothese, dass die Symptomatik durch einen Aspekt der unbewussten ödipalen Thematik verursacht ist. So kann Herrn E. der Umgang mit Rivalität und die Herausforderung der Selbstbehauptung gegenüber einem kraftvollen Partner durch die unbewusste Fantasie verstellt sein, dass derlei Auseinandersetzung nur in vernichten wollendem Kampf enden wird. Diese Vorstellung lässt nachvollziehbar Angst entstehen und gibt Anlass dazu, Entscheidungen eher zu vermeiden. Hier begegnet der Leser an einem konkreten klinischen Beispiel dem Grundmuster der Reflektionsarbeit des Therapeuten, in die ich einführen möchte.

10.2 Störungszustände des Selbst

Betrachten wir die klinische Situation des Patienten, seinen Bericht, sei- 14
nen Zustand in der Beziehung mit uns oder die Szene, in die er uns verwickelt, unter den Aspekten des *Systems*, der *Funktion* und des *Inhaltes*

und prüfen wir unter dem inhaltlichen Aspekt weiter, welche der drei unbewussten Dimensionen des Selbstzustandes (11/12) uns beeinträchtigt erscheinen, so wird es möglich, **drei Formen der Störung des Selbst** zu unterscheiden, die sich aus diesen drei Dimensionen ableiten lassen:

15 **Das defizitäre Selbst**: Defizite im Respons der primären Bindungspersonen lassen bei der Entwicklung des kindlichen Selbst korrespondierende Mängel in dessen Struktur entstehen. Das hat zum einen zur Folge, dass das Set der psychischen Funktionen (9/23) unvollständig bzw. auf einem unreifen Niveau in das Selbst integriert ist (Fallbeispiel: 5/28). Und das hat zum anderen zur Folge, dass aufgrund der begrenzten Inhalte, auf die eine Pflegeperson mit begrenztem Respons reagiert, auch die Was-Dimension (9/24) des kindlichen Selbst eine defizitäre Ausbildung erfährt. Insbesondere die Vielfalt der sekundären Repräsentanzen, die sich im kontinuierlichen Mutter-Kind-Austausch entwickeln, kann im Kontakt mit responsiv armen und beeinträchtigten Pflegepersonen nicht entstehen. Damit erfährt die Entfaltung der Affekt-, Handlungs- und der motivationalen Kompetenz (9/25) der präverbalen Entwicklung bereits eine wesentliche Beeinträchtigung (Fallbeispiel: 8/12). Das bewirkt aber auch, dass die betroffenen Personen in Situationen der äußeren oder inneren Belastung auf unreifere Selbstzustände regredieren wie beispielsweise die in 10/8 beschriebene Patientin.

16 **Das konflikthafte Selbst**: Affekte und motivationales Antriebserleben, das z. T. als triebhaft erlebt wird, können im Kind im Zusammenhang mit seinen realen Beziehungserfahrungen mit den Pflegepersonen schwer wiegende Konflikte entstehen lassen; ebenso kann deren sekundärprozesshafte Verarbeitung im Rahmen der Fantasietätigkeit solche Konflikte zur Folge haben (Kap. 8). Vermag das Kind sie nicht zu lösen, so werden diese Konflikte ins Unbewusste verdrängt und bleiben dort psychodynamisch wirksam (Fallbeispiel: 8/25). Auf diese Weise entstandene unbewusste Konflikte stehen traditionell im Mittelpunkt der Aufmerksamkeit der Psychoanalyse. Im klassischen Verständnis des unbewussten Konfliktes, d. h. aus der Sicht der psychoanalytischen Trieb- und Objektbeziehungstheorie, wird in der unbewussten Fantasie des Patienten ein machtvoller Triebwunsch aggressiv-destruktiven oder libidinös-sexuellen Inhalts erneut aktualisiert und gerät in einen unlösbaren Widerspruch mit einem ebenso mächtigen anderen Wunsch oder einem Ge-/Verbot (Fallbeispiel: 8/35). Solche unbewältigten, im Unbe-

wussten des Selbstkerns als eine Was-Dimension repräsentierten Konflikte beeinflussen das Selbsterleben in machtvollem Ausmaß; Herr E. (10/13) ist ein weiteres Beispiel dafür.

Das kolonisierte Selbst: Wenn Bindungspersonen durch gravie- 17
rende oder blande psychische Störungen wie Angst, Depression, Psychosen oder durch Trauma oder Missbrauch beeinträchtigt sind, so wirkt sich das massiv auf deren Responsfähigkeit gegenüber dem Kind aus. Deren schwer wiegende Störung belastet das wachsende Selbst des Kindes mit Inhalten, die nicht im kindlichen Selbst wurzeln, sondern in der Erfahrungswelt der Pflegeperson. Diese Erfahrung erzeugt durch *»Kolonisation«* (Fonagy et al., 2004) fremde Selbstzustände im kindlichen Selbst, die durch Verleugnung oder Spaltung abgewehrt werden müssen. Klinisch treten sie als dissoziative Zustände, Depersonalisation oder flottierende Angst auf. Ich gehe auf Details dieser Entwicklung im folgenden Abschnitt weiter ein.

Mit der Unterscheidung defizitärer, konflikthafter und kolonisierter 18
Selbstzustände werden unbewusste Eigenschaften des Selbst beschrieben, die als dessen generelles Wesen oder auch als ein unbewusster Charakter der zugehörigen Persönlichkeit verstanden werden können. Sie können in einer Person nebeneinander bestehen. Diese Unterscheidung gibt zugleich aber auch einen Hinweis auf die Genese der Störung des Selbst. Die Begriffe *Defizit, Konflikt und Kolonisation* weisen darauf hin, dass die zugehörigen Selbstzustände ätiologisch oder psychogenetisch betrachtet auf jeweils sehr eigene Weise entstehen. Diese Unterscheidung ist außerordentlich wichtig! Denn den verschiedenen Dimensionen der Unbewusstheit liegen jeweils spezifische Beziehungserfahrungen mit den primären Pflegepersonen zugrunde, deren Wiederholung der Patient im aktuellen Leben unbewusst befürchtet, ja erwartet, zugleich aber bewusst auch hofft, sie mit uns, dem Psychotherapeuten, nicht ebenfalls zu machen. Im Erleben der Übertragung tauchen die Gefühle, die zu diesen ursächlichen Beziehungserfahrungen gehören, allerdings doch wieder auf und können so im günstigen Fall therapeutisch nutzbar gemacht und aufgelöst werden. In den folgenden Kapiteln wird beschrieben, wie mit den spezifischen Schwierigkeiten der drei ätiologisch-psychogenetischen Dimensionen des Unbewussten psychotherapeutisch umgegangen werden kann.

19 **Tabelle 5:** Konflikt versus struktureller Mangel.
Eine vergleichende Gegenüberstellung von Psychoneurosen und Pathologien des Selbst
Modifiziert nach Mentzos (1984) und frei ergänzt

	Psychogene Erkrankungen	
	Psychoneurosen	**Pathologien des Selbst**
Exemplarische Krankheitsbilder (Bewältigungsmodus nach Mentzos)	Hysterie Phobie Angstneurose Zwangsneurose	▪ Ängstlich-unsichere ▪ depressive ▪ hypochondrische Persönlichkeiten Narzisstische Störungen Borderline-Syndrom Psychosomatosen Essstörungen
Grundlage der Störung	Unbewusster Konflikt	Struktureller Mangel des Selbst (defizitäres Selbst)
Gestörte Entwicklungslinie	Entwicklung der Fähigkeit zur Objektbeziehung	Entwicklung der Fähigkeit zur Selbstbeziehung
Gestörte Aufgabe der Entwicklung	Integration der objektal gerichteten Motivationen (klass. Triebe) ins Selbst	Integration der Affekte, Motivationen und Mentalisierung ins Selbst

Tabelle 5: *Fortsetzung*

	Psychogene Erkrankungen	
	Psychoneurosen	**Pathologien des Selbst**
Störung bei der	Internalisierung elterlicher Werte zur Bildung der Gewissensinstanz (klass. Überich)	Integration von Größenselbst und idealisierter Elternimago ins Selbst als Ehrgeiz bzw. Selbstideal
Leitaffekt im Behandlungsverlauf (zunächst unbewusst)	Schuldgefühl	Schamgefühl
Unbewusste Fantasien kreisen um die Inhalte	der Konflikte in triangulierten Beziehungen und des ödipalen Themas	des Selbsterlebens von Grandiosität und/oder um die Teilhabe an der (projektiv entstehenden) Allmacht anderer
Unbewusste Beziehungsmodalität	triadisch	dyadisch
Reifestufe des Selbst	Weitgehend integriert und kohärent	Defizitäre Integration besonders der Affekte, Motivationen und der Mentalisierung
Hauptabwehr	Verdrängung und Identifikation	Verleugnung, Spaltung und Externalisierung
Vor-/Unbewusstes Selbst-Erleben ist überwiegend geprägt durch die	Hemmung des Trieblebens (klass.) bzw. der motivationalen Systeme (n. Lichtenberg)	hohe Kränk- und Verletzbarkeit vor dem Hintergrund der Defizite im Selbst

10.3 Das kolonisierte Selbst

20 Ich habe in Kap. 4, Abs. 27 ff. dargestellt, wie in der Mutter-Kind-Interaktion durch Prozesse markierter Spiegelung seitens der Mutter im kindlichen Selbst sekundäre Repräsentanzen entstehen und dass deren Entstehen den basalen Entwicklungsschritt dazu darstellt, dass im Selbstkern Affekt, Handlungs- und motivationale Kompetenz (9/25) heranwachsen. Hier geht es nun um die Frage, wie sich die Situation eines Kindes darstellt, wenn dieser Prozess der Spiegelung schwer wiegend misslingt. Für die gesunde Reifungsentwicklung des Kindes ist es wichtig, dass es der Mutter gelingt, auf ein möglichst breites Spektrum kindlicher Affekte angemessen spiegelnd zu reagieren. Hindern sie allerdings eigene Affekt- oder Impulsdurchbrüche oder eine psychische Krankheit daran, so resultiert daraus eine Beeinträchtigung der strukturellen Entwicklung des kindlichen Selbst. In der Abb. 6 ist dargestellt, wie die Störung des Selbst durch Kolonisierung entsteht. Wenn eine Pflegeperson auf die primären Affekte des Kindes (Schritt 1 in Abb. 6) statt mit einer angemessenen Resonanz mit einem überschießenden eigenen Affekt (Schritt 2) reagiert, der aus einer krankheitswertigen Symptomatik wie Angst, Depression o. Ä. herrührt oder gar Teil eines Missbrauchs ist, so wird das Kind von eben diesem Affekt überflutet

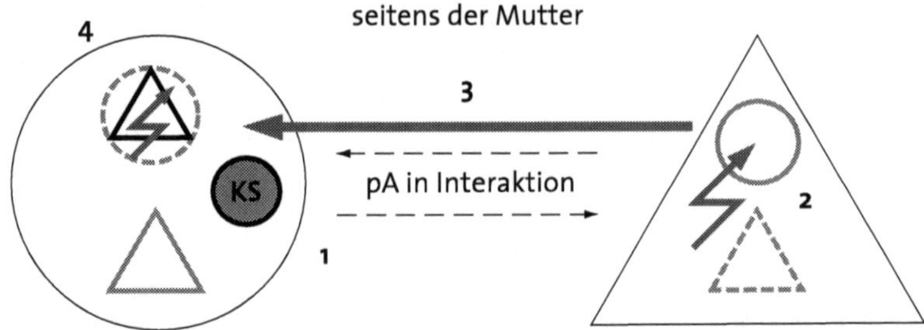

Abb. 6: (Klöpper, 2005a)

(Schritt 3), statt angemessen gespiegelt zu werden. Geschieht das wiederholt oder regelhaft, so repräsentiert (Schritt 4) das Kind die zu dieser Überflutung gehörenden Affekte der Pflegeperson, als wären es gespiegelte eigene Affekte. Die fatale Folge der Repräsentation der fremden Affekte im eigenen Selbst ist, dass auf diese Weise ein »fremdes Selbst« (Fonagy et al., 2002, S. 18) im eigenen Selbst so erlebt wird, als wäre es dem Selbst zugehörig (vgl. Abb. 2, S. 69).

Fonagy, Gergely et al. (2004) bezeichnen diese pathologische Dyna- 21
mik als »Kolonisation« des Selbst (S. 19 und 422), bei dem ein »fremdes Selbst« entsteht. »Wir haben versucht, den psychischen Mechanismus detaillierter herauszuarbeiten, der den Prozessen, die pathologische Varianten der mütterlichen Affektspiegelung erzeugen, zugrunde liegt und zu einer Entwicklung führt, die wir als fremdes Selbst bezeichnen. [...] Wir folgen Winnicotts (1967) These, dass der Säugling, der sich selbst in der Mutter nicht finden kann, stattdessen die Mutter findet. Er ist gezwungen, die Repräsentation des mentalen Zustandes seines Objektes als Kern seiner Selbst zu internalisieren. In solchen Fällen aber bleibt die internalisierte Andere den Strukturen des konstitutionellen Selbst *fremd*. [...] Das fremde Selbst ist vor allem dann perniziös, wenn spätere traumatische Erfahrungen in der Familie oder Peergruppe das Kind zwingen, sich von Schmerzen zu dissoziieren, indem es das fremde Selbst zur Identifikation mit dem Angreifer benutzt. In diesen Fällen werden die Lücken im Selbst vom Bild des Angreifers kolonisiert; das Kind nimmt sich selbst als destruktiv und, im Extremfall, als monströs wahr« (ebd., S. 18 f.).

Stellt man die interaktionelle Dynamik, die der Entstehung der Ko- 22
lonisation und der Abspaltung des konstitutionellen Selbst zugrunde liegt, grafisch dar, so wird sie wohl etwas plastischer (Abb. 7). Das Geschehen beginnt damit, dass die Mutter auf den in der Interaktion angebotenen Affekt des Kindes (Schritt 1) mit einem überschießenden eigenen Affekt oder einer Symptomatik (Nr. 2) reagiert und damit das Kind überflutet (Schritt 3). Die Darstellung zeigt den Prototypus des bedrohlichen Objektes mit der Neigung zum unkontrollierbaren Ausbruch von Affekt oder Symptom. Dieses Geschehen hat bei ständiger Wiederholung zur Folge, dass das Kind diese Erfahrung repräsentiert, als wäre es eine sekundäre Repräsentanz. Der Affekt der Mutter wird dabei als fremdes Selbst in die Selbstrepräsentanz aufgenommen, als wäre es ein

gespiegelter Affekt (Schritt 4); eventuell wird er später gegen das Selbst gerichtet. Die gleichzeitig erfolgende innere Abbildung der Pflegeperson als Objektrepräsentanz wird zum Introjekt (Schritt 5), einem starren inneren Objekt, das durch spätere intrapsychische Bearbeitung des Kindes (zum Beispiel durch »Mit-der-Realität-Spielen«, Kap. 5.4) nicht mehr wandelbar ist (5/27). Dieser innere Vorgang hat eine gravierende Folge, nämlich dass die dispositionelle emotionale oder motivationale Absicht des Kindes, wie sie dem konstitutionellen Selbst entspringt, nicht mehr in die Beziehung eingebracht wird. Sie wird stattdessen durch Abspaltung an der weiteren Integration in das Selbst gehindert (Schritt 6). Auf diese Weise entsteht der Prototyp einer Täter-Opfer-Organisation im kindlichen Selbst mit einer Abspaltung desjenigen Selbstanteils, der mit Winnicott (1960) als das *wahre Selbst* bezeichnet werden kann (Fonagy und Target, 2002). Die fatale Wirkung dieser Entwicklung besteht darin, dass das Kind die Affekte der Pflegeperson als sekundäre Repräsentanz internalisiert und diese als eigene erlebt. Aufgrund dieser Organisation trägt das Kind künftig gleichzeitig zwei Erlebenswelten in sich, die des verfolgenden resp. verfolgten Objekts (= fremdes Selbst) und das durch

Dynamik der Pathologie des Selbst

aufgrund einer Kolonisation durch das fremde Selbst,
durch Abspaltung des konstitutionellen Selbst
und durch Wenden der Aggression gegen das Selbst

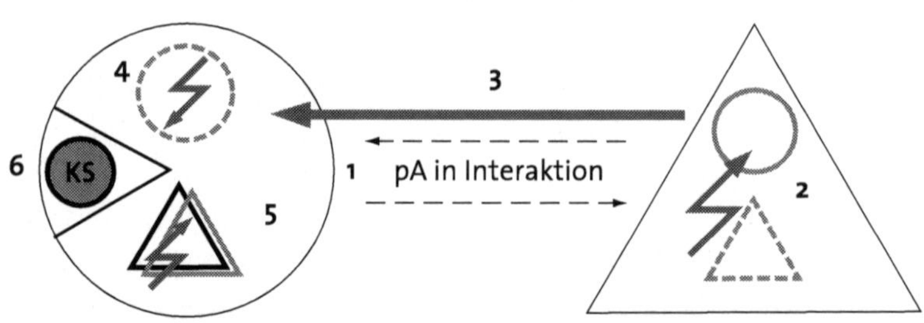

Prototypus der Täter-Opfer-Organisation im kindlichen Selbst mit Abspaltung des konstitutionellen Selbst

Prototypus des bedrohlichen Objektes mit der Neigung zum unkontrollierten Affektausbruch

Abb. 7: (Klöpper, 2005a)

Spaltung ins Unbewusste abgewehrte konstitutionelle Selbst. Das Selbst bleibt kolonisiert.

»Der defensive Gebrauch des fremden Selbstanteils ist zutiefst pa- 23
thogen« und »kennzeichnet [...] die Entwicklung gravierender Persönlichkeitsprobleme, die mit drei wichtigen Veränderungen einhergeht: a) mit einer fortgesetzten Ablehnung der Mentalisierung, zumindest in Bindungskontexten[34], b) mit der massiven Beeinträchtigung des psychischen Selbst durch das Auftauchen eines quälenden Anderen im Selbst und c) mit einer absoluten Abhängigkeit von der physischen Gegenwart des Anderen, in dem der externalisierte Anteil untergebracht werden muss. [...] Missbrauchte und traumatisierte Individuen [...] verzichten willentlich und defensiv darauf, über innere Zustände nachzudenken. [...] Das Ausschalten des Mentalisierens bewirkt, dass die innere Realität von der psychischen Äquivalenz beherrscht wird. [...] Die Spaltung wird zu einem vorrangigen Abwehrmechanismus und die projektive Identifizierung – die Externalisierung des fremden Selbst – zur Voraussetzung für das Überleben. Damit der Externalisierungsprozess funktionieren kann, müssen die Objekte, die als Vehikel für die projektive Identifizierung dienen sollen, anwesend sein, und dies ist der Grund, warum die totale Abhängigkeit von ihnen zum beherrschenden Thema wird« (Fonagy et al., 2004, S. 20f.).

Beispiel: Frau I. begegnet mir phasenweise mit einer nicht auflösbaren 24
Angst, die während der ganzen Sitzung anhalten kann. Dann spüre ich deutlich, dass ich in ihrem Erleben gleichzeitig ihr Vater und ihre Mutter zu sein scheine. Sie wurde groß mit einer schwer depressiven Mutter, die wiederholt suizidal war und mindestens einmal beabsichtigte, ihre Kinder mit in den Suizid zu nehmen. In ihrer Depressivität war sie außerstande, ihr Kind mit seinen Gefühlen, Wünschen oder Absichten angemessen wahrzunehmen. Der Vater war ein strenger Verwaltungsangestellter, voller unerbittlicher Forderungen, dem die Leistungen seiner Tochter nie genug waren. War er im Haus, so war er ein unnahbarer Despot, der Ruhe, Rücksichtnahme und widerspruchslose Unterwerfung forderte, auch von seiner Frau. In Momenten der Angst meiner Patientin scheine ich emotional so unerreichbar, verständnislos, unerbittlich missbilligend oder verurteilend zu sein wie die Mutter und so starr, rigide und völlig unfähig, mich von mei-

[34] Dieser Einschub gibt den klinisch bedeutsamen Hinweis, dass die sonstige Mentalisierungsfähigkeit wenig oder nicht beeinträchtigt sein kann.

nen Prinzipien zu lösen, wie es der Vater war. Ihr ängstlicher Blick auf mich scheint zu sagen, dass sie sich mir und meiner Verurteilung chancenlos ausgeliefert fühlt. – Aber die Patientin erlebt sich nicht durchgehend so, sondern bringt auch eine andere Seite ihres Erlebens mit in die Stunde. Bei Patienten mit einem kolonisierten Selbst kommt die Behandlung stets in eine schwierige Krise, wenn sie in unbewusster Identifikation mit dem Fremden Selbst den Therapeuten so behandeln, wie einst die Pflegepersonen das Kind behandelt haben. Frau I. kommt wiederholt in einen Zustand, der geprägt ist von Ablehnung, Entwertung und subtiler Verachtung mir gegenüber. In solchen Phasen der Behandlung, die über mehrere Sitzungen anhalten können, vermittelt sie mir in der Gegenübertragung quälende Gefühle schwer erträglicher Ohnmacht und Wertlosigkeit, die von tiefer, zeitweise resignativer Traurigkeit unterfüttert sind. In solchen Phasen erklärt sie mir, dass ihr die Therapie nichts bringe und sie sich mit dem Gedanken trage, die Behandlung abzubrechen. Dann beschreibt sie mich in immer wiederkehrenden Zirkeln als nutzlos, ohne jedes Verständnis für sie und in meiner Spießigkeit ohnehin ungeeignet, ihr hilfreich zu sein. In solchen Phasen fühle ich mich nicht nur von ihrer beachtlichen Destruktivität getroffen und darin wohl so behandelt, wie sie einst von ihrem Vater behandelt wurde, sondern ich fühle mich auch in einer aussichtslosen Weise total entwertet, ja vollkommen wert- und bedeutungslos, sodass sich große Mutlosigkeit in mir ausbreitet. Und natürlich rechne ich in solchen Phasen vor jeder Sitzung damit, dass die Patientin die Behandlung abbricht. Das Gefühl, wert- und wirkungslos zu sein, erscheint dann unentrinnbar.

25 Das Fallbeispiel zeigt, wie sich die Kolonisation des Selbst des Patienten in der Behandlungssituation zeigen kann. Dabei tritt das *›Fremde Selbst‹* auf zwei Weisen in die Übertragung. Das *›Fremde Selbst‹* ist als ein Teil der Struktur des Selbst zu verstehen, das unbewusst auf den Analytiker projiziert werden kann. In solchen Momenten der Projektion fühlt sich der Patient so, als ob er tatsächlich seinem inneren Objekt begegnet. Diese Situation kann an Schärfe gewinnen, indem eine projektive Identifizierung geschieht. Dann fühlt sich der Therapeut als Empfänger der Projektion tatsächlich so, wie sich einst die betreffende Pflegeperson dem Kind gegenüber empfunden haben mag. So kann es beispielsweise geschehen, dass er jenen Hass in sich zu fühlen beginnt, von dem das Kind einst getroffen war. – Ebenso kann es aber auch umgekehrt geschehen, dass der Patient selber in eine Identifikation mit dem *›Fremden Selbst‹* gerät. Dann wird der Therapeut so erlebt und behandelt, wie das

Kind einst von der Pflegeperson erlebt und behandelt wurde. Aber auch hier kann eine projektive Identifizierung geschehen, die den Therapeuten beispielsweise in Gefühle der Angst versetzt, wie sie das Kind einst gegenüber der Pflegeperson empfunden hat.

So gesehen ist die projektive Identifizierung zu verstehen als eine 26
unbewusste Reinszenierung der primären Beziehungssituation mit dem frühen Objekt. Darin gerät der Therapeut wie skizziert in spezifische Gegenübertragungen, die ihm dabei helfen, die unbewusste Szene der Therapiesituation mit den biografischen Bedingungen des Patienten zu verknüpfen. Diese Zusammenhänge sind an sich nicht neu. Sie wurden von Racker (1978) mit den Begriffen komplementäre und konkordante Übertragung beschrieben. Bei Gergely stehen sie in einem spezifischen Kontext, nämlich dem der misslungenen Affektspiegelung, indem der Affekt oder auch die Symptomatik der Pflegeperson als sekundäre Repräsentanz zu einem Teil der Selbststruktur und als solche ganz ich-synthon als Teil des Selbst erlebt wird. Mit dieser Theorie wird es möglich, die Genese der Störung und die Phänomenologie in der Übertragung in einen einheitlichen Zusammenhang von Entwicklungspsychologie und Metatheorie zu stellen.

Außerdem hat das hier vorgestellte Verständnis der Übertragung als 27
Externalisation des ›Fremden Selbst‹ beziehungsweise als Identifikation des Patienten mit dem ›Fremden Selbst‹ den Vorteil, die Reinszenierung des Patienten als eine implizit-handlungsdialogische Kommunikation seiner frühen Beziehungserfahrung begreifen zu können. Dabei ist es mir wichtig zu betonen, dass wir als Therapeuten in diese interaktionelle Verstrickung stets emotional verwoben sind. Das obige Fallbeispiel soll verdeutlichen, wie intensiv und heftig dabei die Gefühle des Therapeuten werden können. Es kann also nicht klar genug hervorgehoben werden, dass wir bei Patienten dieses Typus immer damit rechnen müssen, in heftige Gegenübertragungsgefühle verwickelt zu werden. Das stellt hohe Anforderungen an den Therapeuten, sein Gefühlserleben während der therapeutischen Behandlung bei sich behalten, reflektieren und verarbeiten zu können, ohne dem möglichen Druck nachzugeben, damit handelnd umzugehen.

10.4 Zusammenfassung

28 Ich beschreibe die Störung des Selbst als eine Störung der Struktur des Selbst und betrachte diese unter den Gesichtspunkten der Reifung sowie der Art der Störung. Alle Gesichtspunkte folgen der Annahme, dass die Störung der Struktur eine Folge von störenden Beeinträchtigungen der Reifungsentwicklung des Selbst ist. Gelingt es dem Therapeuten, die Symptomatik des Patienten und dessen Art, sich selbst zu erleben, als Folge einer Störung seiner Reifungsentwicklung zu verstehen und darin diejenigen Momente bzw. Zusammenhänge zu identifizieren, welche zur beobachtbaren und subjektiv erlebten Beeinträchtigung des Patienten führten, so werden die kausalen Ursachen der Reifungsstörung des Selbst (wie sie in System, Funktion, Inhalt gründen) sowie der Blick auf die deskriptive Art der Störung (defizitär, konflikthaft, kolonisiert) für eine erste Orientierung hilfreich sein. Diese erste Orientierung wird dem Therapeuten den Blick dafür freigeben, das Selbst des Patienten differenzierter in vier Kontexten zu untersuchen. Die sorgfältige Analyse (1) der Wie- und (2) der Was-Dimension des Selbst, (3) der Integration der motivational-funktionalen Systeme und (4) die Bewältigung der ›Themen der Entwicklung‹ ermöglicht es, zu einem detaillierten Verständnis der Störung des Selbst zu gelangen. Ich werde im folgenden Kapitel darstellen, dass diese Analyse des Materials, wie es im Erstgespräch mit dem Patienten gesammelt wird, dem Therapeuten ermöglicht zu beurteilen, wie die Struktur des Selbst, die unbewusste Konflikthaftigkeit und die psychische Reifungsentwicklung des Patienten einzuschätzen sind (11/17). Dieses Verständnis gibt dann den Blick frei für die Frage, ob und wie ein Patient mit Hilfe der tiefenpsychologischen Psychotherapie behandelt werden kann.

Weiterführende Literatur:

Fonagy, P., Gergely, G., Jurist, E., Target, M. (2004). Affektregulierung, Mentalisierung und die Entwicklung des Selbst. Stuttgart: Klett-Cotta.

Klöpper, M. (2005). Die Bedeutung der Säuglingsforschung, Bindungstheorie und Neurowissenschaften für den psychoanalytischen Prozess. Forum Psychoanal 21, 184–200.

Klöpper, M. (2005a). »Sag mir, wie ich bin.« Affektspiegelung im therapeutischen

Dialog. In: Gunkel, S. und Kruse, G. (2005). Impulse für die Psychotherapie, 10, 287–314. Hannover: Hannoversche Ärzte-Verlags-Union.

Mentzos, S. (1984). Neurotische Konfliktverarbeitung. Einführung in die psychoanalytische Neurosenlehre unter Berücksichtigung neuer Perspektiven. Frankfurt a. M.: Fischer.

11. Kapitel

Die Themenzentrierung in der tiefenpsychologischen Psychotherapie

11.1 Tiefenpsychologische Psychotherapie als psychodynamisches Verfahren

1 Der Begriff ›*tiefenpsychologisch fundierte Psychotherapie*‹ geht zurück auf den Gütersloher Psychiater Theodor Winkler. Damit beschrieb er eine Psychotherapieform, die auf der Theorie der Psychoanalyse basiert, aber in der Methodik von der der Psychoanalyse abweicht. Tiefenpsychologisch fundierte Psychotherapie wurde im Jahre 1967 in die durch Krankenkassen finanzierte Patientenversorgung aufgenommen und wird seitdem fortlaufend in Deutschland angewandt; gleichwohl ist sie als deutsche Sonderform der psychoanalytisch begründeten Psychotherapieverfahren anzusehen. Im internationalen Raum wird sie in der Regel als *Verfahren* der ›*psychodynamischen Psychotherapie*‹ bezeichnet, die sich von dem ›*psychoanalytischen Verfahren*‹ in der Methodik der Behandlung abhebt (vgl. Ermann, 2004, S. 302).

2 Mit dem Begriff ›*Psychoanalyse*‹ wird zweierlei beschrieben, nämlich eine Grundlagentheorie und eine Methodik der Behandlung, jedoch gerät diese Differenzierung leicht in Vergessenheit. Gleiches geschieht im deutschen Sprachraum auch mit dem Begriff ›*tiefenpsychologische Psychotherapie*‹. Während hiermit ursprünglich eine Einheit von Grundlagentheorie und verbaler, »*aus der Psychoanalyse stringent abgeleiteter*« (Brandl et al., 2004, S. 20) Methodik bezeichnet wurde, hat sich die Situation nach dem Inkrafttreten des Psychotherapeutengesetzes erheblich geändert. Jetzt beteiligen sich Psychologische Psychotherapeuten an der kassenärztlichen Versorgung und führen tiefenpsychologische Psychotherapie offiziell als Richtlinienverfahren durch, bei der teilweise und inoffiziell psychotherapeutische Behandlungsmethoden angewandt werden, die nicht aus der Psychoanalyse abgeleitet sind. Dabei fundieren allerdings viele Psychologische Psychotherapeuten und wohl auch Ärzte,

die mit diesen Methoden arbeiten, ihre Arbeit mit Grundlagentheorien, die sich an der Psychoanalyse orientieren.

3 Somit hat sich im Laufe der Praxisgeschichte der tiefenpsychologischen Arbeit in Deutschland eine Situation eingestellt, die dazu zwingt, sorgfältig zwischen der Grundlagentheorie und deren zugehörigen Anwendungsformen zu unterscheiden. Ich gehe in meiner Darstellung davon aus, dass die Psychoanalyse und all diejenigen Theorien, welche deren zeitgenössischen wissenschaftlichen Diskurs prägen, als Grundlagentheorie der tiefenpsychologischen Psychotherapie anzusehen sind. Hinsichtlich der Methodik dieses Verfahrens sehe ich darin eine *»Modifikation der psychoanalytischen Therapie«* (Brandl et al., 2004, S. 20), die durch eine klar umrissene Spezifizierung ausgezeichnet ist. Auf diese Weise ist die konkret geübte Behandlungspraxis vom angewandten metatheoretischen Konzept zu unterscheiden.

4 Der methodische Ansatz der tiefenpsychologischen Psychotherapie, also deren konkret geübte Behandlungspraxis, unterscheidet sich von derjenigen der Psychoanalyse dadurch, dass hier, »statt von der Entwicklung und Durcharbeitung einer Übertragungsneurose« auszugehen, »die psychodynamisch geleitete Fokussierung auf aktuell wirksame interpersonelle Konflikte und deren Symptombildung« (ebd., S. 20) im Vordergrund der therapeutischen Arbeit steht. Damit strebt die tiefenpsychologische Psychotherapie nicht an, den biografischen Erlebniszusammenhang der *aktuellen* Konflikte des Patienten umfassend zu bearbeiten. Vielmehr hält diese Definition den Therapeuten dazu an, dass er diese Zusammenhänge für sich metatheoretisch versteht, für seine Fokussierung, d.h. Themenzentrierung, nutzt und stets im Hinterkopf behält. Diese metatheoretische Konzeption der tiefenpsychologischen Arbeit findet ausschließlich im Kopf des Therapeuten statt und findet nur begrenzt Eingang in die konkrete methodische Arbeit: Das ist gemeint, wenn von Arbeit an *»aktuell wirksamen interpersonellen Konflikten und deren Symptombildung«* die Rede ist. Dabei wird mit dem Patienten am Erleben in der Gegenwart gearbeitet, während der Therapeut sich parallel zu dieser Arbeit reflexiv ein Bild davon macht, wie die psychodynamisch ursächlichen Zusammenhänge vor dem Hintergrund der biografischen Erfahrung des Patienten zu verstehen sind.

5 Ermann (2004) schreibt dazu: »Im Zentrum der tiefenpsychologisch fundierten Behandlung stehen also die Aufdeckung und Bearbeitung

von reaktualisierten Beziehungsrepräsentanzen in aktuellen Beziehungen. Wird z. B. ein Grundkonflikt [...] reaktualisiert, dann wird er in einer konkreten Beziehung des Lebens [...] bearbeitet. Dabei werden psychodynamische Zusammenhänge, z. B. der Einfluss von unrealistischen Idealvorstellungen, lebensfremden Über-Ich-Geboten, verdrängten Triebansprüchen und Bedürfnissen, Größenfantasien, verdrängte Affekte oder Erwartungen und damit verbundene Beziehungsfantasien, aufgedeckt und ihre Konsequenzen auf Erleben, Verhalten und Beziehungsgestaltung geklärt. Ein charakteristisches Merkmal des tfPT-Ansatzes ist die Bearbeitung von Beziehungsproblemen *unter dem Aspekt der Außenübertragung«* (S. 304).

6 Der theoriegeleiteten Konzeption dessen, was zum Inhalt der therapeutischen Arbeit werden soll, steht also ein Element der Theorie der Behandlungstechnik zur Seite. Danach ist die Methodik der tiefenpsychologischen Psychotherapie dadurch klar von derjenigen der Psychoanalyse abgegrenzt, dass die Entwicklung einer Übertragungsneurose nicht angestrebt wird, sondern dass Übertragung in Außenbeziehungen beachtet und bearbeitet wird. Damit wird einer regressiven Entwicklung des Patienten während der Behandlung entgegengewirkt, und der Schwerpunkt der Bearbeitung unbewusster intrapsychischer Prozesse liegt ganz in der Gegenwart des Erlebens und weniger in der Wiederbelebung der Gefühlswelt der Kindheit.

7 In der täglichen Praxis arbeitet eine große Zahl von Psychotherapeuten allerdings in der Weise, dass sie Behandlungsmethoden, die beispielsweise auf Konzepten der humanistischen Psychologie basieren, mit einer an der Psychoanalyse orientierten Grundlagentheorie verbinden. Sie gestalten ihre Arbeit so, dass sie aktuelle Konflikte oder Probleme des Patienten in seinen Außenbeziehungen sowie im Hier und Jetzt der therapeutischen Beziehung aufgreifen, diese als Ausdruck des unbewussten Erlebens oder der unbewussten Verarbeitung des Patienten auffassen, eine metatheoretische Hypothese bilden und mit dieser im Hinterkopf eine behandlungstechnische Methodik anwenden, die nicht aus der Psychoanalyse abgeleitet ist. In der aktuellen Fachdiskussion wird darüber gestritten, ob diese Form psychotherapeutischer Arbeit als *›tiefenpsychologische Psychotherapie‹* anzusehen ist. Unter dem historischen Aspekt muss man diese Frage verneinen, denn die ursprüngliche Definition Winklers stellte eine eindeutige Bindung her

zwischen analytischer Grundlagentheorie und einer stringent aus der Psychoanalyse abgeleiteten Methode. Hingegen sieht die gegenwärtige Praxis der tiefenpsychologischen Psychotherapie in den Behandlungsstuben vieler Therapeuten wie oben skizziert aus, und es erhebt sich die Frage, wie diese Form der Psychotherapie zu benennen sei. Darauf gibt es zur Zeit noch keine verbindliche Antwort. Im ›Kommentar Psychotherapie-Richtlinien‹ (Rüger, Dahm, Kallinke, 2005) werden unter der übergreifenden Bezeichnung »psychoanalytisch begründete Verfahren [...] mit dem Begriff tiefenpsychologisch fundierte Psychotherapie [...] Verfahren bezeichnet, welche die Grundannahmen der Neurosenlehre der Psychoanalyse wie die Existenz und Wirkungsweise des Unbewussten und die Forschungsergebnisse der Psychoanalyse über intrapsychische und interpersonale Prozesse voraussetzen« (ebd., S. 37f.). Damit wird auf die zur Anwendung kommende Methodik der Psychotherapie nicht abgehoben, sondern nur auf deren psychoanalytisch-dynamische Fundierung. Ich persönlich fasse die Anwendung der analytisch orientierten Grundlagentheorie in einer Psychotherapie, welche die Methodik nichtanalytischer Verfahren anwendet, als ein psychodynamisches Psychotherapieverfahren auf und grenze es in der Weise von der ›*tiefenpsychologischen Psychotherapie*‹ ab, dass ich Letztere als ein eigenständiges, in ihrer Grundlagentheorie *und* im Behandlungsverfahren aus der Psychoanalyse abgeleitetes psychodynamisches Psychotherapieverfahren ansehe. Die im Folgenden zu besprechende Themenzentrierung kann nach meinem Verständnis in allen psychodynamischen Verfahren Anwendung finden, welche die unbewusste Psychodynamik in einem psychoanalytisch orientierten Theorie-Verständnis konzipieren.

Schließlich bleibt in Übereinstimmung mit dem Kommentar Psy- 8
chotherapie-Richtlinien (Rüger, Dahm, Kallinke, 2005) festzustellen, dass in der tiefenpsychologischen Psychotherapie »die Anwendung der psychoanalytischen Grundannahmen [...] durch eine konfliktzentrierte Vorgehensweise« erfolgt. Dabei »wird die Krankenbehandlung auf Teilziele beschränkt« (S. 38).

11.2 Die Konfliktzentrierung in der tiefenpsychologischen Psychotherapie

9 Wenn die Anwendung der tiefenpsychologischen Psychotherapie durch eine konfliktzentrierte Vorgehensweise geprägt ist, so muss derjenige Verarbeitungsprozess des Therapeuten, welcher ihn zur Konfliktzentrierung führt, in den Fokus der Reflektion rücken. Dieser Prozess der Erarbeitung einer Hypothese dessen, welche unbewussten Zusammenhänge den Hintergrund für die Symptomatik des Patienten bilden, stellt eine zentrale Aufgabe des Therapeuten während der ersten Kontakte der beiden Beteiligten dar. Und spätestens wenn es darum geht, gegenüber der Krankenkasse einen Antrag auf Kostenbewilligung zu stellen, muss der Therapeut ein psychodynamisch begründetes Verständnis der unbewussten Ursachen jener Symptomatik haben, wegen der sich der Patient an ihn wendet. Denn eine schlüssige Psychodynamik bildet erst den Kern der Antragsbegründung, die im Rahmen des Gutachterverfahrens einer kritischen Prüfung standzuhalten hat.

10 Allerdings haben sich die Gesichtspunkte zur Indikation des tiefenpsychologischen Verfahrens in den vergangenen Jahren geändert. Noch 1999 stellte der Kommentar der Psychotherapie-Richtlinien unmissverständlich fest, dass »die Indikation des (tiefenpsychologischen; Einschub M. K.) Verfahrens […] von dem Nachweis aktueller neurotischer Konflikte und deren Symptombildung bestimmt« (Rüger et al., 1999, S. 32) wird. 2005 hingegen stellen »unbewusste Konflikte« und »strukturelle Störungen« (ebd., S. 43) gleichermaßen eine Indikation zur tiefenpsychologischen Psychotherapie dar. Heute werden dem Patienten »bei der ›dynamischen Psychotherapie‹ […] die notwendigen Zeiten für Reifung und Umstellung bis zur abschließenden Konfliktbearbeitung gelassen« (Rüger et al., 2005, S. 22). Damit tritt Reifung neben Konfliktbewältigung als therapeutische Aufgabe, für die dem Patienten Gelegenheit gegeben wird. Dies stellt aus meiner Sicht einen bedeutenden Wandel der Interpretation der Psychotherapie-Richtlinien dar, welcher der Zunahme des Verständnisses des Selbst und der psychotherapeutischen Einflussmöglichkeiten gerecht wird. Und neben die traditionelle Bearbeitung von unbewussten Konflikten ist die »Strukturbezogene Psychotherapie« (Rudolf, 2004) getreten. Beiden Heran-

gehensweisen der tiefenpsychologischen Psychotherapie ist gemeinsam, dass der Therapeut für seine Arbeit eine Zentrierung der unbewussten Themen benötigt.

Ich gehe zunächst der Frage nach, welche Konflikte der Therapeut 11
ins Auge zu fassen hat, und wende mich dann der Frage zu, wie er zu einer ersten Konfliktzentrierung als Arbeitshypothese gelangt. Dabei ist zu bedenken, dass die Annahme eines unbewussten Konfliktes am Beginn der Behandlung immer nur eine Hypothese darstellen kann, die im Behandlungsverlauf bestätigt, falsifiziert und/oder korrigiert werden muss.

Die Theorie der Psychoanalyse sieht den Ödipuskomplex (Freud, 12
1915a, b) als den zentralen Reifungskonflikt an. Allerdings stellt dessen Nichtbewältigung zugleich auch die grundsätzliche Indikation für eine analytische Behandlung dar, sodass die Diagnose des unbewältigten Ödipuskonflikts zunächst keine Indikation für eine tiefenpsychologische Psychotherapie sein kann. Das Gleiche gilt für den Abhängigkeits-Autonomie-Konflikt, der – ausgehend von dem Konzept der Wiederannäherungskrise in den Arbeiten von M. Mahler et al. (1975) – den zentralen Reifungskonflikt der präödipalen Entwicklung markiert. Beiden Konflikten ist gemeinsam, dass sie den hochkomplexen Inhalt (vgl. Kap. 8.4.1) einer Reifungsaufgabe des Kindes beschreiben, welcher die Bearbeitungsmöglichkeit im Rahmen der tiefenpsychologischen Psychotherapie in der Regel überschreitet.

Die Situation der Einschätzung der beiden großen Konfliktthemen 13
stellt sich für den Therapeuten hingegen anders dar, wenn es ihm gelingt, »*Teilziele*« (Rüger et al., 2005, S. 38) seiner Arbeit an diesen Konflikten zu formulieren. Dazu ist es notwendig, dass auch die Konfliktthemen als Teile des großen Ganzen formuliert werden können. So definiert Rudolf (2004) den Konflikt als den Selbstzustand, »aktive Wünsche, Bedürfnisse, Impulse aus inneren (neurotischen) Gründen nicht realisieren (zu) können (neurotisch blockierte Eigenaktivitäten)« (S. 52). Er unterscheidet vier Grundkonflikte, welche Themen beschreiben, die als Bestandteil des Abhängigkeits-Autonomie-Konfliktes aufgefasst werden können. Dies sind die Grundkonflikte der Nähe, Bindung/Depressivität, Autonomie und Identität (Tab. 6), die er einem relativ geringen strukturellen Integrationsniveau zuordnet. »Je ›reifer‹ der Grundkonflikt ist, (z. B. der ödipal gestaltete Grundkonflikt der psychosexuellen Identität),

Tabelle 6: Grundkonflikte nach Rudolf (2004)

Grundkonflikte nach Rudolf (2004)
Grundkonflikt der Nähe Widersprüchlich stehen sich der intensive Wunsch nach einer nahen Beziehung und die Angst vor überwältigender vereinnahmender Nähe (und daher das Beharren auf eigene Autonomie) gegenüber.
Grundkonflikt der Bindung, depressiver Grundkonflikt Das intensive Verlangen richtet sich auf das idealisierte Objekt, während zugleich Objektenttäuschung und daraus resultierende Objektentwertung und Objektvermeidung wirksam werden.
Grundkonflikt Autonomie Der dringende Wunsch, unabhängig und autonom zu leben, steht im Kontrast zu der Angst, dadurch die Objekte zu verlieren oder gar zu zerstören.
Grundkonflikt Identität Das Bedürfnis, die eigene Identität (psychosexuell und sozial) leben zu dürfen, steht im Kontrast zu den andersgearteten Erwartungen, Loyalitätsforderungen und Verboten der wichtigen Objekte.

desto eher entspricht er dem neurotischen Konflikt der herkömmlichen Neurosentheorie« (S. 54). Grande, Rudolf et al. (2001) nennen acht »OPD-Konfliktfoki« (Tab. 7), die ihrerseits als Themen beschrieben sind, die als Bestandteile der beiden großen Konfliktthemen verstanden werden können.

14 Rudolf et al. haben mit dieser Zusammenstellung von Konfliktkonstellationen treffend beschrieben und kategorial zusammengefasst, in welch gegensätzliche innere Verfassungen Menschen geraten können. Zum Verständnis verschiedener Selbstzustände ist das sehr hilfreich. Allerdings weist Hohage (1997) zu Recht darauf hin, dass die Autoren »im Bemühen, möglichst das Feld psychodynamischer Hypothesen systematisch abzudecken, […] das konflikthafte Element teilweise vernachlässigt« haben (S. 100). Dem Therapeuten kann diese Aufstellung bei seinem Bemühen, eine psychodynamische Hypothese für das metapsychologische Verständnis seines Patienten zu formulieren, allerdings sehr hilfreich sein. Jedoch reicht die Beschreibung der Konfliktzusammenhänge darin für sich allein noch nicht, um die kom-

Tabelle 7: OPD-Konfliktfoki nach Grande, Rudolf et al. (2001)

Abhängigkeit vs. Autonomie Suche nach Bindung und Sicherung von Beziehungen mit ausgeprägter Abhängigkeit (passiver Modus) oder Aufbau einer emotionalen Unabhängigkeit mit Unterdrückung von Bindungswünschen (aktiver Modus)
Unterwerfung vs. Kontrolle Gehorsam/Unterwerfung (passiver Modus) versus Kontrolle/Sich-Auflehnen (aktiver Modus) bestimmen die interpersonellen Beziehungen und das innere Erleben
Versorgung vs. Autarkie Wünsche nach Versorgung und Geborgenheit führen zu starker Abhängigkeit (passiver Modus) oder werden als Selbstgenügsamkeit und Anspruchslosigkeit abgewehrt (aktiver Modus)
Selbstwertkonflikte Selbstwertgefühl erscheint brüchig oder defizient (passiver Modus) oder kompensatorische Anstrengung zur Aufrechterhaltung des bedrohten Selbstwertgefühles dominiert (aktiver Modus)
Schuldkonflikte Schuld wird bereitwillig auf sich genommen bzw. Selbstvorwürfe herrschen vor (passiver Modus) oder es fehlen jegliche Schuldgefühle bzw. Schuld und Verantwortung wird externalisiert (aktiver Modus)
Identitätskonflikte Dissonanz zwischen Selbstbereichen bei gleichzeitig hinreichenden Ich-Funktionen. Passive Annahme des Identitätsmangels (passiver Modus) oder kompensatorisches Bemühen, Unsicherheit und Brüche zu überspielen (aktiver Modus)
Eingeschränkte Konflikt- und Gefühlswahrnehmung Gefühle, Bedürfnisse und Konflikte bei sich und anderen werden nicht wahrgenommen (passiver Modus) oder durch eine sachlich-technische Weltsicht ersetzt (aktiver Modus)
Konflikthafte äußere Lebensbelastungen Es besteht eine aktuelle äußere Lebensbelastung, deren Ausmaß und konflikthafte Verarbeitung zur Erklärung der seelischen und körperlichen Erkrankung ausreicht

plexen Zusammenhänge der Wirksamkeit eines unbewussten Konfliktes im Kontext einer aktuellen psychischen Erkrankung zu erfassen, wie dies in der Richtlinien-Psychotherapie mit ihrer *»ätiologischen Orientierung«* (Rüger et al., 2005, S. 15 ff.) gefordert wird. Denn um die Symptomatik als Folge eines aktuellen Konfliktes zu begreifen, welcher seinerseits der Ausdruck eines unbewussten Konfliktes des Patienten in seiner Kindheit ist, muss es dem Therapeuten gelingen zu verstehen, welche gestörte Reifungslinie des Selbst in dem Bericht zu entdecken ist. Erst die Aufdeckung eines Zusammenhangs zwischen infantilem und gegenwärtigem Erleben zeigt auf, wie der aktuelle Konflikt in einem ungelösten und bislang unbewussten Konflikt der Kindheit wurzelt. Die Repräsentation der Beziehungserfahrung während der Kindheit liefert die Brücke des Verständnisses für den Zusammenhang zwischen Konflikt und Ätiologie, wie sie in den Psychotherapie-Richtlinien vom Therapeuten gefordert wird. Die *Was*-Dimension des Selbst (9/24) wird damit zum Schlüssel des Verständnisses des unbewussten Konfliktes.

15 Aus diesem Grund halte ich es für sinnvoll, Konflikte stets unter zwei Aspekten zu beschreiben, unter dem des konfligierenden Inhaltes, wie Rudolf et al. es tun, und unter dem Aspekt der ätiologisch ursächlichen Beziehungserfahrung. Eine solche Beschreibung enthält neben dem thematischen Inhalt des Konfliktes auch einen Hinweis auf die interpersonelle Erfahrungsgeschichte, welche ihn ursprünglich entstehen ließ (8/7). Erst das Verständnis dieser Geschichte in ihren komplexen Details erlaubt es dem Therapeuten, mit dem Patienten in eine Arbeit einzutreten, die ihm erlaubt, sein unbewusstes Erleben zu *begreifen und verstehen* (8/3). In der Tabelle 8, S. 220–223, (Prüfliste Struktur, Reifung und Konflikt des Selbst) ist zusammengestellt, wie die von Rudolf et al. skizzierten Grundkonflikte so modifiziert und beschrieben werden können, dass darin auch die unbewussten biografisch-ätiologischen Zusammenhänge erfasst werden.

16 Ein Beispiel aus einem Bericht an den Gutachter soll illustrieren, wie der Therapeut die erwähnte Reifungslinie eines unbewussten Konfliktes konzipieren und beschreiben kann:

17 **Spontanangaben:** »Ich fühle mich unzufrieden mit meinem Leben … bin nicht im Fluss … habe Ängste … Schlafprobleme … bin selten ausgeschlafen … bin morgens wie erschlagen … und muss mich durch den Tag kämpfen … bin gereizt … reagiere aggressiv.« (Was passiert dann?) »Das ist mit Angstgefühl verbunden … wenn ich z. B. in der Bahn sitze und eine Person reinkommt, der ich Platz machen muss … dann ärgere ich mich, werde wütend.« (Nach innen?) »Ja, es geht alles in mich rein … so, dass ich Unmut nicht äußere, sondern in mich reinfresse.« Ein weiterer Anlass, jetzt um Therapie nachzusuchen, sei: »Ich werde Vater … und möchte meinem Kind freier begegnen können … nicht mit so Begrenzungen … Ich habe das Gefühl, mir fehlt Grundvertrauen zu mir selber … ich zweifle rasch an mir selber … und fühl mich so von der Anerkennung anderer abhängig … das möchte ich nicht an mein Kind weitergeben.«

Biografische Anamnese: Herr V. ist das zweite Kind (Bruder + 4 J.) einer bürgerlichen Familie (Vater Akademiker, Mutter Hausfrau), in der er zunächst (4 Jahre) im dörflichen Bereich aufwuchs. Er habe praktisch keine Kindheitserinnerungen. Die erste Erinnerung rühre noch aus der Zeit im Dorf, einem Rodelerlebnis mit dem Bruder, wo beide »mit so'm Riesensatz auf der Straße gelandet« seien, einen »Riesenschrecken« bekommen hätten, aber in der »Aufregung auch einen Riesenspaß« gehabt hätten. (Für einen Moment wird Herr R. ganz strahlend lebendig – der einzige Moment dieser Art während der Vorgespräche.) Etwa mit 4 Jahren sei er auch im Krankenhaus gewesen; er habe aber keine Erinnerung daran. Seine Mutter habe erzählt, »da bin ich einfach so von meinen Eltern zurückgelassen worden, ohne Verabschiedung, und erst nach 2 Wochen haben sie mich wieder abgeholt.« Die Mutter habe gesagt, dass die Ärzte das so empfohlen hätten. Aus der späteren Schulzeit habe er eine Erinnerung: Damals habe er Schwierigkeiten mit dem Englisch gehabt, sei vom Lehrer vor die Klasse zitiert worden und habe sich mit seinen Ausspracheproblemen furchtbar blamiert gefühlt. Er glaube, dass er sich seit dieser Zeit zurückgezogen habe aus den meisten Beziehungen. Zu Hause sei er »'n Stück weit der Rebell in Anführungsstrichen« gewesen. (Unter den Braven der Unartigste?) »Ja, genau: Anti-AKW und Grüne, lange Haare, am Wochenende in der Teestube, eben so richtig alternativ und der typische Konflikt mit dem Haareschneiden.« (Wie ging's aus?) »Schulterlang, aber irgendwie haben sie 's akzeptiert.« Er habe ab dem 14. Lebensjahr eine Freundin gehabt, mit der er bis zum Abitur »viel in Zweisamkeit zusammen war … sie war die Aktive und Kommunikative, ich der Zurückhaltende; ich war stark auf sie fixiert.« In der Beziehung sei es zum Petting, aber nicht zu genitaler Sexualität gekommen; dazu sei es erst während seines Studiums im Ausland gekommen.

Die Beziehung zu seinen Eltern sei recht schwierig gewesen. Bis zu seinem 10. Lebensjahr habe er eine enge Beziehung zur Mutter gehabt, danach habe er sich völlig zurückgezogen; er wisse nicht, warum. Er habe keine

Tab. 8: Prüfliste Struktur, Konflikt und Reifung des Selbst in Teilen modifiziert nach Rudolf (2004).
Diese Liste stellt ein Werkzeug des Psychotherapeuten dar, das dabei helfen soll, die Störung des Selbst unter den Aspekten Struktur, Konflikt und Entwicklung zu diagnostizieren. Die aufgeführten Items stellen zentrale Beurteilungskriterien zur Verfügung, ohne den Anspruch auf Vollständigkeit zu erheben. Die Liste ist nur vertikal zu lesen. Die horizontale Anordnung der Themen bzw. Items stellt keinen inhaltlichen Zusammenhang dar. Die Liste wird so genutzt, dass zunächst geprüft wird, welche psychischen Funktionen gut oder schlecht in das Selbst integriert sind. Sodann wird geprüft, welcher motivationale und welcher Grundkonflikt der Bezogenheit für die Symptomatik als mitverursachend anzusehen ist. Danach wird reflektiert, in welchem Beziehungs- und Entwicklungszusammenhang dieser Konflikt und diese Struktur primär entstanden sind.

Funktionen des Selbst	Motivationale Konflikte und Grundkonflikte der Bezogenheit	Reifungsthemen der Objektbezogenheit
Selbst-Objekt-Differenzierung – differenzierte, stabile und kohärente Objektrepräsentanzen – differenzierte und kohärente Selbstrepräsentanz – als Ergebnis biografischer Erfahrung	Integration des Bedürfnisses nach **Sinnlichkeit und Sexualität** in das Selbst vs. konflikthafte Hemmung	**Frühkindliche Entwicklung** der gegenseitigen Feinabstimmung von Kommunikationsrhythmen und Affekten in der Mutter-Kind-Dyade; **Bildung von implizitem Beziehungswissen**
Mentalisierung und Fantasietätigkeit – Modus der psychischen Äquivalenz – Als-ob-Modus – Modus der psychischen Realität mit – Generieren innerer Bilder von sich selbst und eigenständigen Objekten – Fähigkeit zur Empathie gegenüber den Objekten	Integration des Bedürfnisses nach **Exploration und Selbstbehauptung** (Assertion) in das Selbst vs. konflikthafte Hemmung	**Entwicklungsaufgabe der Separation** mit Beginn der Integration der Selbst-Objekt-Differenzierung und Entwicklung der Fähigkeit, »Nein« zu sagen (Abgrenzung)

Fortsetzung nächste Seite

Funktionen des Selbst	Motivationale Konflikte und Grundkonflikte der Bezogenheit	Reifungsthemen der Objektbezogenheit
Denkvermögen – Symbolisierungsfähigkeit – Abstraktionsvermögen – Reflektionsvermögen, bes. – Selbstreflektion	Integration des Bedürfnisses nach **Bindung** in das Selbst vs. konflikthafte Hemmung	**Entwicklungsaufgabe der Wiederannäherung** (Mahler) und **Symbolisierung** (Stern) mit Entwicklung der Ambivalenzfähigkeit; Beginn der Entwicklung ganzheitlicher Objekte
Abwehr – defensiv – kompensatorisch – spaltend	Integration des Bedürfnisses, **aversiv zu reagieren** durch Widerspruch oder Rückzug in das Selbst vs. konflikthafte Hemmung	**Individuation** mit Entwicklung der Fähigkeit zur Selbstbehauptung und Subjektivität
Kommunikation erfolgt durch – Symptombildung – Enactment – Verbalisation	Integration der Notwendigkeit zur **Befriedigung physiologischer Bedürfnisse und der Regulation** affektiver Zustände des Selbst vs. defizitäre Begrenzung	**Entwicklung der Geschlechtsidentität** mit Differenzierung geschlechtsspezifischer sowie sexueller Rollenfantasien
Fähigkeit der differenzierten Wahrnehmung des Selbst – der Affekte und Gefühle – der motivationalen Antriebe – der spontanen Fantasien	**Grundkonflikt Nähe** Wunsch nach Versorgung und emotionaler Geborgenheit beim Objekt vs. Angst vor dessen überflutender Vereinnahmung und Empathiemangel mit konsekutiver Selbstgenügsamkeit und Autarkie	**Ödipale Entwicklung** der Kindheit mit Entwicklung der Fähigkeit zur Rivalität und Entstehen von Scham-Schuldkonflikten sowie mit Differenzierung des Gewissens

Regulationsvermögen für innere Abläufe – der Erregung – der Affekte – der motivationalen Antriebe – der Spannung von gegensätzlichen Empfindungen	**Narzisstischer Grundkonflikt** Verlangen nach einem überhöht idealisierten Objekt vs. Erwartung von Objektenttäuschung und resultierende Objektentwertung; verbunden mit dem Grunddilemma Selbstwert: Dem Bedürfnis, den Wert des Selbst empfinden zu können, steht eine Leere des Selbst aufgrund defizitärer sekundärer Repräsentanzen in Verbindung mit einem überhöhten Selbstideal gegenüber	**Sexuelle Reifungsentwicklung** der Adoleszenz mit Integration der genitalen Sexualität, Identität und der zugehörigen sozialen Rollen; weitere Ausdifferenzierung des Gewissens und der Wertvorstellungen
Bindungsfähigkeit zeigt sich als – sichere Bindung – unsicher vermeidende B. – unsicher ambivalente B. – desorganisierte B.	**Grundkonflikt Autonomie** Dem Verlangen nach Autonomie des Selbst steht ambitendent das Bedürfnis nach der Sicherheit der Bindung an das Objekt gegenüber = Grundkonflikt der affektiven und motivationalen Ambivalenz	

Fortsetzung nächste Seite

Funktionen des Selbst	Motivationale Konflikte und Grundkonflikte der Bezogenheit	Reifungsthemen der Objekt-bezogenheit
Autonomie zeigt sich in – Affekt, Emotion – Aktion – Kreation – Kognition – Denken	**Grundkonflikt Kontrolle/Unterwerfung** Dem Bedürfnis nach Kontrolle/Regulation des Selbst und der Objektc steht die Erwartung gegenüber, deren Liebe nur durch Unterwerfung erhalten zu können	
	Grundkonflikt Identität Dem Bedürfnis, der Individuation des Selbst eine subjektive Gestalt zu geben, stehen Erwartungen negativer Objektreaktionen gegenüber, die auf realen Erfahrungen oder Fantasien beruhen	
	Scham-/Schuldkonflikte Den motivationalen Bedürfnissen im Bereich Sinnlichkeit/Sexualität, Exploration/Assertion oder Aversion stehen Normen oder Ideale gegenüber, deren Nichtbefolgung unerträgliche Konsequenzen für das Selbst hat	
Strukturebene	**Konfliktebene**	**Entwicklungsebene**

»Anerkennung« von seinen Eltern erfahren, eher im Gegenteil immer deren Sorge. Seine Mutter sei eine sehr ängstliche Frau, aber auch sein Vater habe es an Unterstützung fehlen lassen: Er habe es nicht gefördert, dass er studiert habe; er habe ihn gewarnt, zu sensibel zu sein, und gemeint, er müsse aufpassen, sich auch durchsetzen zu können: »Als ich zum Auslandsstudium wegfuhr, am Bahnsteig, hat er mir kein Glück gewünscht oder mir Mut gemacht, dass ich das schon schaffen würde, sondern nur gemeint, ich könne ja wiederkommen, wenn ich's nicht schaff'.«

Heute glaube, ja wisse er, dass es ein »langer Prozess des Mich-in-mich-Zurückziehens war«, in dem er gelernt habe, mit sich allein fertig zu werden: »Es hat sicher keine einschneidenden Ereignisse gegeben, sondern viele kleine, die sich mit der Zeit summiert haben.«

Psychischer und psychosozialer Befund: Herr V. ist ein korrekt-konservativ gekleideter Mann, der fast wie ein großer Pennäler wirkt, brav, angepasst und spontan untergeordnet. In jungenhafter Manier wartet er, zum Sitzen gebeten und zum Sprechen eingeladen zu werden. Dann spricht er spontan wie dargestellt, alles recht knapp skizzierend, klar und offenbar einer inneren vernünftigen Logik folgend. Sein Bericht ist frei von Affekt; auf Nachfrage kann er allerdings Affekte berichten. Im Hier und Jetzt überwiegt die schizoid anmutende Abwehr, im Bericht imponiert neben der Verdrängung die Reaktionsbildung. Die Menschen seines Berichtes bleiben so blass, dass es Mühe bereitet, ein Bild von ihnen zu erlangen. Es ergeben sich keinerlei Hinweise auf das Vorliegen einer schweren Psychopathologie (Denkstörung, Spaltung, produktive Symptomatik, suizidale Depressivität). – Herr R. ist promovierter Akademiker und arbeitet in fester Anstellung (freie Wirtschaft), nachdem er einige Zeit wissenschaftlich an der Universität tätig war. Er ist seit einigen Jahren verheiratet, beschreibt seine Ehe als »glücklich«, schränkt aber ein, dass seine Frau mit seiner stillen Art zunehmend unzufrieden sei. Er habe keine Freunde und lebe sozial recht isoliert, worunter er zunehmend leide.

Psychodynamik: Herr V. entscheidet sich zur Psychotherapie nach einer längeren Phase vorsichtigen Herantastens an diese Möglichkeit in dem Moment, als er »Vater« wird und spürt, dass er nicht solch ein Vater werden möchte, wie der eigene einer war: Die unbewältigte Männlichkeit in sich wird unerträglich. Was er erst später berichtet, ist, dass der Vater im Frühsommer starb. Mich berührend spricht er von den Abschiedsgesprächen mit ihm, so affektfrei wie häufig, aber so anrührend, dass ich tiefe Traurigkeit spüre und mein Weinen nur mit Mühe in mir bergen kann: Ich nehme dies als Zeichen der Tiefe der in ihm abgewehrten ambivalenten Gefühle, Sehnsucht und Schmerz auf der einen sowie Selbstbehauptungssuche und Hass auf der anderen Seite; Gefühle, welche die verpasste Beziehung zu dem

> ängstlichen Vater der Kindheit prägten (nicht mal um die langen Haare gab es einen handfesten Streit, sondern anscheinend ein Unterordnen der Eltern). Vielleicht brach in dem zum Zeitpunkt des Rodelns noch vitalen Kind das Vertrauen zu den schwachen Eltern, als diese den Sohn im Krankenhaus auf Anraten der Ärzte ohne Abschied verließen: Diese Erfahrung wird das Bewältigungsvermögen des Kindes wohl traumatisch überfordert haben; ein Trauma, das von selbstbewussten, emotional verbundenen Eltern hätte »repariert« werden können, aber nicht von diesen. Die ängstliche Mutter hatte die Kinder möglicherweise mehr zu ihrer eigenen Stabilität benötigt, als dass sie zur Bemutterung in der Lage war: Das Kind im Manne blieb dyadischen Beziehungen von der Mutter über die erste Freundin treu; er gab diejenige Beruhigung und Stabilisierung, die er eigentlich selbst benötigte, der Mutter. Die Entwicklungsaufgaben triadischer Beziehungen mit allen Konflikten und eine gelungene männliche Identifikation mit der Fähigkeit zur Selbstbehauptung und Rivalität blieben ungenügend bewältigt. Dennoch ging Herr R. einen relativ erfolgreichen Weg durch das Leben, ein Hinweis auf seine recht gut entwickelten autonomen Funktionen, wobei aber eine vitale Männlichkeit fehlt, um die es als Vater jetzt geht.

Der Antrag für Herrn V. ist ein Beispiel für einen neurotischen Konflikt, **18**
bei dem das motivationale System von Assertion und Exploration nicht umfassend genug in das Selbst integriert werden konnte. Der zugrunde liegende unbewusste Konflikt ist phänomenologisch im Zusammenhang mit dem reduzierten aggressiven Potenzial des Patienten zu sehen. Ätiologisch ist er als dyadischer Konflikt als Folge der frühen Beziehungserfahrung (8/7.1) aufzufassen, dessen Wurzeln dank der Assoziationen des Patienten in die Kindheit verfolgt werden können. Damit ist zugleich eine Reifungslinie beschrieben, die mit den ›*Themen der Entwicklung*‹ (9/41 f.) noch detaillierter erfasst werden kann. Seine aktuellen Konflikte zeigen sich im Alltag, scheinbar banal aber bedeutsam. Sie bewegen sich stets im Zusammenhang der Themen von Selbstbehauptung und Rivalität, wie das Beispiel in der Bahn zeigt. Diese Themen markieren Reifungsaufgaben, die der ödipalen Entwicklung zuzurechnen sind. In der Erstgesprächssequenz taucht weiter die funktionale Dimension (9/7) dessen auf, *wie* das Selbst des Patienten in der aktuellen Situation der Begegnung reagiert: Er bleibt stehen und wartet meine Einladung zum Hinsetzen ab; d. h., er reguliert sich durch Rückzug statt aggressiv (aggreddere [lat.] = herangehen), wenn man die Dimension der Konvention in dieser Szene außer Acht lässt. Ferner zeigt das Beispiel

die *Was*-Dimension des Selbst, indem er assoziativ Inhalte der symbolisierten Repräsentanzen (9/26) in der Bahnhof-Szene erinnert und ausspricht: Statt ihn zu ermutigen, ermuntert der Vater ihn, bei Schwierigkeiten ruhig nach daheim zurückzukehren. D.h., das väterliche Objekt trägt den funktionalen Modus der Konfliktlösung bereits in sich: Rückzug statt Aggression. Dieser Konflikt ist als ›*Scham-/Schuldkonflikt*‹ (s. Tab. 8) zu verstehen. Gleichzeitig zeigt das Beispiel, wie es gelingt, zur Annahme eines zentralen Beziehungskonfliktes (8/45) zu gelangen: Der unbewusste Konflikt taucht in allen bedeutsamen Beziehungen des Patienten auf, in der Beziehung mit beiden Eltern, mit der Ehefrau (seine Frau sei mit seiner stillen Art zunehmend unzufrieden), und mit mir wird Unterwerfung bzw. Rückzug zum Modus der Lösung des unbewussten Konfliktes: Selbstbehauptung und die Fähigkeit zur Rivalität sind als aggressives Potenzial nicht genügend in das Selbst integriert. – Diese Wahl der Konfliktzentrierung lässt ein weiteres, dem Patienten unbewusstes Problem unbeachtet, nämlich die dyadische Form der Beziehungsgestaltung: Im Festhalten an dyadischen Beziehungen und dem Zur-Verfügung-Stellen von Beruhigung kann eine Reaktionsbildung gesehen werden, die der Abwehr seiner archaischen Bedürfnisse nach Beruhigung dient. Ein Blick auf die Tabelle 4 (9/28a) zeigt, dass Herr V. strukturell als mäßig integriert eingeschätzt werden kann. Die Planung dieser tiefenpsychologischen Psychotherapie mit einer Konfliktwahl auf den Scham-/Schuldkonflikt einerseits und die konflikthaft vermiedene Integration der Motivation Assertion/Exploration andererseits beschränkt sich auf »*Teilziele*« (11/8) i.S.d. Psychotherapie-Richtlinien.

19 Das Beispiel zeigt, dass der Therapeut den unbewussten Konflikt seines Patienten erschließen kann, wenn er den Inhalt der gesamten therapeutischen Situation, d.h. dessen Narrativ, die Beziehungsgestaltung und die eigene Gegenübertragung, sorgfältig unter vier Gesichtspunkten analysiert (10/28):

(1) der Wie- und
(2) der Was-Dimension des Selbst,
(3) der Integration der motivational-funktionalen Systeme in das Selbst und
(4) der Bewältigung der ›Themen der Entwicklung‹.

Bei dieser Analyse kann die *Prüfliste für Reifung, Konflikt und Struktur* 20
hilfreich sein, wie sie in der Tabelle 8 dargestellt ist. Die Beachtung der darin beschriebenen Items erlauben es dem Therapeuten, das Selbst seines Patienten auf den Ebenen der Struktur, des Konflikts und der Entwicklung zu reflektieren. Diese Analyse ermöglicht es, beispielsweise nach dem Erstgespräch zu einer ersten Einschätzung der Reife des Selbst, seiner unbewussten Konflikte und ggf. der Störung der Struktur des Selbst des Patienten zu gelangen.

Betrachtet der Therapeut den Patienten bei der Arbeit mit der 21
Prüfliste zunächst unter dem funktionalen Aspekt, so wird die Spalte 1 der Tabelle 8 ihm dabei behilflich sein, die Struktur des Selbst hinsichtlich ihrer Reife einzuschätzen und einem jener 4 Niveaus (9/28a) zuzuordnen, wie Rudolf (2004) sie beschrieben hat. Anschließend kann er unter dem Reifungsaspekt versuchen einzuschätzen, wie es dem Patienten während der Kindheit gelungen ist, die Aufgaben der Entwicklung zu bewältigen. Hierfür bieten die Items der Spalte 3 eine Orientierung. Dabei wird unvermeidlich die Frage auftauchen, wie gut dem Patienten die Aufgaben der frühkindlichen Entwicklung in der Mutter-Kind-Dyade gelungen sind, und ob die Inszenierung impliziten Beziehungswissens zur Beziehungsgestaltung des Patienten gehört und die Begegnung in der therapeutischen Szene prägt. Damit verschafft sich der Therapeut eine Einschätzung der Reife des Selbst unter dem systemischen Aspekt (10/3). Mit diesem ersten Überblick ist er in der Lage, sich der Betrachtung der Störungszustände des Selbst (Kap. 10.2) zuzuwenden und zu entscheiden, ob das Selbst seines Patienten eher als strukturell-defizitär gestört (10/16), als konflikthaft beeinträchtigt (10/17) oder als kolonisiert (10/18) anzusehen ist. Entscheidet er sich dafür, die Symptomatik des Patienten auf einen unbewussten Konflikt zurückzuführen, so stellt die Zeile 2 der Tabelle 8 Items zur Verfügung, die bei der weiteren Orientierung hilfreich sind. Der Umgang mit der *›Prüfliste Struktur, Konflikt und Reifung des Selbst‹* mag auf den ersten Blick sperrig erscheinen und als einengend in der diagnostischen Freiheit empfunden werden. Nach einigem Umgang damit wird sich aber entdecken lassen, dass der Therapeut damit ähnlich arbeiten kann wie der Musiker mit seinem Instrument: Ist es nicht erstaunlich, was manch Violinenvirtuose aus nur vier Saiten herausholen kann? Ähnliches lässt sich mit dem Pianisten erleben, der weit mehr Tasten zu bedienen hat,

als die Tabelle 8 Items aufführt. So stellt sie vielleicht eine Herausforderung dar, aber keine Einengung.

22 Der Therapeut sollte sich bei der Arbeit mit der Prüfliste stets bewusst sein, dass grundsätzlich kein psychisches Phänomen isoliert auftreten kann, sondern immer von einer Gemengelage auszugehen ist, indem reife und weniger reife Zustände des Selbst nebeneinander bestehen. So ist insbesondere damit zu rechnen, dass die Einschätzung des Selbst immer Hinweise auf das Nebeneinander von defizitären und konflikthaften Strukturelementen ergibt. Das Gleiche gilt für das kolonisierte Selbst, das in der Regel mit gravierenden Defiziten im Bereich der Funktionen des Selbst einhergeht. Die Störungszustände des Selbst, wie im Kapitel 10.2 oder der Tabelle 4 (9/28a) beschrieben, bezeichnen idealtypische Verfassungen, die das Ende von Kontinua gleitender Übergänge von (ebenso idealtypischer) Reife bis zur Störung des Selbst darstellen, die als Absoluta nie vorkommen. Eine wesentliche Aufgabe des Therapeuten besteht darin, eine Gewichtung der von ihm erhobenen Befunde und Beurteilungen vorzunehmen und zu einer Entscheidung zu kommen. Vor allem hat er zu entscheiden, ob ein *Teil* aus dem Gesamtgefüge des Selbst seines Patienten einer tiefenpsychologischen Psychotherapie zugänglich ist. Damit steht er vor der Aufgabe einzuschätzen, ob es im konkreten Fall seines Patienten zu verantworten bzw. zu rechtfertigen ist, *»die Krankenbehandlung auf Teilziele«* (Rüger et al., 2005, S. 38) zu beschränken.

11.3 Themenzentrierung bei strukturellen Störungen des Selbst

23 Die Konzentration der therapeutischen Arbeit auf Teilziele, die Konzeption einer Psychodynamik mit einer Verbindung zwischen aktuellem und unbewusstem Konflikt, die Einschätzung des strukturellen Niveaus und die Zusammenfassung dieser Inhalte und Aufgaben in einem fachlich und inhaltlich kohärenten Behandlungsplan, der sich zudem auch tatsächlich in der alltäglichen Praxis anwenden lässt, fällt Psychotherapeuten oft schwer. Viele bemühen sich darum, manche haben sehr persönliche Kompromisse gefunden, die ihnen das Gefühl geben, sich durch das Berufsleben zu mogeln, andere fühlen sich von dieser Auf-

gabe gequält und *»opfern«* ganze Wochenenden zum Abfassen ihrer Berichte an den Gutachter der Krankenkassen, während wieder andere das Berichteschreiben aufgegeben haben und es an schreibfreudige Kollegen delegieren. Das folgende Fallbeispiel soll zeigen, wie diese Aufgabe des Therapeuten mit den in diesem Buch dargestellten neuen Theorien und mit Hilfe der Prüfliste in Tabelle 8 etwas leichter bewältigt werden kann.

Ich zeige am folgenden Beispiel eine Konfliktzentrierung auf das **24**
funktional-motivationale System der Regulation in Verbindung mit dem Grundkonflikt Nähe. Der Leser wird erkennen, dass die beschriebene Patientin mit einer strukturellen Störung des Selbst zum Erstgespräch kommt und rasch ihre Autonomie als Bewältigungsmodus der Defizite ihrer Selbststruktur einsetzt. Dabei tritt ein unbewusster Grundkonflikt in den Vordergrund, der aber nicht das Problem der Patientin ist, sondern der zur kompensatorischen Abwehr, also zur Bewältigung der zugrunde liegenden Strukturdefizite, entstanden ist. Daneben werden Ressourcen der Patientin erkennbar, die es ihr ermöglicht haben, bis zum Ausbruch ihrer Symptomatik recht befriedigend zu leben.

> **Symptomatik**[35]**:** Frau B. hat seit der Geburt ihres Kindes eine extreme Zu- **25**
> nahme ihrer Ängste erlebt, sowohl klaustrophobische als auch agoraphobische Zustände, aber vor allem die Angst, die Kontrolle über sich zu verlieren, etwa im Auto oder am Bahnsteig. Sie sei zunehmend wenig entspannt, sehr unruhig, könne den Tag nicht abschließen, nicht einschlafen, nicht durchschlafen, wache früh auf und fühle sich mut- und kraftlos, sodass sie sich ihrer Arbeit oft nicht gewachsen fühle.
>
> **Biografie:** Sie wuchs in einer gutbürgerlichen Familie auf, wurde aber lange Zeit tagsüber auch von den Großeltern betreut. Ihr Vater sei in leitender Position angestellt gewesen, und auch die Mutter habe als Angestellte gearbeitet. Der Vater sei cholerisch und unberechenbar gewesen, habe zu Tobsuchtsanfällen geneigt, sei aber auch plump vertraulich gewesen und habe dem Alkohol bis zur Trunkenheit zugesprochen. Gelegentlich habe er die Mutter geschlagen. Und nach außen seien ihm Statussymbole wichtig gewesen. Sie habe häufig Angst vor ihm gehabt. Die Mutter sei demgegenüber geradezu eindringend gewesen, ohne Respekt für ihre Privatsphäre. Sie

[35] Ich verdanke diesen Bericht einem Supervisanden, der aus Gründen der Anonymität der Patientin ungenannt bleibt.

habe die Tochter mit Gebrüll und scharfem Ton geradezu verfolgt, Machtspiele veranstaltet und stets auf peinliche Sauberkeit und Ordnung gedrungen. Bei den Machtkämpfen habe sie (die Patientin) nie nachgegeben und sei häufig in den Keller eingesperrt worden. Sie habe immer das Gefühl gehabt, nicht richtig zu sein.

Sie habe bereits früh eine Leidenschaft für das Lesen entwickelt und sich für Kunst interessiert. In der Jugend sei sie mit der alternativen Szene in Kontakt gekommen und habe sich ihr – davon angezogen – zunehmend angenähert. Einem frühen, aber gescheiterten Versuch, aus dem Elternhaus wegzulaufen, folgte ein früher Auszug und Kontaktabbruch zu den Eltern. Gleichzeitig absolvierte sie das Abitur ohne Schwierigkeiten und begann ein Studium der Geisteswissenschaften. Während der folgenden Zeit führte sie ein Leben mit vielfältigen Kontakten in der Szene Alternativer und Künstler mit zeitweise als bedrohlich erlebten Abstürzen und Schulden. Dennoch entwickelte sie im Studium ihre Begabungen, nahm an wissenschaftlichen Wettbewerben teil und gewann Preise. Allerdings brach sie ihr Studium ab, fand eine Anstellung und wurde in ihrem Fach mit gutem Erfolg berufstätig. Die erste Ehe mit einem Kollegen scheiterte früh; sie war tief enttäuscht. Ebenfalls aus beruflichen Zusammenhängen fand sie erneut einen Partner, den Vater ihres Kindes, der – anders als andere Männer – so liebevoll, aufmerksam und geduldig mit ihr sei und sie nehme, wie sie sei. In dieser Beziehung seien aber bereits früh erste Ängste aufgetreten, hätten zugenommen, und seitdem das Kind da sei, seien die Ängste kaum noch erträglich. Sie komme auch wieder nicht mehr mit ihrem Geld zurecht, könne zu Hause nicht für Ordnung sorgen und lebe in ständiger Angst um sich und das Kind.

Szene und psychischer Befund: Frau B. ist eine attraktive, farbenfroh und geschmackvoll gekleidete Frau, die spontan, kommunikationsgeübt, aber künstlich wirkend den Kontakt aufnimmt. Sie lächelt dabei wie entschuldigend imponierend und hat einen unruhigen, ängstlich anmutenden Blick, der dazu verführt, einen zu langen Blickkontakt zu vermeiden. Sie vermag zu berühren und lässt den Eindruck entstehen, dass sie mit Tapferkeit durch ihr Leben geht, wobei sie immer mal wieder depressiv-hilflos einbricht.

26 Betrachten wir diese Fallskizze zunächst unter dem funktionalen Aspekt und mit Hilfe der *Prüfliste Struktur, Konflikt und Reifung des Selbst*: Dabei fällt sogleich auf, dass es nicht gelingt, **alle** Items der Strukturebene mit den Inhalten des Berichtes zu korrelieren und zu prüfen. Das ist in der Situation der diagnostischen Gespräche nicht verwunderlich.

Die erste Prüfung zum Zweck der Diagnostik wird nur selten ermöglichen, einen so umfangreichen Befund zu erheben, dass alle Items der Liste geprüft werden können. Am Anfang der Psychotherapie sind wir auf Hypothesen angewiesen, die im Verlauf der Behandlung ständig überprüft und reformuliert werden müssen. Gleichwohl springen gleich einige Punkte der Liste ins Auge, die für die Patientin relevant sind: ihre erkennbar forcierte Autonomie, die sich in der vehementen Abgrenzung gegenüber den Eltern sowie in der Schul- und Berufskarriere ausdrückt; die unsicher-vermeidende Bindung, die sich in den wechselnden Beziehungen während der Adoleszenz und jungen Erwachsenenzeit ebenso ausdrückt wie in dem Beginn der Angst zum Zeitpunkt der Geburt ihres Kindes; ihre große Schwierigkeit, innere Abläufe zu regulieren, die sich in der gesamten Symptomatik abbildet; die Einschränkung ihrer Wahrnehmung für Selbstzustände auf die Angst, sodass sie über fast keine anderen Gefühle sprechen kann und ihre Angst die erste Begegnung affektiv vollkommen ausfüllt; sowie das auf Angstinhalte eingeschränkte Denkvermögen in Verbindung mit Fantasieinhalten, die durch die Verknüpfung der mentalisierenden Modi *psychische Äquivalenz* und *Als-ob* geprägt sind, wofür die Schlafstörung als Hinweis angenommen wird. Ferner zeigt der Bericht, dass die Patientin zeitweise auf ein Funktionsniveau regrediert, in dem ihr grundlegende Fähigkeiten der autonomen Lebensführung kaum noch möglich sind; das legt ihr Hinweis auf den Verlust ihrer Arbeitsfähigkeit nahe, welche bislang stets die letzte Bastion ihrer progressiven psychischen Funktionen war. Bei dieser Befundlage muss man das strukturelle Integrationsniveau (9/28a) der Patientin als schwankend zwischen mäßig und gering integriert ansehen.

Wenn wir uns der Beurteilung ihrer Entwicklungs- bzw. Reifungs- 27
ebene zuwenden, so tritt zunächst die Frage danach auf, wie wir uns aufgrund des vorliegenden Berichtes die Beziehungen der Patientin zu ihren Eltern vorstellen können. Über die Mutter erfahren wir, dass sie »geradezu eindringend, ohne Respekt für die Privatsphäre« gewesen sei. Die Säuglingsforschung und Bindungstheorie hat Belege dafür gefunden, dass Kinder solcher Mütter häufig eine unsicher-vermeidende Bindung entwickeln; damit haben solche Kinder weniger Chancen als sicher gebundene Kinder, mit der Mutter eine förderliche Erfahrung im Bereich der Affektspiegelung und der Bildung sekundärer Repräsen-

tanzen zu machen. Das hat nicht nur Einfluss auf die Differenzierung der Selbstwahrnehmung, sondern auf die gesamte Fähigkeit zur Regulation physiologischer, affektiver und motivationaler Selbstzustände. Diese Zusammenhänge legen nahe anzunehmen, dass die Aufgaben der frühkindlichen Entwicklung in der Mutter-Kind-Dyade dieser Patientin nicht angemessen bewältigt werden konnten. Weiter zeigt der Bericht, dass »Machtspiele« und harte Sanktionen zu den frühen Erfahrungen der Patientin gehören, wobei sie nie nachgegeben habe. Das wird zwar ihre Fähigkeiten zur Separation befördert haben, aber die Entwicklung der Fähigkeit zur Ambivalenz nicht. Das Kind wird vermutlich im Entweder-oder-Muster des Gefühlserlebens fixiert geblieben sein. Mit dieser Ausgangslage der Reifung des Selbst in der dyadischen Beziehung kann man nicht erwarten, dass die weiteren Entwicklungsaufgaben vom Kind in ausbalancierter und differenzierter Weise bewältigt werden konnten. Zumal auch der Vater in seiner unkontrollierten, fassadebezogenen und dem Alkohol zusprechenden Art im Entweder-oder-Muster[36] extremer Affektregulation gelebt zu haben scheint. Die sicherste und differenzierteste Bewältigung scheint der Patientin im Bereich der Entwicklungsaufgabe der Separation gelungen zu sein; das hat ihr ermöglicht, sich unter Nutzung des motivationalen Systems der Aversion zurückzuziehen aus den primären Beziehungen, um auf diese Weise Autonomie und Individuation entfalten zu können. Dadurch konnte sie im Bereich ihrer Interessen, Begabungen und kreativen Neigungen eine Entwicklung nehmen, die ihr einen relativ erfolgreichen Schul- und Berufsweg ermöglichte.

28 Bei dem Versuch, die Psychodynamik eines Patienten, wie in dieser Weise beschrieben, entlang der Themen der Entwicklung zu verstehen, stellen wir unausweichlich fest, dass fast immer mehrere Reifungsaufgaben nur unvollständig bewältigt wurden. Es gibt eben keine perfekte Entwicklung, in der die Aufgaben, wie sie sich in Lehrbüchern beschreiben lassen, gemeistert werden. Vielmehr ist es die Aufgabe des Psychotherapeuten, in der konkreten diagnostischen oder Behandlungssituation eine Einschätzung vorzunehmen, wie dem Patienten die Bewältigung

---

[36] Blanck und Blanck (1980) sprechen in diesem Zusammenhang von »*Ambitendenz*«, die als unreifer Entwicklungszustand während der Wiederannäherungsphase abgelöst wird durch die reife Fähigkeit zur Ambivalenz: »Wenn die Ambitendenz der Ambivalenz weicht, wissen wir, dass das ganze Objekt libidinös besetzt wird« (S. 43).

der Themen der Entwicklung gelungen ist. Dazu gehört die Beurteilung, welche Entwicklungsaufgaben in Verbindung mit den aktuellen Schwierigkeiten und Symptomen des Patienten verstanden werden müssen. Erst dann wird es möglich sein zu entscheiden, wie seine aktuelle Störung psychodynamisch verständlich ist.

29 Die Symptomatik von Frau B. hat nach der Geburt ihres Kindes zugenommen. Die Symptome sind also in jener Zeit stärker geworden, in welcher jede Mutter partiell regrediert auf Erlebens- und Funktionsweisen frühkindlicher Selbstzustände, um dem Kind auf diese Weise empathisch und funktional angemessen zur Verfügung stehen zu können. *Partiell zu regredieren* bedeutet, dass ein Mensch in der Lage ist, seinen erwachsenen Reifungszustand und alle zugehörigen Funktionen zu erhalten, während er sich in die Fühl- und Erlebenswelt eines Kleinkindes empathisch hineinversetzen kann. Auf diese Weise kann eine Mutter die Innenwelt ihres Kindes in sich abbilden, annähernd so fühlen und denken wie das Kind und sich doch gleichzeitig die eigene Erwachsenenwelt erhalten. Man könnte sagen, dass die Mutter zur *Zweifühlung* in der Lage ist. Bezogen auf Frau B. muss man annehmen, dass die Patientin im Zuge dieser mütterlichen Regression nicht etwa *partiell*, sondern umfassender regredierte. Sie schildert, dass sie wesentliche Fähigkeiten zur Regulation ihrer Selbstzustände eingebüßt hat (Unruhe, Schlafstörungen, Kraftlosigkeit), sodass es nicht verwundert, dass sie Kontrollverlustängste hat, denn ihr geraten ja tatsächlich erwachsene Funktionen aus der Kontrolle. Vor allem schildert sie ein Dilemma zwischen klaustrophobischen und agoraphobischen Ängsten. Fasst man diese Ängste als einen symbolisierten Ausdruck von Beziehungsängsten auf, so kann man annehmen, dass darin die unbewusste Angst vor Nähe und emotionaler Begegnung ebenso zum Ausdruck kommt wie die vor dem Verlust einer liebenden, Sicherheit gebenden Beziehung. Das kann unschwer verstanden werden als Inhalt einer unbewussten Angst, wie das Kind sie mit der überflutenden und streng strafenden Mutter entwickelt hat.

30 Diese Art der Betrachtung des Falles von Frau B. stellt dar, wie der Therapeut die verschiedenen Ebenen der Reflektion bei seiner Arbeit mentalisierend verarbeitet. Und durch diese Art der Betrachtung und Reflektion wird es möglich, sich der Themenzentrierung für die tiefenpsychologische Psychotherapie zu nähern. Nehmen wir nämlich nun noch die Szene wahr und ernst, in welche die Patientin ihren Therapeuten verstrickt, so erblicken wir ein sich heiter und sympathisch gebendes Kind in der Frau, das auf geradezu beruhigende Weise (Umkehrstrategie, 3/28) den Kontakt sucht und doch gleichzeitig spüren lässt, wie beunruhigt und ängstlich es sich in der Begegnung fühlt. Wenn wir diese Erfahrung der Gegenübertragung mit den Befunden und Reflektionen, die ich beschrieben habe, verbinden, so erkennen wir eine vordergründig autonom und erwachsen imponierende Frau, die ihre Angst in Beziehung kaum aushalten kann, diese aber in ihrer inneren Not sucht, weil ihr die Regulation innerer Zustände besonders jetzt, wo sie diese Fähigkeit an das eigene Kind weitergeben soll, aufgrund ihrer zu umfassenden Regression kaum noch möglich ist.

31 Jetzt können wir aus der Fülle des Materials, der Befunde und Reflektionen in der Bestimmung der thematischen Zentrierung für die tiefenpsychologische Psychotherapie fortschreiten, denn wir haben erarbeitet, dass diese Patientin mit dem tief unbewussten *Grundkonflikt Nähe* (siehe Tabelle 8, mittlere Spalte) lebt. Ihrem unbewussten Wunsch nach einem versorgenden und emotionale Geborgenheit gebenden Objekt stehen die Erwartung und Angst gegenüber, dass eben dieses Objekt dadurch zur Gefahr wird (8/23), dass sie von diesem mit dessen eigenen Bedürfnissen oder Notwendigkeiten überflutet wird; als Konsequenz hat sie sich aus dieser Beziehung und damit von den Bedürfnissen an das Objekt in die Selbstgenügsamkeit und Autarkie zurückgezogen.

32 Die Bestimmung eines Grundkonfliktes der Bezogenheit (untere Hälfte der Prüfliste) eröffnet dem Therapeuten die Möglichkeit, diesen mit dem Gelingen der Integration der motivationalen Systeme (obere Hälfte der Prüfliste) in Verbindung zu setzen. Im Fall von Frau B. kann der Therapeut entscheiden, mit ihr am System Bindung zu arbeiten. Das hieße, die Behandlung ganz auf ihr Bindungserleben zu zentrieren und diesen Grundkonflikt als zentralen Beziehungskonflikt (Kap. 8.5) aufzufassen. Ziel einer solchen Arbeit wäre es dann, das unsicher-vermeidende Bindungsverhalten und -erleben der Patientin zu modifizieren. Eine andere Möglichkeit der Zentrierung therapeutischer Arbeit besteht darin, das motivationale System der Regulation ins Zentrum der Aufmerksamkeit während der Therapie zu stellen. Diese Art der Themenzentrierung hat im Fall von Frau B. den Vorteil, dass ihr gering integriertes strukturelles Funktionsniveau (9/28a) im Zusammenhang der Regulation ebenfalls in den Fokus der tiefenpsychologischen Psycho-

therapie gerät. Ich halte diese Zentrierung auf die strukturelle Störung des Selbst im Gesamtbereich der regulativen Fähigkeiten von Frau B. mit Blick auf ihre Aufgaben der Mutterschaft für angemessen, zumal die aktuelle Symptomatik klar im Zusammenhang mit strukturellen Defiziten in diesem Kontext zu verstehen ist. Entwicklungspsychologisch gründen die basalen funktionalen Fähigkeiten des Kindes zur Regulation seiner Erregungszustände im kontinuierlichen Austausch von Mutter und Kind während des ersten Lebensjahres und bedürfen ganz besonders der Erfahrung einer gelungenen regulativen Begleitung durch die Mutter. Auf diese Zusammenhänge kann eine tiefenpsychologische Psychotherapie zentriert werden, indem alle aktuellen Regulationsprozesse der Patientin sorgfältig mit ihr exploriert, differenziert wahrgenommen und mit Blick auf ihre Selbststeuerungsmöglichkeiten reflektiert werden.

Es ist nun möglich, die beiden grundsätzlichen Möglichkeiten der 33
thematischen Zentrierung in der tiefenpsychologischen Psychotherapie nebeneinander zu stellen, die Konfliktzentrierung und die Strukturzentrierung. Der Fall von Frau B. macht deutlich, dass es kein Entweder-oder der Indikation geben kann, denn neben ihren erkennbaren unbewussten Konflikten besteht ein Ausmaß an Defizit der strukturellen Entwicklung, das m.E. als ursächlich für die aktuelle Symptomatik der Patientin angesehen werden muss. So wie bei Frau B. hat der Therapeut in jedem Einzelfall zu entscheiden, ob er den Konflikt oder die Struktur in den Mittelpunkt der thematischen Zentrierung seiner Arbeit stellen will. Und wie im Fall von Frau B. wird die reale psychotherapeutische Arbeit immer beide Aspekte im Auge haben und konkret beachten müssen, wenngleich der Therapeut bei seiner theoriegeleiteten Reflektion im Hintergrund dem roten Faden der Zentrierung konflikt- oder strukturgeleitet folgen wird.

11.4 Die Themenzentrierung in der tiefenpsychologischen Psychotherapie

Charakteristisches Merkmal der tiefenpsychologischen Psychotherapie 34
ist die psychodynamisch geleitete Fokussierung; sie erfolgt konflikt- oder strukturgeleitet. Die ›*Prüfliste Struktur, Konflikt und Reifung des Selbst*‹

stellt dem Therapeuten dafür ein Werkzeug zur Bestimmung der Themenzentrierung zur Verfügung und gestattet ihm, die psychodynamisch ursächlichen Grundlagen der Störung des Selbst zu bestimmen, welche für die Entstehung der aktuellen Symptomatik verantwortlich sind.

35 Die Prüfliste erleichtert dem Therapeuten die Einschätzung und Beurteilung der Frage, ob das Selbst des Patienten als strukturell gestört (defizitäres Selbst, 10/16), als konflikthaft beeinträchtigt (konflikthaftes Selbst, 10/16) oder als traumatisch versehrt (kolonisiertes Selbst, 10/18) zu verstehen ist. Dabei ist stets zu bedenken, dass keine Entweder-oder-Beurteilung möglich, sondern stets nur nach dem Überwiegen der einen oder anderen Beeinträchtigung zu suchen ist. Von seiner Entscheidung ist abhängig, ob der Therapeut eher strukturorientiert oder konfliktzentriert mit dem Patienten arbeiten will. Patienten mit einem kolonisierten Selbst tragen meist eine sehr gravierende Störung der Struktur ihres Selbst in sich, sodass es sinnvoll ist, mit ihnen strukturzentriert zu arbeiten.

36 Die thematische Zentrierung der tiefenpsychologischen Psychotherapie stellt ein zentrales Charakteristikum der Methode dar und fordert den Therapeuten heraus zu entscheiden, wie der Zusammenhang zwischen Symptomatik, aktueller Lebenssituation und den unbewussten psychodynamisch wirksamen Wurzeln der Lebensgeschichte in ihren Auswirkungen auf die Struktur des Selbst zu verstehen ist. In diesem Verständnis ist der Konflikt ein Phänomen, das in der Struktur des Selbst verankert ist und häufig mit strukturellen Beeinträchtigungen verbunden ist. Die geeignete Fokussierung oder Themenzentrierung für die tiefenpsychologische Arbeit findet der Psychotherapeut mit Hilfe der Prüfliste, indem er alle Items daraufhin prüft, inwiefern sie für den Patienten relevant sind. Die Tabelle 4 (9/28a) ist dabei behilflich, das Strukturniveau einzuschätzen und zu erkennen, welche psychischen Funktionen als besonders schlecht in das Selbst integriert anzusehen sind. Die Items in der Spalte ›Konfliktebene‹ erlauben es, unbewusste Konflikte des Patienten unter den Aspekten der Integration der motivationalen Systeme und der Bezogenheit zu reflektieren. Hier kann bestimmt werden, welche Konflikte als maßgeblich für die Problematik bzw. Symptomatik anzusehen sind. Nach der Bestimmung von Struktur und Konflikt wird dieses Ergebnis mit einer Einschätzung der Reifung im entwicklungspsychologischen Kontext verbunden; sie liefert eine

Hypothese für die unbewusste Entwicklungsaufgabe, welche unbewältigt hinter der strukturellen Störung und/oder dem Konflikt zu vermuten ist. Im Anhang des Buches findet der Leser eine Diagnostikliste, welche dafür gedacht ist, in Form einer Kopie als Arbeitsgrundlage für die Themenzentrierung zu dienen. Die erhobenen Befunde des Patienten können darin markiert werden und als Basis für die Formulierung der psychodynamischen Hypothese verwendet werden.

Allerdings sollte sich der Therapeut stets bewusst sein, dass die von 37
ihm getroffene Zentrierung insbesondere in der Anfangsphase der Behandlung noch vorläufig ist, eine Hypothese darstellt und im Detail wie auch grundsätzlich reformuliert werden kann, ja muss, sobald sich dies aus dem Verlauf der Gespräche ergibt. Damit steht der Therapeut nicht unter dem Druck, eine *›richtige‹* Psychodynamik zu formulieren, wenn er mit der Behandlung beginnt. Aber er ist herausgefordert, seine Hypothese regelmäßig daraufhin zu prüfen, ob sie noch Bestand haben kann. Hierfür ist die *›Prüfliste Struktur, Reife und Konflikt des Selbst‹* ein geeignetes Werkzeug. Darüber hinaus kann die Liste in der laufenden Behandlung stets dabei helfen zu bestimmen, welche unbewusste Thematik den Patienten beschäftigt, während er bewusst ein Problem anspricht, das nach Einschätzung des Therapeuten nicht zu der von ihm ins Auge gefassten Themenzentrierung passt.

Die kontinuierliche themenzentrierende Reflektion des Therapeuten 38
im Hintergrund der konkreten psychotherapeutischen Arbeit, wie sie im bewusst erlebten Vordergrund des Dialogs der beiden Beteiligten abläuft, führt implizit dazu, dass der Patient eben diese Qualität der Reflektion zunehmend als eigene Funktion übernimmt, wenn und sofern es dem Therapeuten gelingt, Aspekte seiner Reflektion in den Vordergrund des Dialogs zu bringen. Dann wird die Themenzentrierung via Reflektion des Therapeuten und gemeinsamer Reflektion im Dialog schrittweise zum Inhalt der Selbstreflektion des Patienten und auf diese Weise therapeutisch wirksam.

Weiterführende Literatur:

Rudolf, G. (2004). Strukturbezogene Psychotherapie. Leitfaden zur psychodynamischen Therapie struktureller Störungen. Stuttgart: Schattauer.

Wöller, W., Kruse, J. (2001). Tiefenpsychologisch fundierte Psychotherapie – Basisbuch und Praxisleitfaden. Stuttgart: Schattauer.

12. Kapitel

Zur Integration von Metatheorie und Behandlungspraxis: Was wirkt in der tiefenpsychologischen Psychotherapie?

1 In diesem Kapitel wende ich mich der Frage zu, wodurch Psychotherapie wirksam wird. Eine erste Antwort lautet: indem sie den unterbrochenen Prozess der Reifung des Selbst wieder aufnimmt. Damit folge ich weiterhin dem Grundgedanken dieses Buches, wonach ein gesundes Selbst das Ergebnis eines gelungenen Reifungsprozesses ist, wonach aber die Ursache für jegliche Form der Störung des Selbst in einem misslungenen Reifungsprozess zu suchen ist. In diesem Verständnis ist nach einer Behandlungspraxis der tiefenpsychologischen Psychotherapie zu suchen, die es dem Patienten ermöglicht, den unterbrochenen Faden seiner Reifungsentwicklung wieder aufzunehmen. Hier gehe ich abschließend der Frage nach, welche Neuerungen die beschriebenen neuen Theorien der psychotherapeutischen Behandlungspraxis zur Verfügung stellen.

2 Ich habe in den Kapiteln 3 bis 7 die Bedeutung der Bindung, der Entfaltung des Affekterlebens, der Mentalisierung, des impliziten Beziehungswissens und der motivational-funktionalen Systeme für die Reifung des Selbst beschrieben. Dabei ist deutlich geworden, dass die Entwicklung einer reifen Struktur des Selbst sowie der Fähigkeit, die unvermeidlichen Lebensgrundkonflikte lösen zu können, unbedingt darauf angewiesen ist, dass das Kind in Beziehungen aufwächst, welche ihm ermöglichen, die genannten Entwicklungsaufgaben zu meistern. Was für die Reifung des Selbst in der Kindheit unverzichtbar ist, sollte auch die psychotherapeutische Beziehung prägen, wenn sie wirksam sein soll.

3 Die Behandlungspraxis, welche die Reifung der Struktur des Selbst und die Bewältigung der unbewussten Konflikte ermöglichen soll, muss allerdings eine andere sein, als die grundlegenden metapsychologi-

schen Theorien erwarten lassen. Während diese Theorien nämlich vom Therapeuten fordern, ein hohes intellektuelles Abstraktionsvermögen aufzubringen, erfordert die Behandlungspraxis ein hohes Maß an Emotionalität, Fantasie und Kreativität im Zusammenspiel mit Reflexionsvermögen. Es ist eine spontane und dennoch reflektierte Vielfalt der Gefühle und Fantasien seitens des Therapeuten nötig, welche den therapeutischen Rahmen des Settings füllt und die Voraussetzung dafür schafft, dass der Patient die Muster seiner Regulation, seine Bindungsmuster, seine sekundäre Affektrepräsentanzen und seine Fähigkeit zur Mentalisierung nachreifen lassen kann.

Die Behandlungspraxis und deren Theorie sind nicht identisch mit 4
der Theorie, welche die Basis für das metapsychologische Verständnis eines Patienten schafft. Diese Feststellungen vorausgeschickt lässt sich nun betrachten, wie eine Psychotherapie behandlungspraktisch gestaltet werden muss, um therapeutisch wirksam zu sein. Allerdings liegt der Schwerpunkt dieses Buches nicht auf der Darstellung der Behandlungspraxis der tiefenpsychologischen Psychotherapie. Insofern darf der Leser in diesem Kapitel hier lediglich eine Skizze dessen erwarten, wie die beschriebenen neuen Theorien die Möglichkeiten der Behandlung beeinflussen und erweitern. Deren umfassendere Darstellung würde den Rahmen dieses Buches sprengen. Der Leser wird am Ende des Kapitels auf Literatur hingewiesen, die ihm das Eigenstudium der hier nur kurz beschriebenen Thematik ermöglicht.

Psychoanalytiker unter den Säuglingsforschern (Beebe und Lach- 5
mann, 2002; Process of Change Study Group, 1998) sind bereits früh der Frage nachgegangen, ob sich nicht aus der gelingenden Mutter-Kind-Beziehung Anregungen für den therapeutischen Prozess gewinnen lassen. Betrachten wir die in den ersten Kapiteln dargestellten Ergebnisse der Säuglingsforschung, Bindungstheorie und der Neurowissenschaften aus dem Blickwinkel dieser Fragestellung, so ergeben sich **drei Aspekte,** die **der Beziehung** zwischen Kind und Pflegeperson innewohnen und die ganz wesentlich *zur Förderung der Reifungsentwicklung* beitragen (s. Kap. 10):

Systemischer Aspekt: Die Säuglingsforschung zeigt mit großer Ein- 6
deutigkeit auf, dass ein kontinuierlicher, wechselseitiger kommunikativer Austausch zwischen Mutter und Kind zur Förderung der Reifungsentwicklung notwendig ist. Charakteristikum der Wechselseitigkeit ist

dabei, dass sich beide Beteiligte voneinander beeinflussen und verändern lassen. Darin überlassen sich beide einem (lebens-)lang anhaltenden Prozess ständiger wechselseitiger Einflussnahme.

7 **Funktionaler Aspekt:** Im Laufe seiner Beziehungserfahrung entwickelt das Kind *›innere Arbeitsmodelle‹* (Fonagy, 2003), individuelle Funktionsweisen psychischen Erlebens und Reagierens, womit es auf seine Umwelt antwortet und sich auf sie einstellt. Dazu zählen auch die Abwehrmechanismen (A. Freud, 1936). Das Kind entwickelt seine Art des *›Wie‹* es in der Welt sein will. Die Kleinkindforschung vermag aufzuzeigen, dass es sich bei diesem *›Wie‹* um eine sehr persönliche Mischung aus einerseits höchst individuellen Reaktionen auf das So-Sein der Mutter und andererseits um die Übernahme ihres So-Seins handelt. Mit der Entwicklung der Symbolisierungsfähigkeit nutzt das Kind darüber hinaus seine zunehmende Fähigkeit zum Fantasieren (i. S. v. aktiver Imagination, Kap. 5.4), um sein individuelles *›Wie‹* zu modifizieren.

8 **Inhaltlicher Aspekt:** Die Auseinandersetzung des Kindes mit sich selbst und dem Anderen in den primären (= Pflege-)Beziehungen führt zur Differenzierung des *›Was‹* miteinander kommuniziert wird. Während am Anfang der kindlichen Entwicklung noch basale Inhalte wie die Unterscheidung von körperlichen Bedürfnissen, Affekten und Handlungsimpulsen sowie die Regulation ihrer Intensität eine zentrale Rolle spielen, geht es später um konflikthafte oder ambivalente Themen wie z. B. Aversion gegenüber der benötigten Pflegeperson, Bindungsbedürfnis versus Explorationsstreben oder Rivalitätslust innerhalb einer liebenden Beziehung.

9 Diese drei Aspekte dessen, wie sich Beziehungserfahrungen des Kindes mit den primären Pflegepersonen strukturell in seinem Selbst niederschlagen, sind auch für die therapeutische Beziehung in Psychotherapie und Psychoanalyse bedeutsam, wenn es darum geht, Antworten auf die Frage zu finden, was im therapeutischen Prozess verändernd, und das bedeutet immer reifungsfördernd, wirksam ist.

10 In reifungsfördernden Beziehungen benötigt der Therapeut ebenso wie die Pflegeperson je nach dem spezifischen Aspekt, unter dem der aktuelle Beziehungsmoment mit dem Patienten zu verstehen ist, eine unterschiedliche *Haltung*. Indem ich davon ausgehe, dass Psychotherapie und Psychoanalyse Prozesse sind, welche eine Nachreifung des Patienten zum Ziel haben, nehme ich auch an, dass dabei Bedingungen

herzustellen sind, die denen des unter optimalen Entwicklungsbedingungen aufwachsenden Kindes ähnlich sind. Dazu gehört, dass der Therapeut ähnliche Haltungen[37] (siehe 12/13) einnimmt, wie es Eltern in der Kindeserziehung tun. Vor diesem Hintergrund gehe ich der Frage nach, welche Anregungen sich für die Behandlungspaxis in den Theorien der Neurobiologie, der Bindungstheorie, der Selbstpsychologie und der Säuglingsforschung finden lassen.

Die **neurobiologische Forschung** (Koukkou et al., 1998; Beebe, 11
Lachmann, 2002) liefert dem Psychotherapeuten erstaunliche Ergebnisse als Beleg für die unzweifelhafte Berechtigung seiner Bemühungen. So zeigt sie, dass das Gehirn lebenslang lern-, wandlungs- und entwicklungsfähig ist, selbst nach schweren anatomischen Schädigungen. Komplexe Systeme von Zellverbindungen bilden die neuroanatomische Grundlage für die verschiedenen psychischen Funktionen, die das Gehirn als Basiselemente dessen ausbildet, was wir aus psychologischer Sicht als *psychische Struktur* oder als *Selbst* bezeichnen. Die Neurobiologie kann nachweisen, dass das Gehirn lebenslang in der Lage ist, *neue* Zellverbindungen zu kreieren. Diese Fähigkeit bildet die Grundlage für die Möglichkeit des Menschen, Psychotherapie als Lern- und Entwicklungsangebot zu nutzen. Darüber hinaus zeigt die Hirnforschung auf, dass Lernen ein psychosozialer Prozess ist. Fehlende Lernangebote in bestimmten Lebensphasen gehen mit einem Defizit an Fähigkeit im späteren Lebensalter einher. Diese beiden Zusammenhänge bestätigen wesentliche traditionelle Annahmen der psychoanalytischen Entwicklungstheorien, nämlich dass Beziehung eine entscheidende Grundlage der seelischen Reifungsentwicklung ist und dass Defizite oder Mängel im Beziehungsangebot der Eltern mit einer Störung der Reifung des kindlichen Selbst einhergehen. Damit wird die *Bindung*, welche die Voraussetzung für das Entstehen der Beziehung zwischen Eltern und Kind darstellt, in der Neurobiologie zu einem essenziellen Element gesunder Reifungsentwicklung des Gehirns.

Die **Bindungstheorie** (Kap. 3) hebt ihrerseits die Bedeutung der 12
Bindung hervor und betont, dass das Bedürfnis danach als essenziell anzusehen ist. Sie untersucht die Voraussetzungen, die gegeben sein müs-

[37] Die Betonung der Ähnlichkeit darf den Leser nicht dazu verleiten anzunehmen, dass die Haltung (und schon gar nicht das Verhalten) des Therapeuten seinem Patienten gegenüber der von Eltern dem Kind gegenüber gleichen soll.

sen, damit das Kind eine sichere Bindung an seine primären Bezugspersonen entwickeln kann, und beschreibt die Bindungsvarianten, die neben der sicheren Bindung entstehen. Ferner haben Bindungsforscher die Modalitäten, das *Wie* des Entstehens sicherer Bindungen untersucht und beschrieben. *Feinfühligkeit* der Bindungspersonen stellt eine zentrale Fähigkeit dar und entscheidet mit darüber, wie sich das Sicherheitsgefühl des Kindes in der Beziehung entwickeln kann.

13 Die Konzepte *Bindung* und *Feinfühligkeit* beschreiben basale *Haltungen*, die für das Entstehen von Beziehung und für das Gelingen der Reifungsentwicklung unverzichtbar sind. Daher sind sie auch als zentrale Konzepte der psychotherapeutischen und analytischen Behandlungspraxis[38] unverzichtbar. Die Fähigkeit des Therapeuten, eine sichere Bindung anbieten zu können, gehört zu den systemischen Aspekten (10/3) der therapeutischen Beziehung und zur Haltung, durch welche die Reifungsentwicklung des Patienten gefördert wird. Die Fähigkeit zur Feinfühligkeit gehört weiter zu den funktionalen Fertigkeiten des Therapeuten, prägt die therapeutische Beziehung, und sie bereitzustellen stellt eine zentrale reifungsfördernde Haltung dar.

14 Die psychoanalytische **Selbstpsychologie** hat mit dem Konzept vom *Selbstobjekt* ein entwicklungspsychologisches, metapsychologisches und behandlungspraktisches Modell entwickelt, das große Gemeinsamkeiten mit den Konzepten *Bindung* und *Feinfühligkeit* aufweist. Es erscheint mir sinnvoll, diese drei Konzepte zu einer gemeinsamen Behandlungspraxis zu integrieren, freilich ohne auf diese Weise ihre jeweils eigene Herkunft aus dem Auge zu verlieren. Das Selbstobjekt ist nicht, wie der Begriff annehmen lässt, ein eigenständiges Objekt, also ein Gegenüber für das Kind oder den Patienten, sondern lediglich eine spezifische *Funktion*, die dem Kind bzw. dem Patienten zur Verfügung gestellt wird (Milch, 2001, S. 65). Zu diesen Funktionen gehört die Fähigkeit zur sicheren Bindung ebenso wie die der Feinfühligkeit; Letztere wird in der Selbstpsychologie mit dem Konzept der *Empathie* erfasst. Ihr wird ein wesentlicher Teil der therapeutischen Wirksamkeit zugesprochen. Die psychoanalytische Selbstpsychologie nimmt an, dass Patienten in der

---

[38] Behandlungspraxis meint mehr als Behandlungstechnik, indem sie die Haltung des Therapeuten und die von ihm ausgehende aktive Beziehungsgestaltung in den Begriff mit einbezieht.

therapeutischen Situation spontan *Selbstobjekt-Übertragungen* entwickeln; sie dienen dem unbewussten Ziel, den Therapeuten zur Einnahme einer Haltung und zum Angebot einer Beziehungsmodalität zu veranlassen, die reifungsförderlich sind. Die Arbeit mit der Selbstobjekt-Übertragung stellt in selbstpsychologischer Sicht ein zentrales therapeutisches Angebot dar. Sie übt eine *reparative Funktion* für das Selbst des Patienten aus und entfaltet dadurch eine eigenständige therapeutische Wirksamkeit. Zusammenfassend kann man sagen, dass die Arbeit mit dem Konzept *Selbstobjekt* implizit eine Arbeit mit den Konzepten *Bindung* und *Feinfühligkeit* beinhaltet und damit Modelle der Neurobiologie und der Bindungstheorie integriert.

Mit der Selbstobjekt-Übertragung zu arbeiten, bedeutet in der Pra- 15
xis, unbewusste emotionale Bedürfnisse, die der Patient an den Therapeuten richtet, zu erkennen und darauf angemessen zu reagieren. Benötigt der Patient beispielsweise eine Spiegelung seiner emotionalen bzw. affektiven Befindlichkeit, so formuliert der Therapeut seine per Empathie gewonnene Vorstellung von dessen aktuellem emotionalen Erleben. Auf diese Weise können Patienten mit Störungen im Bereich der emotionalen Selbstwahrnehmung dieses Defizit ihres Selbst schrittweise verringern, indem sie sekundäre Repräsentanzen (5/28) entwickeln (Beispiel s. u.). Das stellt zugleich eine entscheidende Voraussetzung dafür dar, dass sich die Fähigkeit der Selbstreflexion entwickeln kann (vgl. Kap. 10.2). Vor allem aber dient diese so genannte *reparative*[39] Selbstobjekt-Übertragung ganz wesentlich dazu, dem Patienten eine sichere Bindung in der therapeutischen Beziehung zu ermöglichen; dazu trägt die stete Wiederholung der Erfahrung bei, sich vom Therapeuten emotional erkannt und ernst genommen zu fühlen. Um dem Patienten zu ermöglichen, dass er immer von neuem die reparative Erfahrung insbesondere der Spiegelung seiner inneren Zustände machen kann, bemüht sich der Therapeut so oft wie möglich darum, diese mit der Haltung der Empathie gekoppelten Position einzunehmen. Das

---

[39] Der Begriff ›*reparativ*‹ stammt wie die meisten selbstpsychologischen Konzepte aus dem Amerikanischen; er soll zum Ausdruck bringen, dass mit dem Patienten in einer progressionsorientierten Weise gearbeitet wird. Dabei steht weniger die Auseinandersetzung mit den pathogen wirksamen Erfahrungen der Kindheit im Vordergrund der Arbeit als vielmehr das Beziehungserleben in der Aktualität der therapeutischen Beziehung.

folgende Beispiel soll die therapeutische Wirkung der Beachtung der Selbstobjekt-Übertragung illustrieren:

16 Eine meiner Patientinnen neigte dazu, unbewusste Aggression in das Gegenteil zu verwandeln. Wir hatten bereits wiederholt darüber gesprochen, wie schwer es ihr fällt, sich abzugrenzen, etwa »Nein« sagen zu können usw. Eines Tages überraschte sie mich mit der Mitteilung, dass ich ihr in der letzten Stunde in einem bestimmten Zusammenhang gesagt hätte, dass sie wohl »empört« sei. Das sei ihr auf der Heimfahrt ständig durch den Kopf gegangen, bis sie begriffen habe, dass sie sich noch nie empört gefühlt habe. Natürlich kenne sie das Wort. Aber an diesem Tag habe sie das erste Mal Empörung *gefühlt*. Und das habe ihr enorm gut getan, fast fühle sie sich wie befreit.

17 Silberner-Becker und Amler (2005) befassen sich mit dem »Bedürfnis nach einer spiegelnden Selbstobjekterfahrung«. Sie beschreiben einen weiteren Aspekt der Erfahrung, die der Patient dabei mit dem Therapeuten neben der Bildung von sekundären Repräsentanzen macht: »Jeder Mensch sucht Beziehungserfahrungen, in denen seine Wahrnehmung anerkannt und verstanden wird. Die Wahrnehmung des Patienten zu spiegeln ist manchmal keine einfache Aufgabe für uns, nicht nur bei Extrembeispielen wie den beiden folgenden: Ein Patient erzählte seiner Analytikerin, dass der beste Teil seiner Kindheit im KZ lag, trotz der Ermordung seines Vaters gleich nach der Ankunft dort, weil er dort mit anderen Kindern zusammen war, im Gegensatz zur Zeit davor, in der er allein mit seinen Eltern in einem Erdloch versteckt gewesen war. Er hatte dort Monat um Monat mit dem sich streitenden, hungrigen, in Panik lebenden Eltern mit Ungeziefer und in Dunkelheit verbracht. … Ebenso schwer ist es, bei Inzestopfern zu akzeptieren, wenn diese meinen, die Beziehung zu ihren Vätern sei trotz allem noch das Beste in ihrer Kindheit gewesen. … Hier ist es das Bedürfnis der Patientin, in der Wahrnehmung der eigenen Geschichte vom Analytiker angenommen zu werden. Wenn wir auf der Suche danach sind, was ›wirklich passiert ist‹, und die berichtete Erfahrung der Patientin dabei infrage stellen, wiederholen wir ein früheres psychisches Trauma, indem wir ihre psychische Realität verneinen. … Die Anerkennung der subjektiven Realität des Patienten bewirkt Vertrauen in sich und andere, verbessert das Kompetenzerleben und verändert damit die Organisation von Erfahrung. Zugleich entstehen dadurch neue Beziehungserwartungen und somit Hoffnung auf eine andere, bessere Zukunft« (Silberner-Becker, Amler, 2005, S. 244).

Die psychoanalytische Selbstpsychologie benutzt ein »bidimensionales Modell der Übertragung« (Ringstrom, 2000, S. 43). Neben der reparativ wirksamen Form der Selbstobjekt-Übertragung tritt die wiederholende oder repetitive Form der Übertragung auf. Darin werden Muster von Beziehungserfahrungen der Vergangenheit unbewusst so erlebt, als seien sie aktuell. Die Arbeit mit dieser Form der Übertragung gehört als ›common sense‹ zum selbstverständlichen Repertoire jedes analytisch arbeitenden Psychotherapeuten. Sie dient der Entwicklung der emotionalen und kognitiven Fähigkeit des Patienten, die Wiederholung der Vergangenheit im Erleben der Gegenwart zu erkennen. In der Arbeit mit der repetitiven Übertragung beachtet der Therapeut den inhaltlichen Aspekt der Beziehung (die WAS-Dimension, 10/12) und fördert zugleich die reflexive Fähigkeit des Patienten. 18

Ich plädiere dafür, dieses bidimensionale Modell der Übertragung in der tiefenpsychologischen Psychotherapie zu verwenden, da es dem Therapeuten im Prozess die Orientierung erleichtert. Mit dem Begriff *Prozess* wird der Umstand beschrieben, dass die Nachreifung des Patienten während der Behandlung ähnlich schrittweise vorangeht wie die Reifungsentwicklung des Kindes. In der Regel reflektiert der Therapeut im Verlauf der Behandlung stets, wie er den Reifungsfortschritt des Patienten einschätzt. Bezogen auf diesen Prozess ist es für den Therapeuten wichtig zu wissen, dass die Arbeit mit der wiederholenden Form der Übertragung umso effektiver für den Patienten ist, je sicherer er sich der Bindung zum Therapeuten sein kann. Je nachdem, wie nun das Sicherheitserleben des Patienten in der Beziehung zum Therapeuten einzuschätzen ist, gelingt es zu entscheiden, welche der beiden Dimensionen der Übertragung vorrangig anzusprechen und zu bearbeiten ist. 19

Frau E. (siehe auch 8/44) kam zur Sitzung nach meiner Urlaubspause. Sie schaute mich mit gesenktem Kopf aus den Augenwinkeln gleichermaßen ängstlich wie prüfend an. Mir sind solche Blicke von Frau E. seit Beginn ihrer Behandlung bekannt. Dann erlebt sie mich streng, missbilligend und fühlt sich in Gefahr, von mir abgelehnt zu werden. Ich erinnerte mich an die letzte Sitzung vor dem Urlaub und daran, dass ich ärgerlich war; es war uns trotz Verlängerung der Sitzung nicht gelungen, den Zusammenhang meines Ärgers zu klären. Nun berichtete Frau E. von ihren Ängsten während meines mehrwöchigen Urlaubs. Es lag für mich nahe, darüber nachzudenken, in 20 welchem Zusammenhang ihre Ängste während meines Urlaubs mit dem Erleben meines Ärgers in der letzten Sitzung stehen könnten. Allerdings sprach ich diesen Zusammenhang zunächst nicht an, sondern entschied mich, ihr erst einmal nur zuzuhören. Dabei bemerkte ich, dass mehrere der geschilderten Angstsituationen die Gemeinsamkeit aufwiesen, dass sie sich darin selbst verloren hatte. So schilderte sie beispielsweise eine Situation an ihrem Arbeitsplatz. Sie ist eine wertgeschätzte Kollegin, die in der Regel gute Arbeit leistet. Nun sprach sie in dieser und in mehreren anderen Zusammenhängen von ihrer Angst, nicht geschätzt, sondern belächelt und nicht ernst genommen zu werden. In all diesen Situationen fühlte sie sich klein und bedeutungslos, vor allem aber kraft- und wehrlos. Nun stand ich vor der Aufgabe zu entscheiden, ob ich den Übertragungsaspekt ihrer Angst vor einer Wiederholung meines Ärgers (= repetitive Übertragung) ansprechen sollte, oder ob ich den Aspekt der reparativen Übertragung aufgreifen sollte, den ich darin sah, dass die Patientin mir diese Episoden in der unbewussten Hoffnung schilderte, dass ich erkennen würde, was darin mit ihr geschehen ist (= reparative Übertragung): Nämlich dass sie in all diesen Szenen den inneren Kontakt zu ihren Stärken, Fähigkeiten und Kompetenzen verloren hatte. Ich entschied mich dafür, die reparative Übertragung aufzugreifen, und schilderte ihr meinen Eindruck, dass sie in den verschiedenen Episoden den Kontakt zu sich verloren habe. Dabei beschrieb ich ihr vor allem, dass es der Fühlkontakt zu ihren Fähigkeiten und Kompetenzen ist, den sie dabei verliert. Und ich sagte ihr weiter, dass ich all das im Laufe unserer gemeinsamen Arbeit an ihr beobachten konnte und dass ich weiß, dass sie darüber verfügt. Offenbar sei es aber gerade das, was ihr in den geschilderten Episoden innerlich verloren gegangen sei. Meine Patientin hörte wie gebannt zu und platzte schließlich heraus: Das stimmt, das ist ganz genau, wie Sie sagen. Das passiert mir immer wieder, ganz genauso.

21 Wie ich gezeigt habe, sind es, in starker Vereinfachung gedacht, die zwei Gesichtspunkte des bidimensionalen Modells der Übertragung, mit denen es dem Therapeuten bereits gelingt, zentrale Bedingungen der reifungsfördernden Beziehung herzustellen und dabei die drei Aspekte zur Förderung der Reifungsentwicklung (12/6–8) zu beachten. Mit diesem Modell der Übertragung gelingt es durchaus gut, therapeutischen Einfluss zu nehmen auf das Selbst, seine Bedürfnisse und seine funktionalen Fähigkeiten, wie ich sie bereits dargestellt habe (1/13:1–7). Aber in der Praxis zeigt sich oft, dass diese bewährten und durch neue Forschungen weitgehend bestätigten Behandlungskonzepte allein nicht den gewünschten Erfolg bringen. Klinische Arbeiten der Psychoanalytiker unter den Säuglingsforschern ergänzen das bisherige Spektrum unserer Behandlungsmöglichkeiten noch weiter.

Beatrice Beebe und Frank M. Lachmann (2002) haben unter Rück- **22**
griff auf ihre langjährige Forschungstätigkeit mit Säuglingen und ihre Erfahrung als Psychoanalytiker sowie unter Einbezug objektbeziehungstheoretischer und selbstpsychologischer Theorien »**drei Prinzipien**« (ongoing regulation, disruption and repair, hightened affectivity) des therapeutischen Prozesses formuliert, welche die analytische und psychotherapeutische Arbeit erheblich befruchten und ihr neue Möglichkeiten eröffnen können. Sie betrachten die gesamte Arbeit mit dem Patienten strikt unter dem Aspekt des *Systems*, in dem sich beide Beteiligte ständig *gegenseitig* beeinflussen. Und sie gehen davon aus, dass die Bereitschaft des Therapeuten, sich von seinem Patienten verändern zu lassen, ähnlich wie in der Mutter-Kind-Beziehung (4/5 f.) eine zentrale Voraussetzung dafür darstellt, dass die Entwicklung gelingt. Dazu müssen beide in eine Beziehung eintreten, die eine fortlaufende gegenseitige *Regulation* des Verhaltens, der Emotionen und Affekte ermöglicht. Sie gehen davon aus, dass die Regulation jederzeit gestört oder unterbrochen werden kann; *Unterbrechung und* (!) *Wiederherstellung* der gemeinsamen fortlaufenden Regulation stellen zentrale reifungsfördernde Erfahrungen für das Kind dar und sind als ein eigenständig therapeutisch wirksames Element in der Psychotherapie und Psychoanalyse anzusehen! Diese miteinander geteilten Erfahrungen können *Momente erhöhter Emotionalität bzw. Affektivität* entstehen lassen. Solche Momente sind ihrerseits in besonderem Maße therapeutisch effektiv und verstärken die Wirksamkeit der beiden anderen Prinzipien. Die prozesshafte Erfahrung des Patienten in der Beziehung mit seinem Therapeuten hat eine doppelte Wirksamkeit, indem auf diese Weise gleichzeitig implizites Beziehungswissen (Kap. 6) und bewusste emotionale Erfahrung entsteht. Die drei Prinzipien ([1] fortlaufende gegenseitige Regulation, [2] Unterbrechung und Wiederherstellung dieser Regulation und [3] Momente erhöhter Affektivität) ergänzen nach Ansicht der Autoren die bestehenden Behandlungskonzepte der psychoanalytischen Therapie in besonderer Weise. Diese Prinzipien beachten die Aspekte der reifungsförderlichen Beziehung und bilden wesentliche Elemente der Mutter-Kind-Beziehung auf eine emotional besonders intensive Weise nach. Sie erfordern eine kontrollierte Bereitschaft des Analytikers/Therapeuten,

sich in die unbewussten Muster des Patienten verwickeln zu lassen, so wie dies natürlicherweise Pflegepersonen mit ihren Kindern zulassen.

23 Die drei Prinzipien konzipieren insbesondere die Unterbrechung der Beziehung mit dem Therapeuten, deren gemeinsame Untersuchung *und* Wiederherstellung als eigenständiges therapeutisches Konzept und messen diesem Ablauf einen Erfahrungscharakter zu, der auf die Beziehungsrepräsentanzen des Patienten einen verändernden Einfluss nimmt. Mit diesem Konzept beziehen sich die Autoren explizit auch auf die Ergebnisse der Neurobiologie und das Wissen von der lebenslangen Plastizität neuronaler Verknüpfungen (12/11), die besonders dann Änderungen der Verknüpfungen ermöglicht, wenn Erfahrung mit besonderer Intensität auftritt, wie es bei heftigen Affekten der Fall ist. Damit wird dem *Wie* (12/7) des therapeutischen Geschehens selbst eine eigenständige therapeutischen Wirksamkeit zugesprochen, ohne dass dabei kognitiv verstehende Deutungen notwendig sind!

24 Die Bostoner *Process of Change Study Group*[40] (1998, dt. 2002) beschreibt eine Theorie der Veränderung, die einige der wichtigsten aktuellen Konzepte der Säuglingsforschung, der kognitiven Psychologie, der Systemtheorie und der Erwachsenen-Psychoanalyse integriert. Die Autoren sprechen von »nichtdeutenden Mechanismen« (2002) der Psychotherapie, welche das implizite Beziehungswissen des Patienten auf ein reiferes Niveau zu heben in der Lage sind. Ähnlich wie Beebe und Lachmann gehen sie davon aus, dass im therapeutischen Prozess gemeinsam gestaltete Erfahrungen Muster des Miteinanders entstehen lassen, die sich in den Repräsentanzen des Patienten niederschlagen[41].

---

40 Stern, D. N., Sander, L. W., Nahum, J. P., Harrison, A. M., Lyons-Ruth, K., Morgan, A. C., Bruschweiler-Stern, N., Tronick, E. Z.

41 Mein Beispiel in Absatz 19 dieses Kapitels vermag diesen Zusammenhang zu illustrieren. Die Patientin hatte bereits am Beginn der Sitzung nonverbal zum Ausdruck gebracht, wie groß ihre Angst vor mir ist. Sie ist sich dieser Angst vor mir bereits seit längerem bewusst und erkennt darin ein Muster ihres Erlebens wieder, wie es ihr mit ihrem Vater vertraut ist. In dieser Situation hat sie mit mir die Erfahrung gemacht, dass ich ganz im Gegensatz zu ihrer bewussten Erwartung mit meiner Selbstobjekt-Funktion zur Verfügung stehe. Der Inhalt der Deutung aus der Selbstobjekt-Übertragung heraus hat zu einer spürbaren affektiven Entlastung und Veränderung ihrer Gefühlslage geführt. Ich gehe davon aus, dass wiederholte Erfahrungen dieser Art zu einem Wandel der Objektrepräsentanzen führt. In der konkreten Behandlung von Frau E. ist die Angst mir gegenüber, die gewöhnlich als negative Übertragung verstanden wird, inzwischen einem gelassenen Erleben in der Begegnung gewichen.

Psychotherapie vermittle auf diese Weise gleichsam eine Art von »Update« (Beebe und Lachmann, 2002), eine *»dyadische Expansion der Bewusstheit«* (Tronik, 1998). Nach Auffassung dieser Gruppe ist im analytischen/therapeutischen Prozess neben den beiden Formen der Übertragung (2/7) ein dritter Beziehungsaspekt wirksam, die *reale Beziehung*, wenn es dem therapeutischen Paar gelingt, emotional-affektiv hochgeladene *Momente* (»moments of meeting«) entstehen zu lassen. Damit spricht auch diese Forschergruppe dem *WIE* (2/1/2) der Gestaltung der therapeutischen Beziehung eine eigenständige therapeutische Wirkung zu, die nicht durch explizit-verbale Interventionen klarifiziert zu werden braucht.

Was müssen wir uns darunter vorstellen, wenn von Gestaltung der 25
therapeutischen Beziehung die Rede ist? Stern (1998) versteht darunter Abläufe in der therapeutischen Beziehung, die teilweise innerhalb von Sekunden erfolgen können. Ähnlich wie Beebe und Lachmann geht er davon aus, dass das therapeutische Paar im Verlauf der Behandlung ein ›moving along‹ miteinander entwickelt, gemeinsame nichtbewusste Gepflogenheiten, in denen beide sich aufeinander wortlos einstellen. Immer mal wieder kommt es darin vor, dass der eine oder andere diesen »Kanon« (Stern, 1998) der Gewohnheiten verlässt, was beide aus der Ruhe des »moving along« aufschrecken lässt. Ein »now moment«, ein Moment der Störung entsteht. »Solch ein ›now moment‹ kann als ein emergenter Besitz des komplexen dynamischen Systems, das von den beiden am therapeutischen Prozess beteiligten Menschen gebildet wird, angesehen werden. … Weil ein solcher Moment aus dem Rahmen des Gewohnten fällt und weil beide auf diese Erfahrung unvorbereitet sind, erleben der Therapeut und der Patient Angst, denn sie wissen nicht so genau, was sie tun sollen, außer dass sie schnell wieder zu den gewohnten Arten des Umgangs miteinander zurückkehren und auf diese Weise wieder unter dem Deckmantel etablierter Formen miteinander umgehen. Sie befinden sich miteinander auf unbekanntem Grund mit all den Möglichkeiten von Desaster, die dem innewohnen, wenn man nicht weiß, was man tun soll. Wenn der Therapeut dann doch weiß, was zu tun ist, hat er den ›now moment‹ möglicherweise schon verpasst oder sich hinter seiner Technik versteckt. … Ein solcher ›now moment‹, der therapeutisch aufgegriffen wird … kann zu einem ›moment of meeting‹ werden. … Die Antwort kann allerdings nicht in therapeutischer Tech-

nik oder einer sonst üblichen therapeutischen Reaktion bestehen. Vielmehr muss sie in einer punktgenauen Kreation bestehen, genau zu der Einzigartigkeit der unerwarteten Situation passen und sie muss die Handschrift des Therapeuten in sich tragen und zeigen, dass sie seine Sensibilität und Erfahrung jenseits aller Technik und Theorie in sich trägt.« (Stern, 1998, S. 304 f.; Übersetzung M. K.)

26 Ich berichte weiter über die Sitzung mit Frau E., über die ich bereits im Absatz 19 geschrieben habe. Sie reagierte auf meine Intervention wie beschrieben erregt, erfreut und erleichtert zugleich. Sie fühlte sich offensichtlich verstanden und begriff augenblicklich, dass ich ihr etwas Wesentliches darüber mitteilte, wie sie innerlich funktioniert. Gleichwohl begriff sie und begriff sie auch wieder nicht. Sie äußerte dies, und ich stand vor der Frage, wie ich ihr in ihrem Begreifen weiterhelfen könnte. Ich spürte ihre Blockade, Verstehen und Begreifen in sich zusammenbringen zu können. Mir fiel eine tennisballgroße Kugel ein, die, passgenau in einer kleinen Schale gelagert, auf einem Tisch in meinem Behandlungszimmer steht. Ich gab ihr beides in die Hand und forderte sie auf, beides tastend mit den Händen zu erkunden. Dabei dachte ich für mich selbst, dass die beiden Teile ähnlich zueinander gehören wie meine Patientin mit ihren Gefühlen von Kompetenz und Inkompetenz. Zu meiner Überraschung legte Frau E. die Schale beiseite und betastete ausschließlich die Kugel. Sie schwärmte von der Ebenmäßigkeit der Oberfläche und der wunderbaren Form. Nun geschah in diesem tastenden Spiel der Hände das Gleiche, wie sie es in den Episoden zuvor berichtet hatte: Sie verlor eines von beiden aus den Augen. Als ich sie nach einiger Zeit des erforschenden Spiels mit der Kugel darauf hinwies, dass sie sich intensiv mit der Kugel beschäftige, war sie verblüfft und erstaunt zugleich: Ja, warum? (Nun, mir fällt auf, dass die Schale unbeachtet bleibt.) Hatte sie eben noch bei meiner verbalen Intervention gemeint, mich zu begreifen, sah sie jetzt, dass sie erneut den *zugehörigen Teil* aus dem Sinn verloren hatte, ebenso wie es ihr immer wieder mit dem Gefühl für ihre Kompetenz ergeht. Am Stundenende war sie ganz beglückt und hatte den Eindruck, diesen Zusammenhang in der Tiefe ihres Empfindens begriffen zu haben. – Jetzt, beim Schreiben, und Wochen danach habe ich den Eindruck, dass sie inzwischen sehr viel besser daran festhalten kann, welche Kraft und Stärke sie in sich trägt.

27 Ich fasse zusammen: Stellen wir die Frage, was in der Psychotherapie wirkt, und versuchen wir, die dargestellten Theorien und Behandlungskonzepte zusammenzuführen, so lassen sich die *Wirkfaktoren* von Psychotherapie und Psychoanalyse in vier Gruppen einteilen:

1. Die Arbeit mit der reparativ wirksamen Selbstobjekt-Übertragung;
2. die Arbeit mit der repetitiven (objektal geprägten) Übertragung;
3. die Arbeit mit der fortlaufenden Regulation des Verhaltens und der Affekte, deren Unterbrechung und Wiederherstellung sowie die Beachtung dabei auftretender erhöhter Affektivität;
4. die Arbeit mit der Erfahrung in der realen (therapeutischen) Beziehung in Verbindung mit dem Auftreten von ›now moments‹ und ›moments of meeting‹.

Diese vier Wirkfaktoren sollte der Psychotherapeut für die Durchführung der Psychotherapie in ihrer metapsychologischen Dimension und behandlungspraktischen Bedeutung verstanden haben, um deren Wirksamkeit zur Entfaltung bringen zu können. Dabei ist es wichtig darauf hinzuweisen, dass die Faktoren ihre Effizienz erst in ihrer einander ergänzenden Wirkung gleichsam kumulativ entfalten. Allerdings sollten Sie als Leser und Leserin nicht erschrecken, wenn Sie jetzt den Eindruck haben sollten, dass mit dieser Formulierung ein hoher, vielleicht ein zu hoher Anspruch an die Fähigkeiten der Therapeutin und des Therapeuten gestellt wird. Natürlich können diese Wirkfaktoren stets nur in sozusagen homöopathischen Dosierungen auftreten, die emotional herausragenden Erfahrungen treten eher selten auf. Und weder müssen noch können sie in jeder Sitzung auftreten. Aber wenn es dem Therapeuten gelingt, sie für sich emotional und kognitiv durchdrungen zu haben, und wenn es weiter gelingt, eine therapeutische Haltung zu finden, zu welcher die Bereitschaft gehört, diesen Wirkfaktoren Raum im therapeutischen Prozess zu geben, gelassen und abwartend, was davon in die Sitzung kommt, dann werden sich diese Faktoren auch entfalten, und der Patient wird die Gelegenheit erhalten, im gesamten Verlauf seiner Therapie damit Erfahrung zu sammeln. Dabei entfaltet sich deren kumulative Wirkung.

Darüber hinaus lege ich in diesem Buch ein theoretisches Konzept **28**
des unbewussten Konfliktes vor (Kap. 8), das auf Konzepten der psychoanalytischen Selbstpsychologie und der Objektbeziehungstheorien aufbaut. Durch die Zentrierung der psychotherapeutischen Arbeit auf einen unbewussten Konflikt und dessen psychodynamische Wirkung innerhalb der Beziehungen des Selbst mit anderen kann ein zeitlich begrenzbarer Therapieprozess erreicht werden, der sich vom Prozess in der Psy-

choanalyse unterscheidet, aber auf denselben Theorien fußt. Selbst die behandlungspraktischen Grundsätze unterscheiden sich nicht wesentlich von denen der Psychoanalyse, sondern erst die bewusste Steuerung des Prozesses der Behandlung durch den Therapeuten lässt eine konfliktzentrierte psychodynamische Psychotherapie entstehen. Die Steuerung besteht darin, dass der Therapeut zum einen vorrangig solche Berichte des Patienten aufgreift, in denen er die unbewusste Konfliktthematik entdeckt. Zum anderen steuert er dadurch, dass er mit dem Patienten weniger die patho-ätiologischen Zusammenhänge der biografischen Erfahrung bearbeitet, als dass er vielmehr den therapeutischen Rahmen dazu nutzt, den Patienten zur aktiven Imagination anzustoßen, ihn ›mit der Realität spielen‹ (Kap. 5.4) lässt und so fördert, neue Konfliktbewältigungsmuster zu entwickeln und in der Realität zu erproben.

29 Mein Konzept des unbewussten Konfliktes bezieht Vorstellungen der Bindungstheorie ein, indem die Muster der Eltern-Kind-Beziehung des Patienten darauf untersucht werden, ob und wie das Kind seine Mutter oder andere wichtige frühe Pflegepersonen als Quelle der Gefahr erlebte. Der Grundgedanke meines Konzeptes für die tiefenpsychologische Psychotherapie besteht darin, den Bericht des Patienten bereits im Erstinterview daraufhin zu untersuchen, welches der fünf motivationalen Systeme (7/8) des Patienten am meisten gestört, d.h. am wenigsten in das Selbst integriert ist und damit dem Patienten in seinem täglichen Erleben am wenigsten zur Verfügung steht. Dabei wird davon ausgegangen, dass die Entfaltung dieses beeinträchtigten motivationalen Systems insofern unbewusst als konflikthaft erlebt wird, als dieses während der kindlichen Entwicklung in Widerspruch zu/mit den Pflegepersonen geriet. Die Psychotherapie wird darauf ausgerichtet, gemeinsam mit dem Patienten zu untersuchen, welche unbewussten Bedingungen dafür verantwortlich sind, dass das ins Auge gefasste motivationale System bislang so wenig im Selbst wirksam werden konnte. Dabei wird auf den Zusammenhang vom Erleben des Erwachsenen mit seinen Entwicklungs- und Beziehungserfahrungen während der Kindheit durchaus Wert gelegt. Im Zuge dieser Arbeit wird das nur defizitär ins Selbst integrierte motivationale System schrittweise besser integriert, indem die innere Auseinandersetzung damit gezielt angestoßen wird. Diese Arbeit folgt grundsätzlich der oben dargestellten Vorstellung über die Wirkfaktoren psychotherapeutischer Arbeit.

Schlussbemerkungen

Ich habe versucht darzustellen, dass jede Form der psychodynamischen Psychotherapie einen theoriegeleiteten Hintergrund des kognitiven *Verstehens* erfordert, der es dem Therapeuten ermöglicht, die ursächlichen Zusammenhänge zu erfassen, welche dazu geführt haben, dass der Patient nicht anders konnte, als die Symptomatik zu entwickeln, wegen der er in die Behandlung kommt. Und ich habe mich bemüht, deutlich zu machen, wie wichtig es ist, den Patienten im konkreten Moment der therapeutischen Begegnung emotional angemessen zu *begreifen*. Erst wenn dies beides aufeinander trifft, bewegen wir uns auf dem Boden des wissenschaftlich abgesicherten Dialogs, der sich eben durch seinen theoriegeleiteten Hintergrund vom psychologischen Alltagsgespräch abhebt.

Aber für die Anwendung der zeitlich begrenzten tiefenpsychologischen Psychotherapie im klinischen Alltag, für die *Begegnung* mit dem Patienten, brauchen wir als Therapeuten noch weit mehr, nämlich eine Theorie, die das ›*Wie*‹ der Behandlungspraxis erfasst. Zahlreiche Autoren (z.B. Process of Change Study Group, 1998; Beebe & Lachmann, 2002; Fonagy & Target 2001; Streek et al., 2000) haben mit ihrer Aufmerksamkeit für das Nicht-Integrierte im Selbst Methoden und Konzepte entwickelt, welche die Behandlungen in Psychotherapie und Psychoanalyse nachhaltig beeinflussen. Die Beachtung ihrer Anregungen lässt den therapeutischen Dialog für beide Beteiligte zu einer emotionalen, kreativen, spontanen und reflektierten Erfahrung werden; und die Balance in der Mischung der Zutaten trägt nicht unwesentlich zur Wirkung bei. Die zeitbegrenzte Psychotherapie kann von dieser Entwicklung eines Wandels im ›*Wie*‹ der Behandlung, und das ist immer lebendige *Begegnung*, erheblich profitieren.

Man kann versuchen sich vorzustellen, dass ein therapeutischer Prozess idealerweise die Entwicklung eines Selbst bewirkt, dem all die psychisch-funktionalen Fähigkeiten möglich und all die Gefühle und Bedürfnisse in seinem Inneren wahrnehmbar wären, wie ich sie beschrieben habe. Natürlich wird es das nicht geben. Wir können uns das Selbst auch gar nicht als ein statisches, reifes psychisches Gebilde vorstellen. Vielmehr müssen wir es als ein komplexes dynamisches System denken, das es zudem materiell greifbar gar nicht gibt. Das Selbst ist lediglich ein theoretisches Konstrukt und als Begriff geschaffen, um darüber in einen wissenschaftlich begründbaren Dialog treten zu können. Das Selbsterleben hingegen ist in stetem Wandel, Moment für Moment emergent und doch über die Zeit kohärent, woran nicht zuletzt die Fähigkeit zur Erinnerung Anteil hat. Für den Therapeuten ist es hilfreich, sich dieses Umstandes stets bewusst zu sein. Und weiter ist es hilfreich, sich die Grenzen der Wirksamkeit von Psychotherapie oder Psychoanalyse bewusst zu machen. Wir bewirken mit unserer Arbeit in der Regel nur eine Veränderung von Balancen der im Selbst als einem System gedachten verschiedenen bewussten und unbewussten Elemente (Affekte, Motivationen, Kognitionen, Repräsentanzen usw.). Gelingt es uns allerdings, dem Patienten sein aus dem inneren Gleichgewicht geratenes emotionales Erleben in eine neue Balance zu bringen, so kann es geschehen, dass er uns von einem Gefühl berichtet, das ihm lange nicht mehr zugänglich war, nämlich von der *Entdeckung der Zufriedenheit.* Geschieht das, so können wir annehmen, dass die Psychotherapie gelungen ist.

Weiterführende Literatur:

Beebe, B. & Lachmann, F. M. (2004). Säuglingsforschung und die Psychotherapie Erwachsener. Wie interaktive Prozesse entstehen und zu Veränderungen führen. Stuttgart: Klett-Cotta.

Milch, W. (2001). Lehrbuch der Selbstpsychologie. Stuttgart: Kohlhammer.

Stern, D. N., Sander, L. W., Nahum, J. P., Harrison, A. M., Lyons-Ruth, K., Morgan, A. C., Bruschweiler-Stern, N., Tronick, E. Z. (2002). Nicht-deutende Mechanismen in der psychoanalytischen Therapie. Das »Etwas-Mehr« als Deutung. Psyche – Z Psychoanal, 56, 974–1006.

Anhang

Diagnostik von Struktur, Konflikt und Reifung des Selbst.
In Teilen modifiziert nach Rudolf (2004)
Diese Liste ergänzt die »Prüfliste Struktur, Konflikt und Reifung des Selbst« als diagnostisches Instrumentarium. Sie ist für den einzelnen Patienten dergestalt zu nutzen, dass nach Prüfung der einzelnen Items diejenigen, welche nach den Erstgesprächen als die Symptomatik verursachend eingeschätzt werden, hier markiert werden. Die Summe der Markierungen erleichtert die Diagnostik unter den Aspekten Struktur, Konflikt und Reifung.

Funktionen des Selbst	**Motivationale Konflikte und Grundkonflikte der Bezogenheit**	**Reifungsthemen der Objektbezogenheit**
Selbst-Objekt-Differenzierung	Sinnlichkeit und Sexualität	frühkindliche Entwicklung Bildung von implizitem Beziehungswissen
Mentalisierung und Fantasietätigkeit	Exploration und Selbstbehauptung (Assertion)	Entwicklungsaufgabe der Separation
Denkvermögen	Bindung	Entwicklungsaufgabe der Wiederannäherung (Mahler) und Symbolisierung (Stern)
Abwehr	Bedürfnis, aversiv zu reagieren	Individuation
Kommunikation	Befriedigung physiologischer Bedürfnisse und der Regulation	Entwicklung der Geschlechtsidentität
Fähigkeit der differenzierten Wahrnehmung des Selbst	Grundkonflikt Nähe	Ödipale Entwicklung
Regulationsvermögen für innere Abläufe	Narzisstischer Grundkonflikt	Sexuelle Reifungsentwicklung
Bindungsfähigkeit	Grundkonflikt Autonomie	
Autonomie	Grundkonflikt Kontrolle/Unterwerfung	
	Grundkonflikt Identität	
	Scham-/Schuldkonflikte	
Strukturebene	**Konfliktebene**	**Entwicklungsebene**

Glossar

Abwehr: Der Terminus ›Abwehr‹ stammt aus der frühen Ära der psychoanalytischen Triebpsychologie, wird aber bis in die Gegenwart als zentrales Konzept psychoanalytischen Denkens verwandt. Heute kann man die A. als eine psychische Funktion beschreiben, die teils bewusst, teils unbewusst erfolgt. »Allgemein richtet sich die Abwehr gegen einen inneren Reiz (Trieb [Affekt oder Motivation]), und elektiv gegen einen an Vorstellungen gebundenen Reiz ([biografische] Erinnerungen, Fantasien), gegen eine bestimmte Situation, die diesen Reiz auslösen kann, soweit er ... für das Ich [Selbst] unlustvoll ist. ... Der Abwehrvorgang besteht aus mehr oder weniger in das Ich [Selbst] integrierte Abwehrmechanismen« (Laplanche, Pontalis, 1972, S. 24; in [ ] ergänzt M. K.).

Affekt: »Die Bezeichnungen Affekt, Gefühl, Emotion werden sowohl im allgemeinen Sprachgebrauch als auch bei den verschiedenen Autoren unterschiedlich definiert und benutzt. Im deutschsprachigen Raum bedeutet Affekt eine heftige Gefühlsaufwallung, meist verbunden mit körperlich-vegetativen Begleiterscheinungen. Gefühle hingegen ... [sind]... auf anders nicht zurückführbare Grundbefindlichkeiten des Erlebens mit den Eigenschaften des Angenehmen oder Unangenehmen [verbunden] ... Der Begriff Emotion wird entweder als Oberbegriff oder als Synonym für Gefühl benutzt« (Mentzos, 1984, S. 27).

Als-ob-Modus: Mit diesem Begriff wird in der Theorie der Mentalisierung (Fonagy et al., 2004) eine spezifische Form der Fantasietätigkeit bezeichnet. Sie zeichnet sich aus durch die Fähigkeit, imaginativ Vorstellungsinhalte zu produzieren, sich des Charakters der Imagination bewusst zu sein und dabei gleichzeitig das empfindende Wissen von der aktuell umgebenden Realität dergestalt zu ignorieren, dass ein Erleben entsteht, als sei der Vorstellungsinhalt Realität. Gesunde, intensiv spielende Kinder befinden sich im Als-ob-Modus, wenn sie z.B. fest darauf beharren, dass ihre Puppe tatsächlich lebendig sei und dies oder das zu tun in der Lage wäre; gleichzeitig sind sie in jedem Moment des Spiels in der Lage, etwa auf Ansprache der Eltern vollkommen realitätsgerecht zu reagieren: Sie können den Als-ob-Modus der Mentalisierung sowie realitätsgerechte Wahrnehmung und Reaktion gleichzeitig in sich aktiv halten bzw. zwischen diesen beiden Modi der Mentalisierung (Als-ob und Realität) in Bruchteilen von Sekunden hin und her wechseln. Details in Kap. 5.4.

Ambivalenz: Die Fähigkeit zur Ambivalenz kennzeichnet eine reife psychische Funktion, die darin besteht, dass das Subjekt in der Lage ist, gegensätzliche Affekt- oder Gefühlszustände (beispielsweise Liebe und Hass oder Angst und Mut) als Spannung in sich zu tragen und zu akzeptieren, dass es sich damit in einem (in der Regel vorübergehenden) unentrinnbaren Zustand befindet. Die Grundlagen zur Ambivalenzfähigkeit werden während der (→) Wiederannäherungsphase der Kindheit gelegt.

Assertion: Selbstbehauptung. Die Fähigkeit zur Selbstbehauptung kennzeichnet eine grundlegende psychische Funktion, welche das Subjekt dazu befähigt, sich in Abgrenzung zu anderen zu behaupten oder durchzusetzen. In der Terminologie der Triebtheorie wird diese Fähigkeit als Phallizität beschrieben. Sie stellt eine wesentliche Voraussetzung dafür dar, dass die Entwicklung der (→) Identität gelingt. Die Theorie der motivationalen Systeme (siehe Kap. 7) räumt der Assertion gemeinsam mit dem (→) Explorationsstreben den Rang einer eigenständigen Motivation ein.

Autonomie: Das Erreichen der ›Autonomie‹ stellt in der kindlichen Entwicklung einen zentralen Entwicklungsschritt dar, sofern damit die *sekundäre* A. gemeint ist. Sie unterscheidet sich von der *primären* A., indem diese die angeborenen Fähigkeiten des Kindes beschreibt, mit denen das Kind Kontakt zur belebten und unbelebten Umwelt aufnimmt. Die *sekundäre* A. beschreibt hingegen im Zuge der Entwicklung erworbene Fähigkeiten des Kindes, mit deren Hilfe es in Abgrenzung (→ Separation) zu seinen Pflegepersonen Kontakt mit der belebten oder unbelebten Umwelt aufnimmt und/oder sich in der Welt Orientierung verschafft.

Aversion: Die Fähigkeit, aversiv zu reagieren, stellt nach der Theorie der motivationalen Systeme (Kap. 7) eine eigenständige Motivation dar; sie äußert sich durch das Bedürfnis, das Gegenüber zurückzuweisen oder sich von ihm abzuwenden. Das kann mit sehr verschiedenen Affekten einhergehen wie allen Äußerungen aggressiven Erlebens (Unmut, Empörung, Ärger, Wut, Zorn, Hass, Mordwut) oder ablehnendem Empfinden (Abneigung, Ekel, Entwertung, Verachtung, Vernichtung). Diese Affekte können mit imperativ empfundenem Handlungsimpuls verknüpft sein.

Äquivalenzmodus: Mit diesem Begriff wird in der Theorie der Mentalisierung (Fonagy et al., 2004) eine spezifische Form der imaginativen Fantasietätigkeit bezeichnet. Sie zeichnet sich aus durch Vorstellungen, deren Inhalt als vollkommen der Wirklichkeit entsprechend erlebt werden. An ihrem Wirklichkeitsgehalt ist kein Zweifel möglich. Vom Äquivalenzmodus geht in der Regel ein hoher Handlungsdruck aus; er soll es dem Subjekt ermöglichen, sich auf die Vorstellungsinhalte darin handelnd einstellen zu können. Dabei ist in der Regel eine Distanzierung und Reflektion des Komplexes, wie er aus Vorstellung und Handlungsidee besteht, nicht möglich. Details in Kap. 5.3.

Beziehung: Der Begriff ›Beziehung‹ ist in seiner allgemeinen Bedeutung die *»Bezeichnung für die wechselseitigen Einwirkungen und Verhaltensformen zwischen Personen«* (Brockhaus, 2002). Unter dem Blickwinkel der Selbstkonstitution sind ihr Funktionen eigen, die sich in Analogie zu denen der Familie mit fünf Oberbegriffen beschreiben lassen: (1) Fürsorge und Pflege, (2) Strukturierung der Persönlichkeit, (3) Sozialisierung, (4) kulturelle Anpassung einschließlich Spracherwerb sowie (5) Schaffung bzw. Förderung von Identifikationsmodellen (modifiziert nach Strupp & Binder, 1991, S. 55).

Bindung kennzeichnet ein eigenständiges motivationales Bedürfnis, das sowohl von der Bindungstheorie als auch von der psychoanalytischen Selbstpsychologie postuliert wird. Danach wird das sog. Bindungssystem in Momenten der Gefahr für das Subjekt (egal ob als Kind oder als Erwachsener) aktiviert als Ausdruck des Verlangens und der Suche nach Sicherheit. In der Bindungstheorie wird das Bedürfnis nach einer Sicherheit gebenden Bindung als essenziell angesehen. In der psychoanalytischen Selbstpsychologie dient das Bindungsbedürfnis darüber hinaus der Sicherung der Verfügbarkeit von Pflegepersonen, die dem Kind (→) Selbstobjekterfahrung zur Verfügung stellen können.

Dissoziation »bedeutet im weitesten Sinne Trennung, Auflösung oder Zerfall … Im engeren Sinne versteht man unter Dissoziation einen komplexen psychophysiologischen Prozess, bei dem es zu einer Desintegration und (→) Fragmentierung des Bewusstseins und anderer verwandter höherer psychischer Funktionen, wie des Gedächtnisses, der Identität und der Wahrnehmung von sich selbst und der Umwelt, kommt. Dissoziation ist grundsätzlich kein pathologischer Prozess, sondern eine allgemein menschliche Verarbeitungsmöglichkeit. … [Man] unterscheidet … fünf dissoziative Hauptsymptome: Amnesie, Depersonalisation, Derealisation, Identitätsunsicherheit und Identitätswechsel« (Lamprecht, 2000, S. 170).

Empathie ist mit dem Begriff der Einfühlung weitgehend identisch. Als therapeutisches Konzept kennzeichnet Empathie die »Fähigkeit, fremdseelische Vorgänge unmittelbar zu erfahren und in der Therapie systematisch psychologische Daten über den Patienten gewinnen zu können. … Nach Auffassung der psychoanalytischen Selbstpsychologie hat Empathie über den Modus der Einstimmung, bei dem kognitive, perzeptuelle und affektive Signale genutzt werden, … auch indirekt eine mutative Kraft« (Milch, 2001, S. 285).

Enactment: Beim Enactment oder Inszenierung handelt es sich um eine »unbeabsichtigte und unbewusst vollzogene Interaktion« (Milch, 2001, S. 285) zwischen Therapeut und Patient, der seitens des Patienten eine unbewusste Mitteilung innewohnt. Das Enactment stellt eine unbewusste Inszenierung von (→) implizitem Beziehungswissen dar. Unbewusst erhofft der Patient dabei, dass der Therapeut in der Lage ist, die im Enactment enthaltene Botschaft zu entschlüsseln und therapeutisch nutzbar zu machen.

Es: Das Es ist »eine der drei von Freud in seiner zweiten Theorie des psychischen Apparates unterschiedenen Instanzen. Das Es bildet den Triebpol der Persönlichkeit; seine Inhalte, psychischer Ausdruck der Triebe, sind unbewusst, einesteils erblich und angeboren, andernteils verdrängt und erworben. … [es ist] für Freud das Hauptreservoir der psychischen Energie; dynamisch gesehen lässt es sich in Konflikte mit dem Ich und dem Überich ein« (Laplanche und Pontalis, 1972, S. 147). Das (→) Ich und das (→) Überich sind genetisch betrachtet Abkömmlinge des Es.

Exploration stellt im Rahmen der (→) motivationalen Systeme eine eigenständige Motivation dar. Gemeinsam mit dem Begriff (→) »Assertion« bildet sie eines der fünf motivationalen Systeme des Menschen (Details im Kap. 7). Sie ist für die Entwicklung der (→) Individuation und (→) Identität von besonderer Bedeutung.

Externalisierung: »Internalisierungen und Externalisierungen sind eminent wichtige Vorgänge im gesamten Verlauf der Normalentwicklung. Sie werden aber sehr oft unter dem Druck des neurotischen Konfliktes (und seiner Folgen) als Abwehr- und Kompensationsmechanismen eingesetzt. Den drei Reifungsstufen der Internalisierung (Inkorporation, Introjektion, Identifikation) entsprechen drei Stufen der Externalisierung (Exkorporation, Projektion, Selbstobjektivierung), und zwar sowohl unter normalen als auch unter pathologischen Bedingungen« (Mentzos, 1984, S. 294).

Fragmentierung »ist ein Ausdruck für den verminderten Grad der Strukturierung des Selbst im Sinne der (→) Regression in Richtung verminderter (→) Kohäsion, durchlässigerer Grenzen, verminderter Energie und Vitalität und einer Störung des inneren Gleichgewichtes. Fragmentierung kann in verschiedenen Schweregraden und in unterschiedlichen Sektoren der Persönlichkeit auftreten. Eine kurzfristige und leichte Fragmentierung wird Desintegration genannt. … Fragmentierungen können so unerträglich sein, dass Patienten diesen mit Sexualisierungen oder Aggressivierungen als defensiven Mechanismen entgegensteuern. Wenn die Fragmentierung ohne Einhalt fortschreitet und sich über alle Schranken hinwegsetzt, kommt es zu einem psychopathologischen Zustand, der üblicherweise Psychose genannt wird« (Milch, 2001, S. 286).

Funktion (psychische): Die psychische Funktion beschreibt, *wie* das (→) Selbst intrapsychische Abläufe bewältigt (→ WIE-Dimension der psychischen Verarbeitung). (→) Psychische Funktionen beschreiben Grundmodi der seelisch-psychischen Verarbeitung dessen, *was* das Selbst intrapsychisch zu bewältigen hat (→ WAS-Dimension des Selbst).

Gegenübertragung: Mit diesem Begriff wird die Gesamtheit der unbewussten und bewussten Reaktionen des Therapeuten auf die Person des Patienten und ganz besonders auf dessen (→) Übertragung bezeichnet.

Ich: »Mit dem Begriff ›Ich‹ bezeichnet Freud in seiner zweiten Theorie des psychischen Apparates die zentrale Instanz der Psyche und unterscheidet sie vom (→) Es und vom (→) Überich. Topisch gesehen ist das Ich ebenso von den Ansprüchen des Es abhängig wie von den Befehlen des Überichs und den Forderungen der Realität. Obwohl es als Mittler der Interessen der ganzen Person auftritt, ist seine Autonomie doch nur relativ. [Psycho]dynamisch gesehen stellt das Ich im neurotischen Konflikt in besonderem Maße den Abwehrpol der Persönlichkeit dar; es verwendet eine Reihe von Abwehrmechanismen, die mit der Wahrnehmung eines unlustvollen Affektes begründet werden (Angstsignal). … Die psychoanalytische Theorie versucht, die Genese des Ichs auf zwei relativ heterogenen Ebenen zu erklären, [1] indem sie einen adaptiven Apparat in ihm sieht, der sich vom Es aus im Kontakt mit der äußeren Realität differenziert, oder [2] indem sie es definiert als Produkt von Identifizierungen, die zur Bildung eines vom Es besetzten Objektes im Inneren der Person führen« (Laplanche und Pontalis, 1972, S. 184).

Identität beschreibt die Erfahrung, eine eigenständige, über die Zeit stabile Persönlichkeit mit subjektiven, individuell erworbenen Eigenarten, Fähigkeiten und Kompetenzen zu sein. Dazu gehört als wesentliche Fähigkeit diejenige, über ein ganzheitliches inneres Vorstellungsbild von eben diesen Eigenarten und Kompetenzen sowie von sich selbst zu verfügen; ferner gehört dazu die Fähigkeit, dieses Bild von sich selbst (→) Selbstrepräsentanz sicher abgrenzen zu können von dem inneren Bild der Eigenschaften anderer Personen (→) Objektrepräsentanz.

Implizites Beziehungswissen stellt ein Wissen dar, welches das Kind insbesondere während der ersten Lebensjahre als Produkt eines handlungsdialogischen Austausches mit den Pflegepersonen erwirbt. Sein Inhalt ist »nonverbal, nicht symbolisiert, nicht narrativiert und nicht bewusst« (Stern, 2005, S. 249). Die Erfahrungen der präverbalen Entwicklungszeit werden in Form unbewusster Repräsentanzen gespeichert; sie enthalten die handlungsdialogische Erfahrung in generalisierter Form gespeichert. Diese Repräsentanzen können zeitlebens reaktualisiert werden und treten dann in Gestalt von Handlung-Fühl-Komplexen in Erscheinung; darin sind Handlung und Gefühl unmittelbar miteinander verknüpft und werden als selbstverständlich zusammengehörig erlebt. Klinisch können diese präverbalen Repräsentanzen als (→) Enactment auftreten.

Individuation: Der Begriff geht auf die Psychoanalytikerin und Entwicklungsforscherin Margaret Mahler zurück. Mit dem Begriff ›Individuation‹ wird ein Entwicklungsprozess des Kindes beschrieben, in dessen Zuge es so wesentliche psychische (→) Funktionen entfaltet wie Autonomie, Denken, Wahrnehmungsvermögen oder Realitätsprüfung. Neben der Entfaltung der psychischen Funktionen entwickelt das Kind im Zuge der Individuation auch seine (→) Identität.

Internalisierung: siehe Externalisierung

Kohäsion, Kohärenz: Mit diesen Termini wird gleichermaßen ein (→) Selbsterleben wie auch ein Zustand des (→) Selbst beschrieben. Damit wird das Selbsterleben beschrieben, dass eine Person sich in sich als kohärent erlebt: Sie kann sich im gesamten Kontext ihrer Lebensgeschichte erfassen und ist sich der Gesamtheit ihrer Erfahrungen, Gefühle und psychischen Fähigkeiten bewusst. Als Zustand des Selbst (Selbstzustand) wird damit die Freiheit von (→) Fragmentierung beschrieben.

Konflikt: »Wir unterscheiden äußere und innere Konflikte, die inneren Konflikte werden in bewusste und unbewusste differenziert. … den meisten psychoneurotischen … Störungen … liegen vorwiegend unbewusste intrapsychische Konflikte zugrunde, also unbewusste innerseelische Zusammenstöße entgegengerichteter Motivationsbündel. Wie uns die Entwicklungspsychologie zeigt, sind solche innerseelischen Konflikte ursprünglich vielfach äußere Konflikte gewesen, die im Laufe der Sozialisation nicht befriedigend gelöst werden konnten. … nicht in die Existenz von Konflikten macht das Neurotische aus, sondern die besondere Beschaffenheit dieser intrapsychischen Konflikte und/oder die Art ihrer (Schein-)Lösungen« (Mentzos, 1984, S. 75).

Motivation: Der Begriff ›Motivation‹ kennzeichnet eine unbewusste intrapsychische Kraft, welche dem Selbst den Antrieb verleiht, aktiv zu werden. Die Theorie der (→) motivationalen Systeme (Lichtenberg, 1991b, 2000) sowie die (→) Triebtheorie beschreiben ausführlich den Zusammenhang zwischen unbewusstem und bewusstem Antriebserleben.

Motivationale Systeme stellen im Theoriegebäude der psychoanalytischen Selbstpsychologie zentrale Strukturelemente des Selbst dar und sorgen für den unbewussten Antrieb von psychischer Aktivität (Details im Kap. 7).

Narzissmus: Eine komplexe psychoanalytische Theorie bezeichnet mit dem Begriff ›Narzissmus‹ den Zustand der Selbstbezogenheit des Subjekts, der einhergeht mit einer Abwendung der Aufmerksamkeit von der Umwelt und deren Hinwendung zu sich selbst. Details werden im Kapitel 9.2 beschrieben.

Nähe: Mit dem Begriff ›Nähe‹ wird eine spezifische Qualität von Verbindung in Beziehung beschrieben, die sich durch eine besondere Intimität, Offenheit und Angstfreiheit im Austausch des emotionalen Selbsterlebens der an der Beziehung Beteiligten auszeichnet.

Objekt: Kurzform für den Begriff (→) Objektrepräsentanz. Im psychoanalytischen Jargon häufig auch fälschlicherweise als Bezeichnung für die reale Person verwandt, welche im Selbst repräsentiert ist.

Objektrepräsentanz: Dieser Begriff kennzeichnet auf einer theoriesprachlichen Abstraktionsebene den Inhalt, die (→) WAS-Dimension dessen, was im (→) Selbst als inneres Abbild von den wichtigen Personen der Erfahrungsgeschichte gespeichert (repräsentiert) wird. Das innere Abbild (→ Repräsentanz) anderer Personen ist nicht wie beispielsweise eine Fotografie ein realitätsgetreues Bild, sondern eine subjektive Kreation, die sich aufgrund intrapsychischer Verarbeitung wie beispielsweise mittels Fantasie von der äußeren Realität mehr oder minder deutlich unterscheidet: Die Objektrepräsentanz ist nie identisch mit der repräsentierten Person.

Ödipuskomplex: »Organisierte Gesamtheit von Liebes- und feindseligen Wünschen, die das Kind seinen Eltern gegenüber empfindet. In seiner so genannten positiven Form stellt sich der Komplex dar, wie wir ihn aus der Ödipussage kennen: Todeswunsch gegenüber dem Rivalen als Person gleichen Geschlechts und sexueller Wunsch gegenüber der Person des entgegengesetzten Geschlechts. In seiner negativen Form stellt er sich umgekehrt dar: Liebe für den gleichgeschlechtlichen Elternteil und eifersüchtiger Hass für den gegengeschlechtlichen. In Wirklichkeit finden sich beide Formen in unterschiedlichem Grade in dem so genannten vollständigen Ödipuskomplex. Nach Freud wird der Ödipuskomplex zwischen dem dritten und fünften Jahr auf seinem Höhepunkt erlebt, zur Zeit der phallischen Phase; sein Untergang kennzeichnet den Eintritt in die Latenzperiode. In der Pubertät erfährt er eine Wiederbelebung und wird mit mehr oder weniger Erfolg durch einen besonderen Typus der Objektwahl überwunden. Der Ödipuskomplex spielt eine grundlegende Rolle in der Strukturierung der Persönlichkeit und der Ausrichtung des sexuellen Wunsches des Menschen. Die Psychoanalytiker machen aus ihm die Hauptbezugsachse der Psychopathologie, indem sie für jeden pathologischen Typus die Formen seiner Position im Ödipuskomplex und seiner Lösung zu bestimmen suchen. Die psychoanalytische Anthropologie hält daran fest, die trianguläre Struktur des Ödipuskomplexes, dessen Allgemeingültigkeit sie behauptet, in den unterschiedlichsten Kulturen wiederzufinden und nicht nur da, wo die auf Ehe gegründete Familie prädominiert« (Laplanche und Pontalis, 1972, S. 351).

Projektion bezeichnet einen sog. frühen, d.h. wenig reifen Mechanismus der (→) Abwehr, der den Sinn hat, einen für das Selbst unerträglichen, nicht integrierbaren Inhalt durch (→) Externalisierung anzustoßen. Wie das Erbrechen das Verhaltensmuster des frühesten aversiven Affektes, des Ekels, ist, so »dient Projektion dazu, unangenehme Gefühle … oder böse innere Objekte zu eliminieren« (Ahrens, Schneider, 1997 [Aufl. 2002], S. 61). Infolge der Projektion wird vom Projizierenden angenommen, dass die andere, von der Projektion getroffene Person mit eben demjenigen Gefühl oder inneren Zustand reagiert, von dem er sich eben mittels dieser Form der Abwehr befreit hat.

Projektive Identifikation: Bei der p.I. handelt es sich um ein komplexes interpersonell organisiertes Abwehrgeschehen, d.h. um ein unbewusstes Geschehen in der Beziehung zwischen zwei Personen. Dabei empfinden und reagieren *beide* Beteiligte. Das Geschehen kommt in der Regel dadurch zustande, dass eine Person die Andere unbemerkt und unbeabsichtigt (= unbewusst) verwickelt. Wie bei der (→) Projektion externalisiert dabei die eine Person einen inneren Zustand (Affekt oder Motivation) und erlebt den Anderen aufgrund dessen in dem nämlichen Zustand: So kann beispielsweise Wut oder Angst auf das Gegenüber projiziert werden. Während sich das Gegenüber bei einer einfachen Projektion vollkommen frei von den projizierten Gefühlen erlebt, gerät das Gegenüber bei einer p. I. in den projizierten Zustand und kann sich beispielsweise voller Angst oder Wut erleben, obwohl es zuvor gerade noch in einer vollkommen anderen inneren Verfassung war.

Psychische Funktionen: Die zentralen psychischen Funktionen sind: Selbst-Objekt-Differenzierung, Mentalisierung und Fantasietätigkeit, Denkvermögen, Abwehr, Kommunikation, Fähigkeit zur differenzierten Wahrnehmung des Selbst, Regulationsvermögen für innere Abläufe, Bindungsfähigkeit, Autonomie. Ihre Gesamtheit bildet den (→) WIE-Modus psychischer Verarbeitung.

Psychische Realität kennzeichnet das subjektive (→) Selbsterleben einer Person. Die p. R. einer Person kann vollkommen von der äußeren, für andere Personen wahrnehmbaren Realität abweichen. Beispiele dafür sind alle Affekte ohne erkennbaren Bezug zur äußeren Situation wie etwa Ängste eines Menschen während eines Konzertbesuches.

Regression ist ein »psychischer Vorgang, der eine Bedeutung von Durchlaufen oder von Entwicklung enthält, [man] bezeichnet ... mit ... Regression ein Zurück von einem bereits erreichten Punkt aus bis zu einem vor diesem gelegenen Punkt. ... zeitlich gesehen setzt die Regression eine genetische Reihenfolge voraus und bezeichnet die Rückkehr des Subjekts zu Etappen, die in seiner Entwicklung bereits überschritten sind.« Vom Standpunkt der Entwicklung betrachtet gibt eine Person bei der Regression »Ausdrucksformen und Verhaltensweisen ... der Komplexität, der Strukturierung und der Differenzierung« (Laplanche, Pontalis, 1972, S. 436) des Selbst und damit bereits erreichte Stufen der Reifung wieder auf.

Regulation kennzeichnet als Begriff zweierlei: ein theoretisches Konzept sowie die Fähigkeit des Selbst zur Regulation seiner affektiven und/oder motivationalen (→) Selbstzustände. Das theoretische »Konzept der Regulation« (Lichtenberg, Lachmann, Fosshage, 2000, S. 229 f.) beschreibt die Entwicklungs- und Beziehungszusammenhänge, welche die Voraussetzung dafür schaffen, dass das Kind die Fähigkeit zur Regulation seiner Selbstzustände erwerben kann. Eine zentrale Regulationsfähigkeit ist die zur Selbstberuhigung.

Repräsentanz: Dieser Begriff kennzeichnet auf einer theoriesprachlichen Abstraktionsebene den Inhalt, das (→) WAS, welches im

(→) Selbst als inneres Abbild von sich selbst und den wichtigen Personen gespeichert (repräsentiert) wird. Es werden Selbst- von Objektrepräsentanzen unterschieden.

Selbst: Das Selbst bildet die zentrale Struktur der Psyche, welche Freud den ›psychischen Apparat‹ nannte. Es ist das differenziert strukturierte Funktionszentrum des Subjekts und hat die Binnenstruktur eines komplexen Systems. (Details Kap. 1)

Selbstbehauptung: → Assertion

Selbsterleben: Dem (→) ›*Selbst*‹ steht das ›*Selbsterleben*‹ gegenüber, welches als Begriff das subjektive und individuelle Erleben des psychischen Innenraumes einer Person beschreibt. Ähnlich wie das Körpererleben nicht den Körper oder dessen Anatomie zu beschreiben vermag, sagt auch das Selbsterleben wenig über die Struktur des Selbst aus, sondern nur etwas über das gefühlshafte Erleben von sich selbst.

Selbstrepräsentanz beschreibt das innere Bild einer Person von sich selbst oder auch das Set von (Teil-)Repräsentanzen, aus denen sie ihr inneres Bild von sich selbst bildet. → Repräsentanz

Selbstobjekt: Der Begriff ›*Selbstobjekt*‹ beschreibt kein Objekt, sondern die Funktion des Objekts. Kohut verstand darunter *»diejenige Dimension im Erleben von einem Mitmenschen, die mit dessen Funktion als Stütze des eigenen Selbst verbunden ist. Das Selbstobjekt ist der subjektive Aspekt einer das Selbst erhaltenden oder fördernden Funktion, die durch die Beziehung zwischen Selbst und Objekt ermöglicht wird«* (Milch, 2001, S. 65). Diese selbstkonstitutive Funktion übernimmt der Therapeut, wenn der Patient durch die unbewusste Präsentation defizitärer Funktionen seines Selbst das Bedürfnis zum Ausdruck bringt, in diesem Moment vom Therapeuten Angebote zur Nachreifung der Selbststruktur erhalten zu wollen. Geschieht das im therapeutischen Prozess, so wird von einer Selbstobjekt-Übertragung gesprochen.

Separation bezeichnet einen Prozess der Entwicklung, den das Kind in den ersten Lebensjahren durchlebt, worin es sich seiner Getrenntheit von der Mutter bewusst wird, darauf affektiv heftig reagiert und fortfährt, die Fähigkeit zu entwickeln, unabhängige und eigenständige psychische (→) Funktionen auszubilden.

Spaltung stellt eine Form der (→) Abwehr dar. Sie ist phänomenologisch dadurch gekennzeichnet, dass eine Person zwei unterschiedliche affektive Selbstzustände in sich trägt, die allerdings nie zeitgleich erlebt werden, sondern stets getrennt voneinander; jedoch kann der eine Gefühlszustand im jeweils anderen nicht fühlbar werden. Beispielsweise kann ein Mensch einen anderen tödlich hassen, den er zu einer anderen Zeit liebevoll umsorgt; beide Gefühlszustände sind im jeweils anderen komplett unzugänglich: (→) Ambivalenz ist nicht möglich. Spaltung entsteht während der Reifungsentwicklung des Kindes und persistiert, wenn die Bewältigung der sog. (→) Wiederannäherungskrise misslingt.

Struktur »ist definiert als die Verfügbarkeit über psychische Funktionen, welche für die Organisation des Selbst und seine Beziehungen zu den inneren und äußeren Objekten erforderlich sind« (Rudolf, 2004, S. 58). Der Begriff beschreibt »nicht Inhalte (z. B. bestimmte Typen des neurotischen Selbsterlebens oder der konflikthaften Beziehungsgestaltung), sondern das Organisationsniveau der psychischen Funktionen, welche das Selbsterleben und das Beziehungsverhalten regulieren« (ebd., S. 67).

Symbolisierung: Symbolisierungsfähigkeit ist Ausdruck mentaler Verarbeitung. S. kennzeichnet somit einen Prozess mentaler Verarbeitung, in dessen Verlauf als Produkt sprachliche, bildliche oder anderweitig kreativ gestaltete Symbole entstehen, die einen spezifischen Bedeutungsgehalt haben. Die Fähigkeit zur Symbolisierung wird im Zuge der Reifungsentwicklung erworben. Jedes Wort ist ein Symbol mit spezifischem Bedeutungsgehalt, der z. T. überindividuell und kollektiv festgelegt ist, z. T. aber auch hoch individuell sein kann. Wort-Sprache, Prosa, Poesie, bildende Kunst oder Musik sind Beispiel der Symbolisierung.

Trieb: »Dynamischer, in einem Drang bestehender Prozess (energetische Ladung, motorisches Moment), der den Organismus auf ein Ziel hinstreben lässt. Nach Freud ist die Quelle eines Triebes ein körperlicher Reiz (Spannungszustände); sein Ziel ist die Aufhebung des an der Triebquelle herrschenden Spannungszustandes; am Objekt oder dank diesem kann der Trieb sein Ziel erreichen« (Laplanche, Pontalis, 1972, S. 525 f.).

Triebtheorie: Freuds Triebtheorie bleibt immer dualistisch. Zunächst ausgehend vom ›Sexualtrieb‹ stellte er diesem ›Ich- oder Selbsterhaltungstriebe‹ gegenüber. Er modifizierte und ergänzte seine Triebtheorie über viele Jahre und stellte schließlich dem ›Lebenstrieb‹ einen ›Todestrieb‹ gegenüber. Schließlich »werden die beiden Haupttriebarten weniger als konkrete Motivationen der Tätigkeit des Organismus dargestellt denn als Grundprinzip, die letztlich dessen Aktivität regulieren. ›Die Kräfte, die wir hinter den Bedürfnisspannungen des Es annehmen, heißen wir Triebe‹ [Freud, 1938, S. 70]. Diese Akzentverschiebung wird besonders deutlich in der berühmten Stelle: ›Die Trieblehre ist sozusagen unsere Mythologie. Die Triebe sind mythische Wesen, großartig in ihrer Unbestimmtheit‹ [Freud, 1932, S. 101]« (Laplanche, Pontalis, 1972, S. 528; Literatur in [ ] M. K.).

WAS-Dimension des Selbst: Diese Dimension des Selbst ist von den intrapsychischen Niederschlägen der Erfahrung und den Ergebnissen derer Verarbeitung während der gesamten Entwicklung bzw. Lebensspanne geprägt. Die daraus resultierenden Strukturelemente des Selbst lassen sich beschreiben als präverbale und symbolische Repräsentanzen in Verbindung mit erworbenen Fähigkeiten, Kompetenzen, Wissen, Gewissen sowie Kohärenz-Erleben. (Details im Kap. 9) Die WAS-Dimension ist ausschließlich durch die Inhalte dessen geprägt, was durch intrapsychische Verarbeitung im (→) WIE-Modus entsteht.

Wiederannäherung: Der Begriff geht auf eine Theorie von Margret Mahler et al. (1975) zurück. Die Autoren konzipieren eine Entwicklungstheorie, derzufolge das Kind sich zunächst in einer Entwicklung der Separation befindet. Wenn das Kind sich etwa am Ausgang des dritten Lebensjahres zunehmend seines Alleinseins in der Separation bewusst wird, erlebt es Angst und empfindet das Bedürfnis, sich mit der Mutter wieder zu vereinigen. Nach der Theorie Mahlers wirft diese Entwicklung das Kind in eine heftige, lang anhaltende Krise, in der es intensiv Ambivalenz zwischen den Bedürfnissen der Separation und der Wiederannäherung erlebt. Diese Krise ist nach Auffassung der Autoren von großer Bedeutung für die Entwicklung der Ambivalenzfähigkeit des Kindes. Nach anderen Autoren (z. B. Blanck und Blanck, 1974) entscheidet die Art der Bewältigung dieser Krise darüber, ob das Kind im späteren Leben im Rahmen seiner Abwehr auf (→) Spaltung zurückgreifen wird.

WIE-Modus der psychischen Verarbeitung: Diese Dimension der psychischen Verarbeitung kommt durch eine Vielzahl an psychischen

(→) Funktionen des Selbst zustande, welche einen wesentlichen Teil der Struktur des Selbst bilden; sie entwickeln, reifen und differenzieren sich vor allem in der Kindheit, aber auch weit darüber hinaus, und haben über die gesamte Lebensspanne ein Veränderungspotenzial. Die WIE-Dimension ist ausschließlich durch das Funktionieren der psychischen Funktionen geprägt und unterscheidet sich von der (→) WAS-Dimension des Selbst, welche die Inhalte der Verarbeitung beschreibt. (Details im Kap. 9)

Überich: Das Überich stellt »die Summe der internalisierten Verbote und Gebote dar, die der Anpassung an eine bestimmte soziale Umwelt dienen und die ursprünglich unter dem Einfluss von Angst (vor Strafe und/oder Liebesverlust) übernommen werden. Dieses Überich ist in der Kindheit fast eine Notwendigkeit. Das noch schwache Ich des Kindes kann nicht erkennen, was für es sozial angepasst und somit für die Abwendung von Gefahren und die Sicherung von Befriedigung gut ist. Das Überich ist … ein Anpassungsorgan, ein System von Verhaltensregeln, die dadurch, dass sie von den wichtigen Bezugspersonen durch Internalisierung übernommen wurden, dem Kind eine glatte Anpassung bzw. Vermeidung von Strafe und Liebesentzug zu garantieren scheinen« (Mentzos, 1984, S. 137).

Übertragung: »Unter Übertragung versteht die Psychoanalyse zunächst Verzerrungen der Wahrnehmung und inadäquate Erlebens- und Verhaltensweisen innerhalb einer Beziehung. Zu diesen kommt es dadurch, dass Erlebens- und Verhaltensmuster, die aus früheren Erfahrungen stammen, reaktiviert werden. Die auftretenden Gefühle, Wünsche und Fantasien beziehen sich also in Wirklichkeit nicht auf die aktuelle Situation und die reale Bezugsperson, sondern gelten früheren Bezugspersonen. … Es handelt sich … um ein spezifisches Phänomen, nämlich die Tendenz zur Wiederbelebung früherer Beziehungsmuster aus dem Bedürfnis heraus, unerledigt gebliebene infantile Wünsche und Sehnsüchte zu befriedigen, unerledigte Konflikte zu lösen oder aufsteigenden Ängsten vorzubeugen« (Mentzos, 1984, S. 268).

Die Sage des Ödipus[42]

Laios, Sohn des Labdakos, aus dem Stamme des Kadmos, war König von Theben und lebte mit Iokaste, der Tochter eines vornehmen Thebaners, Menökeus, lange in kinderloser Ehe. Da ihn nun sehnlich nach einem Erben verlangte und er darüber den delphischen Apoll um Aufschluss befragte[43], wurde ihm ein Orakelspruch des folgenden Inhalts zuteil: »Laios, Sohn des Labdakos! Du begehrest Kindersegen. Wohl, dir soll ein Sohn gewährt werden. Aber wisse, dass dir vom Geschicke verhängt ist, durch die Hand deines eigenen Kindes das Leben zu verlieren. Dies ist das Gebot von Zeus, dem Kroniden, der den Fluch des Pelops, dem du einst den Sohn geraubt, erhört hat.«[44] Laios war nämlich in seiner Jugend landesflüchtig und im Peloponnese am Hofe des Königs als Gast aufgenommen worden. Er hatte aber seinem Wohltäter mit Undank gelohnt und Chrysippos, den schönen Sohn des Pelops, auf den nemäischen Spielen entführt[45]. Dieser Schuld sich bewusst, glaubte Laios dem Orakel und lebte lange von seiner Gattin getrennt. Doch führte die herzliche Liebe, mit welcher sie einander zugetan waren, trotz der Warnung des Schicksals beide wieder zusammen, und Iokaste gebar endlich ihrem Gemahl einen Sohn. Als das Kind zur Welt gekommen war, fiel den Eltern der Orakelspruch wieder ein, und um dem Spruche des Gottes auszuweichen, ließen sie den neugebornen Knaben nach drei Tagen mit durchstochenen und zusammengebundenen Füßen in das wilde Gebirge Kithairon werfen. Aber der Hirte, welcher den grausamen

---

42 Die hier wiedergegebene Volksfassung des Mythos von Gustav Schwab findet sich in ihren wesentlichen Passagen bestätigt durch die »*Mythologie der Griechen*«, wie sie in historisch-kritischer Form unter Einbeziehung der antiken Quellentexte von Karl Kerényi (1960) vorliegt. Die in Kap. 8, Abs. 53a genannten Inhalte des Mythos werden hier im Anhang durch Ergänzungen aus diesem Werk vervollständigt. Diese Version von Schwab folgt in weiten Teilen dem Inhalt des Dramas ›*König Oidipus*‹ von Sophokles; die Vorgeschichte der Herrschaft von Ödipus' Vater Laios stellt Euripides dar.

43 »*Laios aber hätte keinen Sohn mit ihr zeugen sollen. Dreimal hatte ihn das Orakel von Delphi gewarnt: Nur wenn er kinderlos stirbt, bleibt Theben gerettet*« (Kerényi, S. 78).

44 Dieses Orakel wird nach Kerényi (S. 79) den Versen der Pythia zugeordnet.

45 Euripides beschreibt diesen Raub in seinem Werk ›Chrysippos‹ und stellt darin Laios als den »*Erfinder der Knabenliebe*« (Kerényi, S. 77) dar.

Auftrag erhalten hatte, empfand Mitleid mit dem unschuldigen Kind und übergab es einem andern Hirten, der in demselben Gebirge die Herden des Königs Polybos von Korinth weidete. Dann kehrte er wieder heim und stellte sich vor dem König und seiner Gemahlin Iokaste, als hätte er den Auftrag erfüllt. Diese glaubten das Kind verschmachtet oder von wilden Tieren zerrissen und die Erfüllung des Orakelspruchs dadurch unmöglich gemacht. Sie beruhigten ihr Gewissen mit dem Gedanken, dass sie durch die Aufopferung des Kindes dasselbe vor Vatermord behütet hätten, und lebten jetzt erst recht mit erleichtertem Herzen.

Der Hirte des Polybos löste indessen dem Kind, das ihm, ohne dass er wusste, woher es kam, übergeben worden war, die ganz durchbohrten Fersen der Füße und nannte ihn von seinen Wunden Ödipus, das heißt Schwellfuß. So brachte er ihn nach Korinth zu seinem Herrn, dem König Polybos. Dieser erbarmte sich des Findlings, übergab ihn seiner Gemahlin Merope und zog ihn als seinen eigenen Sohn auf, für den er auch am Hofe und im ganzen Lande galt. Zum Jünglinge herangereift, wurde er dort stets für den höchsten Bürger gehalten und lebte selbst in der glücklichen Überzeugung, Sohn und Erbe des Königs Polybos zu sein, der keine anderen Kinder hatte. Da ereignete sich ein Zufall, der ihn aus dieser Zuversicht plötzlich in den Abgrund der Zweifel stürzte. Ein Korinther, der ihm schon längere Zeit aus Neid abhold war, rief an einem Festmahle, von Wein überfüllt, dem ihm gegenübergelagerten Ödipus zu, er sei seines Vaters echter Sohn nicht. Von diesem Vorwurfe schwer getroffen, konnte der Jüngling das Ende des Mahles kaum erwarten; doch verschloss er seinen Zweifel selbigen Tag noch kämpfend in der Brust. Am andern Morgen aber trat er vor seine beiden Eltern, die freilich nur seine Pflegeeltern waren, und verlangte von ihnen Auskunft. Polybos und seine Gattin waren über den Schmäher, dem diese Rede entfallen war, sehr aufgebracht und suchten ihrem Sohn seine Zweifel auszureden, ohne ihm jedoch dieselben durch eine runde Antwort zu heben. Die Liebe, die er in ihrer Äußerung erkannte, war ihm zwar sehr erquicklich, aber jenes Misstrauen nagte doch seitdem an seinem Herzen, denn die Worte seines Feindes waren zu tief eingedrungen. Endlich griff er heimlich zum Wanderstabe, und ohne seinen Eltern ein Wort zu sagen, suchte er das Orakel zu Delphi auf und hoffte, von ihm eine Widerlegung der ehrenrührigen Beschuldigung zu vernehmen. Aber Phöbos Apollo würdigte ihn dort keiner Antwort auf seine Frage, sondern deckte ihm nur ein neues, weit grauenvolleres Unglück, das ihm drohte, auf. »Du wirst«, sprach das Orakel, »deines eigenen Vaters Leib ermorden, deine Mutter heiraten und den Menschen eine Nachkommenschaft von verabscheuungswürdiger Art zeigen.« Als Ödipus dieses vernommen hatte, ergriff ihn unaussprechliche Angst, und da ihm sein Herz doch immer noch sagte, dass so liebevolle Eltern wie Polybos und Merope seine rechten Eltern sein müssten, so wagte er es nicht, in seine Heimat zurückzukehren, aus Furcht, er möchte, vom Verhängnisse getrieben, Hand an seinen geliebten Vater Polybos legen und, von den Göttern mit unwiderstehlichem Wahnsinne geschlagen, ein verruchtes Ehebündnis mit seiner Mutter Merope eingehen. Von Delphi aufbrechend, schlug er den Weg nach Böotien ein. Er befand sich noch auf der Straße zwischen Delphi und der Stadt Daulia, als er, an einen Kreuzweg gelangt, einen Wagen sich entgegenkommen sah, auf dem ein ihm unbekannter alter Mann mit einem Herolde, einem Wagenlenker und zwei Dienern saß. Der Rosselenker, zusamt dem Alten, trieb den Fußgänger, der ihnen in den schmalen Pfad gekommen war, ungestüm aus dem Wege; Ödipus, von Natur jähzornig, versetzte dem trotzigen Wagenführer einen Schlag. Der Greis aber, wie er den Jüngling so keck auf den Wagen anschreiten sah, zielte scharf mit seinem doppelten Stachelstabe, den er zur Hand hatte, und versetzte ihm einen schweren Streich auf den Scheitel. Jetzt war Ödipus außer sich gebracht: zum erstenmal bediente er sich der Heldenstärke, die ihm die Götter verliehen hatten, erhub seinen Reisestock und stieß den Alten, dass er sich schnell rücklings vom Wagensitze herabwälzte. Ein Handgemenge entstand; Ödipus musste sich gegen ihrer drei seines Lebens erwehren; aber seine Jugendstärke siegte, er erschlug sie alle, bis auf einen, der entrann, und zog davon.

Ihm kam keine Ahnung in seine Seele, dass er etwas anderes getan als aus Notwehr sich an einem gemeinen Phokier oder Böotier mit seinen Knechten, die ihm samt demselben ans Leben wollten, gerächt habe. Denn der Greis, der ihm begegnet, trug kein Zeichen höherer Würde an sich. Aber der Gemordete war Laios, König von Theben, der Vater des Mörders, gewesen, der auf einer Reise nach dem pythischen Orakel dieses Weges zog; und also war die gedoppelte Weissagung, die Vater und Sohn erhalten und der sie beide entgehen wollten, an beiden vom Geschick erfüllt worden. Ein Mann aus Platäa, mit Namen Damasistratos, fand die Leichen der Erschlagenen am Kreuzwege liegen, erbarmte sich ihrer und begrub sie. Ihr Denkmal aus angehäuften Steinen mitten im Kreuzwege sah nach vielen hundert Jahren noch der Wanderer.

Aus: *Gustav Schwab:* Sagen des klassischen Altertums.

Literaturverzeichnis

Ahrens, S. und *Schneider, W.* (1997). Lehrbuch der Psychotherapie und Psychosomatischen Medizin. Stuttgart: Schattauer.

Altmeyer, M. (2000). Narzissmus und Objekt. Göttingen: Vandenhoeck & Ruprecht.

Beebe, B. (1998). A procedural theory of therapeutic action: Commentary on the Symposium »Interventions that effect change in psychotherapy«. *Infant Mental Health Journal*, 19, 333–340.

Beebe, B. & Lachmann, F. M. (1988). The contribution of mother-infant mutual influence to the origins of self- and object-representations. *Psychoanalytic Psychology*, 5, 305–337.

Beebe, B. & Lachmann, F. M. (2002). Infant Research and Adult Treatment. Co-constructing interactions. London, New York: The Analytic Press. Dt. 2004. Säuglingsforschung und die Psychotherapie Erwachsener. Wie interaktive Prozesse entstehen und zu Veränderungen führen. Stuttgart: Klett-Cotta.

Blanck, G. und *Blanck, R.* (1974, dt. 1978). Angewandte Ich-Psychologie. Stuttgart: Klett-Cotta.

Brandl, Y., Bruns, G., Gerlach, A., Hau, S., Janssen, P. L., Kächele, H., Leichsenring, F., Leuzinger-Bohlber, M., Mertens, W., Rudolf, G., Schlösser, A.-M., Springer, A., Stuhr, U., Windaus, E. (2004). Psychoanalytische Therapie. Eine Stellungnahme für die wissenschaftliche Öffentlichkeit und für den Beirat Psychotherapie. Forum Psychanal, 20, 13–125.

Brisch, K. H. (1999). Bindungsstörungen. Von der Bindungstheorie zur Therapie. Stuttgart: Klett-Cotta.

Denecke, F.-W. (1999). Psychische Struktur und Gehirn. Die Gestaltung subjektiver Wirklichkeiten. Stuttgart, New York: Schattauer.

Dornes, M. (1993*a*). Psychoanalyse und Kleinkindforschung. Einige Grundthemen der Debatte. *Psyche – Z Psychoanalyse*, 47, 1116–1152.

Dornes, M. (1993*b*). Der kompetente Säugling. Die präverbale Entwicklung des Menschen. Frankfurt a. M.: Fischer.

Dornes, M. (2000). Affektspiegelung – Zur symbol- und identitätsbildenden Funktion früher Interaktion. In: *U. Streek* (Hg.). Erinnern, Agieren und Inszenieren – Enactments und szenische Darstellungen im therapeutischen Prozess (S. 59–85). Göttingen: Vandenhoeck & Ruprecht.

Dornes, M. (2004). Über Mentalisierung, Affektregulierung und die Entwicklung des Selbst. Forum Psychoanal, 20, 175–199.

Emde, R. N. (1991). Die endliche und die unendliche Entwicklung. *Psyche – Z* Psychoanal, 45, 745–779 u. 890–913.

Ermann, M. (1999). Mit dem Pluralismus ins Chaos? *Psyche – Z Psychoanalyse,* 53, 873–877.

Ermann, M., Feidel, R., Waldvogel, B. (2001). Behandlungserfolge in der Psychotherapie. Neuere Ergebnisstudien und ihre Güte. Stuttgart: Kohlhammer.

Ermann, M. (2004). Die tiefenpsychologisch fundierte Methodik in der Praxis. Die Spezifizierung des psychodynamischen Ansatzes in der Richtlinienpsychotherapie. Forum Psychoanal, 20, 300–313.

Faber, F. R., Dahm, A., Kallinke, D. (1999). Kommentar Psychotherapie-Richtlinien. München, Jena: Urban & Fischer.

Fonagy, P. (1998). Die Bedeutung der Entwicklung metakognitiver Kontrolle der mentalen Repräsentanzen für die Betreuung und das Wachstum des Kindes. *Psyche – Z Psychoanalyse,* 52, 349–368.

Fonagy, P. & Target, M. (2001). Mit der Realität spielen. Zur Doppelgesichtigkeit psychischer Realität von Borderline-Patienten. *Psyche – Z Psychoanalyse,* 55, 961–995.

Fonagy, P. & Target, M. (2002). Neubewertung der Entwicklung der Affektregulation vor dem Hintergrund von Winnicotts Konzept des »falschen Selbst«. *Psyche – Z Psychoanalyse,* 56, 839–862.

Fonagy, P. (2003). Bindungstheorie und Psychoanalyse. Stuttgart: Klett-Cotta.

Fonagy, P., Gergely, G., Jurist, E., Target, M. (2004). Affektregulierung, Mentalisierung und die Entwicklung des Selbst. Stuttgart: Klett-Cotta.

Freud, S. (1900). Die Traumdeutung. G.W. II–III.

Freud, S. (1905). Drei Abhandlungen zur Sexualität. G.W. X.

Freud, S. (1915a). Das Unbewusste. G.W. V.

Freud, S. (1915b). Triebe und Triebschicksale. G.W. X.

Freud, S. (1923). Das Ich und das Es. G.W. XIII.

Freud, S. (1932). Neue Folge der Einführung in die Psychoanalyse. G.W. XV.

Freud, S. (1938). Abriss der Psychoanalyse. G.W. XVII.

Gedo, J. E. (1996). Die Psychobiologie der Motivation und die Organisation des Seelischen aus der Sicht eines hierarchischen Modells. *Psyche – Z Psychoanalyse,* 50, 385–406.

Gergely, G. (2002). Ein neuer Zugang zu Margret Mahler: Normaler Autismus, Symbiose, Spaltung und libidinöse Objektkonstanz aus der Perspektive der kognitiven Entwicklungstheorie. *Psyche – Z Psychoanalyse,* 56, 809–838.

Gergely, G., Watson, J. S. (2004). Die Theorie des sozialen Biofeedbacks durch mütterliche Affektspiegelung. Die Entwicklung von emotionaler Selbstbewusstheit und Selbstkontrolle im Säuglingsalter. *Selbstpsychologie,* 5, 143–194.

Grande, T., Rudolf, G., Oberbracht, C., Jacobsen, T. (2001). Therapeutische Veränderungen jenseits der Symptomatik. Wirkungen stationärer Psychotherapie im Lichte der Heidelberger Umstrukturierungsskala. Z Psychosom Med Psychother, 47, 213–233.

Guntrip, H. (1975, dt. 1997). Meine analytische Erfahrung mit Fairbairn und Winnicott. Wie vollständig ist das Ergebnis analytischer Psychotherapie? *Psyche Z – Psychoanalyse* 51, 676–699.

Hartmann, H. (1939, dt. 1975). Ich-Psychologie und Anpassungsproblem. Stuttgart: Klett.

Hartkamp, N. und *Stuhr, U.* (2002). Psychoanalytische Entwicklungspsychologie. In: *S. Ahrens & W. Schneider* (Hg.). Lehrbuch der Psychotherapie und Psychosomatischen Medizin (S. 115–149). Stuttgart: Schattauer.

Heigl-Evers, A., Heigl, F., Ott, J. und *Rüger, U.* (1997). Lehrbuch der Psychotherapie. Stuttgart: Fischer.

Herpertz, S. & Sass, H. (2002). Persönlichkeitsstörungen. In: *S. Ahrens & W. Schneider* (Hg.). Lehrbuch der Psychotherapie und Psychosomatischen Medizin (S. 215–238). Stuttgart: Schattauer.

Hohage, R. (1997). Analytisch orientierte Psychotherapie in der Praxis, 2. Aufl. Stuttgart: Schattauer.

Jacobson, E. (1973). Das Selbst und die Welt der Objekte. Frankfurt: Suhrkamp.

Jaffe, J., Beebe, B. et al. (2001). Rhythms of Dialogue in Infancy. *Monographs of the Society for Research in Child Infancy*, Vol. 66, No. 2. Boston, USA (Blackwell).

Kernberg, O. (1997). Sexuelle Erregung und Wut. Bausteine der Triebe. Teile 1–3. Forum Psychoanal, 97–118 (Teil 1 und 2), 263–277 (Teil 3).

Kerényi, K. (1960). Die Mythologie der Griechen. Bd. II: Die Herrengeschichten. dtv

Klöpper, M. und *Lindner, R.* (2000). Destruktivität – Wurzeln und Gesichter. Göttingen: Vandenhoeck & Ruprecht.

Klöpper, M. (2004). Konfliktzentrierte Psychotherapie. Ein selbstpsychologischer Ansatz. Selbstpsychologie, 5, 13–32.

Klöpper, M. (2005). Die Bedeutung der Säuglingsforschung, Bindungstheorie und Neurowissenschaften für den psychoanalytischen Prozess. Forum Psychoanal, 21, 184–200.

Klöpper, M. (2005a). »Sag mir, wie ich bin.« Affektspiegelung im therapeutischen Dialog. In: Gunkel, S. und Kruse, G. (2005). Impulse für die Psychotherapie, 10, 287–314. Hannover: Hannoversche Ärzte-Verlags-Union.

Köhler, L. (1990). Neuere Ergebnisse der Kleinkindforschung. Ihre Bedeutung für die Psychoanalyse. Forum Psychoanal, 6, 32–51.

Köhler, L. (1992). Formen und Folgen früher Bindungserfahrung. *Forum der Psychoanalyse*, 8, 263–280.

Köhler, L. (1997). Neuere Erkenntnisse der Entwicklungspsychologie der ersten drei Lebensjahre. Unveröffentlichtes Manuskript.

Köhler, L. (2004). Frühe Störungen aus der Sicht zunehmender Mentalisierung. *Forum Psychoanal 20,* 158–174.

Köhler, L. (2005). Der Erkenntnisgewinn der neueren Entwicklungspsychologie und seine Integration in die psychoanalytische Praxis. Jahrb. Psychoanal, 51, 53–80. Stuttgart-Bad Cannstatt: fromann-holzboog.

Kohut, H. (1971). Narzißmus. Eine Theorie der psychoanalytischen Behandlung narzißtischer Persönlichkeitsstörungen. Frankfurt a.M.: Suhrkamp.

Kohut, H. (1977). Die Heilung des Selbst. Frankfurt a.M.: Suhrkamp, 1979.

Kohut, H. (1987, amerik. 1984). Wie heilt die Psychoanalyse? Frankfurt a.M.: Suhrkamp.

Kohut, H. (2000). Vier Grundbegriffe der Selbstpsychologie. *Selbstpsychologie,* 1 (2), 179–200 (Repr. von titelgleichem Aufsatz in: *Psychoanalyse,* 3 (2–3), S. 181–205 (1982).

Koukkou, M., Leutzinger-Bohleber, M., Mertens, W. (1998). Erinnerung von Wirklichkeiten. Psychoanalyse und Neurowissenschaften im Dialog. Stuttgart: Verlag Internationale Psychoanalyse.

Lachmann, F. M. & Beebe, B. (1996). Three principles of salience in the organization of the patient-analyst interaction. *Psychoanalytic Psychology,* 13, 1–22.

Lachmann, F. M. (2000). Transforming aggression. Psychotherapy with the difficult-to-treat patient. London: Jason Aronson. Dt. 2004. Aggression verstehen und verändern. Stuttgart: Pfeiffer bei Klett-Cotta.

Lachmann, F. M. (2001). Transformation der Aggression. In: *M. Klöpper & Lindner* (Hg.). Destruktivität – Wurzeln und Gesichter (S. 37–58). Göttingen: Vandenhoeck & Ruprecht.

Lamprecht, F. (2000). Praxis der Traumatherapie. Was kann EMDR leisten? Stuttgart: Pfeiffer bei Klett-Cotta.

Laplanche, J. und *Pontalis, J. B.* (1972). Das Vokabular der Psychoanalyse. Frankfurt/M.: Suhrkamp.

Leutzinger-Bohleber, M., Stuhr, U., Rüger, B., Beutel, M. (2001). Langzeitwirkungen von Psychoanalysen und Psychotherapie: eine multiperspektivische, repräsentative Katamnesestudie. Psyche – Z Psychoanal, 55, 193–275.

Lichtenberg, J. D. (1991*a*). Psychoanalyse und Säuglingsforschung. Berlin, Heidelberg: Springer.

Lichtenberg, J. D. (1991*b*). Motivational-funktionale Systeme als psychische Strukturen. *Forum der Psychoanalyse,* 7, 85–97.

Lichtenberg, J. D., Lachmann, F. M. & Fosshage J. L. (2000). Das Selbst und die motivationalen Systeme. Zu einer Theorie psychoanalytischer Technik. Frankfurt a.M.: Brandes & Apsel.

Lichtenberg, J. D. (2002). Intimität mit dem geschlechtlichen Selbst. *Selbstpsychologie,* 3, 13–39.

Luborsky, L. (1984, dt. 1988). Einführung in die analytische Psychotherapie. Ein Lehrbuch. Heidelberg: Springer.

Lyons-Ruth, K. & Process of Change Study Group, Boston, Massachusetts (1998). Implicit relational knowing: Its role in development and psychoanalytic treatment. *Infant Mental Health Journal*, 19 (3), 282–289.

Mahler, M., Bergmann, A., Pine, F. (1975, dt. 1980). Die psychische Geburt des Menschen. Symbiose und Individuation. Frankfurt a. M.: Fischer.

Mentzos, S. (1984). Neurotische Konfliktverarbeitung. Einführung in die psycho-analytische Neurosenlehre unter Berücksichtigung neuer Perspektiven. Frankfurt a. M.: Fischer.

Mertens, W. (1998). Aspekte der psychoanalytischen Gedächtnistheorie. Von den Anfängen bis zur Gegenwart – mit einem Ausblick auf einige Aspekte der Kognitionspsychologen. In: Koukkou, M., Leutzinger-Bohleber, M., Mertens, W. Erinnerung von Wirklichkeit. Psychoanalyse und Neurowissenschaften im Dialog. Stuttgart: Vlg. Internationale Psychoanalyse, 48–130.

Mertens, W. (2000). Einführung in die psychoanalytische Therapie, Band 1. Stuttgart: Kohlhammer (3. Aufl., zuerst: 1990).

Mertens, W. (1993). Einführung in die psychoanalytische Therapie, Band 2. Stuttgart: Kohlhammer (2. Aufl., zuerst 1990).

Milch, W. (2001). Lehrbuch der Selbstpsychologie. Stuttgart: Kohlhammer.

Ornstein, A. & Ornstein, P. H. (2001). Empathie und therapeutischer Dialog – Beiträge zur klinischen Praxis der psychoanalytischen Selbstpsychologie. Gießen: Psychosozial-Verlag.

Process of Change Study Group (1998). Interventions that Effect Change in Psychotherapy: A Model Based on Infant Research. *Infant Mental Health Journal*, 19, 280–353.

Racker, H. (1978): Übertragung und Gegenübertragung. Studien zur psychoanalytischen Technik. München, Basel: Ernst Reinhardt.

Reimer, C. u. Rüger, U. (2003). Psychodynamische Psychotherapien – Lehrbuch der tiefenpsychologisch orientierten Psychotherapien, 2. Aufl. Berlin–Heidelberg–New York: Springer.

Ringstrom, P. A. (2000). Zwischen zwei Revolutionen schwanken. *Selbstpsychologie*, 1 (1), 38–49.

Rüger, U., Dahm, A. u. Kalinke, D. (1999). Faber-Haarstrick. Kommentar Psychotherapie-Richtlinien, 5. Aufl. München: Urban & Fischer.

Rüger, U., Dahm, A. u. Kalinke, D. (2005). Faber-Haarstrick. Kommentar Psychotherapie-Richtlinien, 7. Aufl. München: Urban & Fischer.

Rudolf, G. (2004). Strukturbezogene Psychotherapie. Leitfaden zur psychodynamischen Therapie struktureller Störungen. Stuttgart: Schattauer.

Schüßler, G. (2002). Aktuelle Konzeption des Unbewussten. Empirische Ergebnisse der Neurobiologie, Kognitionswissenschaften, Sozialpsychologie und Emotionsforschung. *Zeitschrift für Psychosomatische Medizin und Psychotherapie*, 48, 193–214.

Schwab, G. (2001). Sagen des klassischen Altertums, vollständige Ausgabe. Frankfurt a. M.: Insel.

Siegel, A. M. (2000). Einführung in die Selbstpsychologie. Das psychoanalytische Konzept von Heinz Kohut. Stuttgart: Kohlhammer.

Silberner-Becker, N. und Amler, M. (2005). Leading-Edge – Die Suche nach der entwicklungsfördernden Selbstobjektbeziehung. Theorie und Behandlungstechnik. *Selbstpsychologie,* 6, 233–261.

Spitz, R. (1967). Vom Säugling zum Kleinkind, Naturgeschichte der Mutter-Kind-Beziehung im ersten Lebensjahr. Stuttgart: Klett.

Spitz, R. (2000). Angeboren oder erworben? Die Zwillinge Cathy und Rosy – eine Naturgeschichte der menschlichen Persönlichkeit und ihrer Entwicklung. Weinheim/Basel: Beltz.

Stern, D. N. (1979). Mutter und Kind. Die erste Beziehung. Stuttgart: Klett-Cotta.

Stern, D. N. (1992). Die Lebenserfahrung des Säuglings. Stuttgart: Klett-Cotta.

Stern, D. N. (1998). The Process of Therapeutic Change Involving Implicit Knowledge: Some Implications of Developmental Observations for Adult Psychotherapy. *Infant Mental Health Journal,* 19 (3), 300–308.

Stern, D. N., Sander, L. W., Nahum, J. P., Harrison, A. M., Lyons-Ruth, K., Morgan, A. C., Bruschweiler-Stern, N., Tronick, E. Z. (2002). Nicht-deutende Mechanismen in der psychoanalytischen Therapie. Das »Etwas-Mehr« als Deutung. Psyche – Z Psychoanal, 56, 974–1006.

Stern, D. (2005). Der Gegenwartsmoment – Veränderungsprozesse in Psychoanalyse, Psychotherapie und Alltag. Frankfurt/M.: Brandes & Apsel.

Streek, U. et al. (2000): Erinnern, Agieren und Inszenieren. Enactments und szenische Darstellungen im therapeutischen Prozess. Göttingen: Vandenhoeck & Ruprecht.

Stuhr, U. (2002). Die Pubertät und Adoleszenz. In: Ahrens, S. und Schneider, W. (2002). Lehrbuch der Psychotherapie und Psychosomatischen Medizin. Stuttgart: Schattauer.

Thomä, H. (1999). Zur Theorie und Praxis von Übertragung und Gegenübertragung im psychoanalytischen Pluralismus. *Psyche – Z Psychoanalyse,* 53, 820–872.

Tronick, E. Z. (1998). Dyadically expanded states of consciousness and the process of therapeutic change. *Infant Mental Health Journal,* 19 (3), 290–299.

Wellendorf, F. (2005). Das Ende des Ödipus. Ödipuskomplex, Sexualität und Tod. Jahresband der Deutschen Psychoanalytischen Gesellschaft. Tübingen: edition diskord.

Winnicott, D. W. (1960). Ich-Verzerrung in Form des wahren und des falschen Selbst. In: Reifungsprozesse und fördernde Umwelt (2001) – Gießen: Psychosozial.

Wolf, E. S. (1996). Theorie und Praxis der psychoanalytischen Selbstpsychologie. Frankfurt a. M.: Suhrkamp.

Wöller, W., Kruse, J. (2001). Tiefenpsychologisch fundierte Psychotherapie – Basisbuch und Praxisleitfaden. Stuttgart: Schattauer.

Zelnik, L. M. & Buchholz, E. S. (1991). Der Begriff der inneren Repräsentanz im Lichte der neueren Säuglingsforschung. *Psyche – Z Psychoanalyse*, 45, 810–846.